北里大学農医連携学術叢書 第11号

農医連携論
―環境を基とした農と医の連携―

陽 捷行 著

養賢堂

目　次

農医連携論
－環境を基とした農と医の連携－

刊行にあたって	v
第1章　序　論	1
はじめに	1
地球の悲鳴が聞こえる	4
人類の課題	5
分離の病	6
農医連携の定義	6
言葉の散策：「言葉」と「散策」の語源	8
コラム：決河之勢（けっかのいきおい）	9
第2章　歴史にみる農と医	11
農学と医学の原点	11
農と医の類似性	12
農学と医学の共生	13
言葉の散策：医食同源	17
コラム：姿勢	18
第3章　農医連携を心した人びと	21
はじめに	21
炎帝神農：古代中国（神話伝説:BC2700頃）	21
ヒポクラテス：古代ギリシャ（BC460頃～BC370頃）	23
フィリップ・フランツ・フォン・シーボルト 　　：ドイツ（1796-1866）	26
ユストゥス・フォン・リービヒ：ドイツ（1803-1873）	31
北里柴三郎：日本（1853-1931）	37

ルドルフ・シュタイナー：オーストリア帝国(1861-1925) ……… 41
　　　新渡戸稲造：日本(1862-1933) ……………………………… 44
　　　アレキシス・カレル：フランス(1873-1944) ………………… 47
　　　アルバート・ハワード：イギリス(1873-1947) ……………… 54
　　　岡田茂吉：日本(1882-1955) ………………………………… 56
　　　吉岡金市：日本(1902-1986) ………………………………… 58
　　　アンドルー・ワイル：アメリカ(1942-現在) ………………… 65
　　　　　言葉の散策：医(醫)は匸と矢と殳と酒(酉)から成立 ……… 68
　　　　　コラム：事実と真実 …………………………………… 70
第4章　農医連携：世界の動向 ……………………………………… 73
　　はじめに …………………………………………………………… 73
　　国際窒素イニシアチブ(INI) …………………………………… 74
　　地球圏－生物圏国際協同研究計画(IGBP)
　　　／地球変動と健康プロジェクト(GEC & HH) …………… 75
　　国際土壌科学会議：土壌と安全食品と健康 ………………… 76
　　オランダ：ワーヘニンゲン大学とワーヘニンゲン
　　　食品科学センター …………………………………………… 77
　　オランダ：国立健康環境研究所(RIVM) ……………………… 79
　　コペンハーゲン大学 …………………………………………… 80
　　メリーランド大学 ……………………………………………… 81
　　サウスカロライナ医科大学 …………………………………… 82
　　サスカチュワン大学 …………………………………………… 84
　　イギリス：リーバーヒューム農医連携研究センター(LCIRAH) … 85
　　タイ：チャオ・プラヤー・アバイブベ郡立病院 ……………… 87
　　　　言葉の散策：環境 ……………………………………… 87
　　　　コラム：仁和寺にある法師 …………………………… 89
第5章　農医連携：日本の動向 ……………………………………… 91
　　はじめに …………………………………………………………… 91
　　北里大学：農医連携 …………………………………………… 91

千葉大学：環境健康フィールド科学センター ……………… 92
　　島根大学：医工農連携プロジェクト
　　　　―健康長寿社会を創出するための農医工連携プロジェクト― ‥ 95
　　高知大学：環食同源 …………………………………………… 95
　　大阪府立大学生命環境科学部：生命環境科学部 ……………… 96
　　学術会議の動向：生命科学，医と食，農学アカデミー ……… 96
　　農林水産省：食料・農業・農村白書，農医連携事業 ………… 98
　　文部科学省：大学教育改善支援プログラム …………………… 99
　　学会関係：日本衛生学会，日本栄養改善学会，日本畜産学会 …… 100
　　わが国における「人と動物の関係学」 ………………………… 107
　　　　言葉の散策：人と病人と故人 …………………………… 116
　　　　コラム：告朔の䬙羊（こくさくのきよう） ………………… 118

第6章　代替医療と代替農業 ……………………………………… 121
　　はじめに ………………………………………………………… 121
　　代替医療 ………………………………………………………… 123
　　代替農業 ………………………………………………………… 133
　　代替医療と代替農業の連携 ……………………………………… 137
　　代替農業と代替医療の連携の実践：タイの例 ………………… 143
　　　　言葉の散策：農と環境と医療 …………………………… 156
　　　　コラム：蛍雪の功 ………………………………………… 159

第7章　農医連携各論 ……………………………………………… 163
　　鳥インフルエンザ ……………………………………………… 163
　　重金属：カドミウムとヒ素の例 ………………………………… 185
　　　　言葉の散策：身土不二 …………………………………… 205
　　　　コラム：いのちの食べ方 ………………………………… 207
　　地球温暖化 ……………………………………………………… 209
　　オゾン層破壊 …………………………………………………… 242
　　動物と人が共存する健康な社会 ………………………………… 253
　　その他 …………………………………………………………… 265

　　　　言葉の散策：教・育・学・習 ……………………………… 266
　　　　コラム：盈科而進（えいかじしん）………………………… 269
おわりに ……………………………………………………………… 273
附1　北里大学農医連携学術叢書シリーズ ………………………… 275
附2　農・環境・医に関わる本の紹介 ……………………………… 280
附3　環境変動を基とした農と医の50年史 ………………………… 284

刊行にあたって

　北里大学では，新たな学域として「農医連携」という概念を立ち上げ，それに関わる情報を発信しています．北里大学学長室通信「情報：農と環境と医療　1号～67号」，「北里大学農医連携シンポジウム　第1回～第8回」および「北里大学農医連携学術叢書　第1号～第11号」などはこれに関わる情報の例で，平成17（2005）年から提供し続けています．情報とシンポジウムの内容は，北里大学ホームページまたは冊子で見ることができます．叢書は養賢堂から市販されています．

　一方，生命科学の探究をめざす北里大学の学生が，環境を基盤として農医連携の重要性を認識することは，きわめて重要な事項と考え，平成19（2007）年4月に迎えた学生から「農医連携」に関わる教育を開始しました．医学部の1年生を対象に行う「医学原論」の一部，獣医学部の1年生を対象に行う「獣医学入門Ⅰ」「動物資源科学概論Ⅰ」および「生物環境科学概論Ⅰ」の一部で講義が行われています．

　また，平成20（2008）年の4月からは，一般教育部の教養演習で新たに「農医連携論」を開講し，医学部，獣医学部，薬学部，医療衛生学部，生命科学研究所などの教員がこの講義を分担しています．さらに，平成21（2009）年の後期から獣医学部動物資源科学科で「農医連携論」を開講しました．

　「農医連携」の講義では，農と医の歴史的な類似性，農医連携の重要性を主張した歴史的な人びと，農医連携の世界の動向，代替医療と代替農業，食事と体・心の健康，自然治癒力，農医連携の現代的課題など，さまざまな事象を学びます．その結果，環境を通した農と医に関わる現実を理解し，農医連携の科学の必要性を習得します．この科目の教育目標はこの点にあります．

　病気の予防，健康の増進，安全な食品，環境を保全する農業，癒しの農な

どのために，すなわち，21世紀に生きる人びとが心身ともに幸せになるために，農医連携の科学や教育の必要性は強調されてもされすぎることはないでしょう．

　上述した農医連携教育の一部を「北里大学農医連携学術叢書　第11号　農医連携論－環境を基とした農と医の連携－」と題して発刊したのがこの冊子です．環境を通した農と医の問題に対する新たな発想や示唆が，この冊子から生まれ，農医連携の研究と教育，さらには普及が少しでも進展することを期待しています．

北里大学学長　　柴　忠義

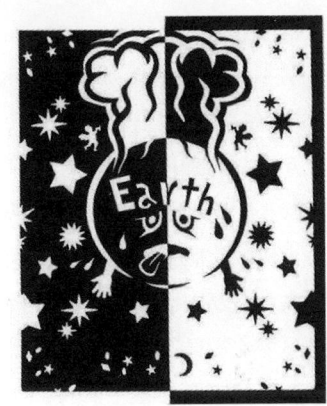

第1章
序論

はじめに

　人びとの真の願いは,「こころ豊かな健康」を継続し続けることにある．このことを否定する人はいない．科学や哲学や宗教は，なべて「こころ豊かな健康」であるための真理を求め続けている．

　では，現実の日々の生活の中で健康とは何であろうか．世界保健機関（WHO）の「健康」の定義は,「健康とは, 完全に, 身体, 精神, および社会的福祉によい（安寧な）状態であることを意味し, 単に病気でないとか, 虚弱でないということではない」とある．ここでの精神は，英語のメンタル（mental：精神の，心的な，知的な）の訳である．

　ところが，WHOは1998年の総会で新たに「健康」の定義を以下のように提案し，その内容を論議している．それには新たに，スピリチュアル（spiritual：精神的な，霊的な，知的な）とダイナミック（dynamic：動的な，強力な，活動的な）が加わっている．すなわち,「健康とは, 完全に, 身体, 精神, 霊および社会的福祉によい（安寧な）動的な状態……」．この定義が決着するには，あらゆる分野の人びとによる深い論議と，それに伴う長い年月が必要

であろう．

　ノーベル生理学・医学賞を受賞したアレキシス・カレルは，今からちょうど100年も前の1912年に，地球と健康に関わる重要な問題を指摘した．そのなかで，地球はほとんど回復できないほど病んでいることを認識していた．彼は，おおむね次のような警告をしている．

　土壌は人間生活全般の基礎だから，近代的な農業経済学のやり方によってわれわれが崩壊させてきた土壌に再び調和をもたらす以外に，健康な世界がやってくる見込みはない．土壌の肥沃度（地力）に応じて生き物はすべて健康か不健康になる．すべての食物は直接的であれ間接的であれ，土壌から生産されるからである．カレルは，農と医が環境を通して深く結びついていることを早くから強調していた．

　カレルは「文明が進歩すればするほど，文明は自然食から遠ざかる」とも言っている．いまでは，われわれが飲む毎日の水，常に呼吸する大気，種子や苗を育む土壌，日夜欠かすことのできない食品のいずれにも，何らかの化学合成物質が共存している．食品には，そのうえ加工，着色，漂白，加熱，防腐，保存のために化学合成物質が添加されている．

　われわれが健康を獲得するためには，さらに生活の場，すなわち豊かな時間と空間が必要である．それは，WHOの健康の定義にある「社会的：social」という言葉にも表れている．生活の場である環境が健全でない限り，われわれは健康を獲得できない．不健全な環境の中で，健康であり続けることはできないのである．

　環境とは人と自然の間に成立するもので，人の見方や価値観が色濃く刻み込まれている．だから，人の文化を離れた環境というものは存在しない．となると，環境とは自然であると同時に文化であり，健康の基であり，環境を改善するとは，とりもなおさずわれわれ自身を変えることにつながる．ここで，新たに「健康」の定義に追加された「スピリチュアル」という概念が頭をもたげる．

　それでは，健康についてわれわれ自身を変えるとは何であろうか．地球を含めわれわれの環境が悪化している現象の中で，健康はどうあるべきかを考

え，健康のためにその環境を変えていくのが，健康と環境の関わり方であろう．「病は気から」という言葉があるように，健康にとって「スピリチュアル」という概念はきわめて重要である．

　健康の基本は，病気を未然に防ぐことや自然治癒力を養うことでもある．そのためには，地球を含めた健全な環境のもとに精神的にも安定した生活をし，健全に生産された食物や，安全な製造過程を経た食品を食する必要がある．健全な食物はどこから生まれるのであろうか．それは健全な土壌以外にはない．すなわち，環境を通して農と健康は連携しているのである．別の表現をすれば，健康を獲得するためには，農医連携の科学が必要なのである．今までも，今も，そしてこれからも．

　健康に関わる定義に新たに追加された「スピリチュアル」という概念と，これまでの定義の「社会的」という概念，さらにカレルの指摘した「文明が進歩すればするほど，文明は自然食から遠ざかる」という言葉は，われわれに新たな知の獲得や研究を要求する．それは，われわれが20世紀に獲得した技術知だけではこと足りないことを意味する．われわれがこれまでの生業や技術知を通して獲得した生態知，さらには技術知と生態知を統合する統合知が必要であることを意味しているのである．

　このことを考えるとき，人びとの健康と地球環境の保全，とくに健康と土壌の保全，すなわち環境を通した農学と医学の連携は，21世紀が必要とする新たな統合知にほかならない．農学，環境科学，医学という分離した科学を克服して，統合知の科学を獲得するための研究・教育・普及が今ほど必要とされている時代はないであろう．このことを成功させなければ，「こころ豊かな農と健康」の未来はない．

　別の表現をしよう．「医学の父」「医聖」「疫学の祖」などと呼ばれたヒポクラテスの次の言葉は，農医連携論を進めるうえできわめて興味深く，表現において決定的である．「食べ物について知らない人が，どうして人の病気について理解できようか」．このような聖賢の言葉を知ると，次のような言い回しをしたくなる．食べ物は土壌から生産されるので，「土壌を知らない人が，どうして病気について理解できようか」．農と医は環境を通して連携し

ている.

　それでは，環境を通した農学と医学の連携，すなわち農医連携論とはどんな学問であろうか．さあ，未知の森の探索に出かけよう．

地球の悲鳴が聞こえる

　大地から，海原から，そして天空から痛切な悲鳴が聞こえはじめてから久しい．農と医を結ぶ環境からの悲鳴である．

　大地からは土壌侵食，砂漠化，重金属汚染，地下水汚染，熱帯林の伐採，鳥インフルエンザの流行などの悲鳴が，海原からは富栄養化，エルニーニョ現象，赤潮，青潮，原油汚染，浮遊物汚染，海面上昇などの悲鳴が，さらに天空からは温暖化，オゾン層破壊，酸性雨，大気汚染などの悲鳴が聞こえてくる．地球生命圏ガイアの悲鳴は，いまや慟哭に変わりつつある．

　われわれ人類が永続的に生き続けるために，地球生命圏ガイアは土壌，水，大気およびオゾン層，さらにはそこに育まれる400万種以上に及ぶ生物を提供してくれている．しかし，環境資源である土壌，水，大気およびオゾン層の容量たるや，驚くほど少ない．

　われわれの食料を永遠に生産し続けてくれる地球上の土壌の作土層の厚さは，平均すると約18cmしかない．一方，地球は水の惑星といわれるが，食料生産に使える土壌の水は，地球の18cmの土壌を水で飽和させると11cmにすぎない．われわれが安心して呼吸できる酸素を含む大気のほとんどは，地上約15kmまでの対流圏にしかない．さらに，太陽からの紫外線を防ぎ，生命が飛躍的な進化を遂げた貴重な地球のバリアーであるオゾン層は，0℃1気圧で地球表面に濃縮すると，わずか3mmにしかならない．

　われわれ人類や地球の生命体のほとんどが，この18cmの土壌，11cmの水，15kmの大気および3mmのオゾンの恩恵をこうむって生きている．これら地球の環境資源（土壌・水・大気・オゾン）の悲鳴や慟哭は，土壌侵食，水の枯渇，温暖化およびオゾン層破壊などのニュースで十分認識されていることだろう．

　このような地球生命圏の変動は，農業生産と人びとの健康に大きな影響を

及ぼす．地球環境の変動に対して，多くの国や組織や個人が，政治や経済や産業が，科学や宗教や教育や哲学が，さらには芸術までが，なべて躍起になって現象の解明や対策に苦慮している．人の生命を最優先にし，環境と経済が調和できる視座を求めて．

人類の課題

　地球環境に関わるこれらの問題は，次の大きな三つの問題を人類に突きつけている．

　一つは人口問題である．すでにJ.E.ラブロックは，今から33年前の1979年に「地球生命圏"ガイアの科学"」で，地球の人口が百億を超えたあたりのどこかで，とりわけエネルギーの消費が増大した場合に，地球に何らかの異変が起こるだろう，と指摘している．

　増加しつつある人間は，地球の資源やエネルギーを活用し，他の圏，すなわち水圏，大気圏，生物圏，土壌圏に大きな影響を及ぼしながら生き続けている．その人間圏のサイズは，絶えず拡大し続けている．今や地球上には，70億の人があまねく地域に所狭しと生存している．そのため，あらゆる物的拡大が続いている．これまで存在していた地殻圏，大気圏，水圏，土壌圏，生物圏に新たに加わった人間圏は，地球システムの物質循環やエネルギーの流れを変え，人間圏以外の他の圏にこれまでにない変化を及ぼし続けている．

　人口問題は，さらに二つ目の問題をわれわれに突きつける．われわれは環境倫理と生命倫理のどちらを優先するのか，あるいは両立させ得るのかという問題である．われわれ人類は，増加しつつある人口に食料を供給し続けながら，崩壊しつつある地球環境を保全するという，きわめて容赦のない課題に直面している．誤解を覚悟に簡単に言えば，一つしかない地球を救うのか，一人の人間の生命を救うのかという課題に直面している．

　最後の問題は，このような危機的状況にある地球変動が人間生活に及ぼす負の影響である．人間圧による土壌の干ばつ・塩類化・侵食などによる食料問題，温暖化に伴う熱射病・紫外線の増加・デング熱・マラリアなどによる健康問題は，いずれも人類の未来に暗雲の陰を落としている．人間圧による

地球環境の変動は，いつの時代も食料を供給する農業と，人の健康と生命を守る医療に密接に関わっている．生命科学を基（もとい）とする農学と医学の世界には，常に環境に影響されるという類似性がある．

分離の病

現在の世の中を席巻している病の一つに「分離の病」がある．人と人のつながり，土壌や自然と人のつながり，親と子のつながり，生徒と先生のつながり，事実と事実のつながり，過去と現在のつながり，技術知と生態知のつながりなど枚挙に暇がない．

これらを整理すると，「分離の病」は四つにまとめられる．「知と知の分離」，すなわち専門分野への没頭，専門用語の乱用，死語の使用などが挙げられる．「知と行の分離」，すなわちバーチャル（virtual：仮想）と現実の分離，理論構築者と実践担当者との分離などがある．「知と情の分離」，すなわちデタッチメント（detachment：認知的距離，科学的）とパフォーマティブ（performative：遂行的距離，生活知）の分離，客観主義への徹底，理論と情熱との極端な分離がある．「過去知と現在知の分離」，すなわち文化の継承や歴史から学ぶ時間軸の分離，不易流行とか温故知新などの言葉で表現できる．

農医連携は，農と医を連携させて人びとの健康をめざした真に分離の病を克服すべき課題の一つなのである．

農医連携の定義

農医連携の定義は何かと問われた場合，その回答を持っていない．その際，農医連携とはこれだなどと早急に定義する必要はないであろう．農は食の生産や安全性であったり，心の縁であったり，医は予防や健康の維持であったり，心の癒しであったりする．環境は土壌，大気および水資源の保全であったり，風景の創作であったりする．

農にしろ医にしろ環境にしろ，解釈や定義は専門家や時代や場面でさまざまに異なってくる．そこで，農医連携にかかわる位置づけは，次のように考えることにする．

「道：Tao」の哲学者，すなわち老子のものとされている古代中国の聖典「道徳経」の第十一章に次のような文章がある．

　　三十本の輻（や）が車輪の中心に集まる．
　　その何もない空間から車輪のはたらきが生まれる．
　　粘土をこねて容器ができる．
　　その何もない空間から容器のはたらきが生まれる．
　　ドアや窓は部屋をつくるために作られる．
　　その何もない空間から部屋のはたらきが生まれる．
　　これ故に，一つ一つのものとして，これらは有益な材料となる．
　　何もないものとして作られることによって，
　　それらは有用になるもののもとになる．

　これは，多様性を統一させるための根本的な原理を示している．別の表現をすれば，農と環境と医療，あるいは食と土・水と健康を連携させていくための神髄を語っているともとることができる．粘土の固まりや窓やドアは特殊性あるいは個別性を示している．そして，車輪，容器，部屋は多様性の統合を示している．たとえば，この本の各章のそれぞれの内容は，粘土や窓に相当する．まだ，車輪や容器や部屋はできていない．

　突然，「農医連携」という部屋はできないのである．多くの方々の関心や協力や援助や努力によって，長い時間を経て，さらには地域を越えて初めて「農医連携」の部屋ができていくものと考えている．すなわち，時空を越えた連携が必要なのである．慎ましやかでも部屋ができれば，そこにカーテンが装えられ，絵画が飾られ，机や椅子が並べられるであろう．いつかは，来客用の大きなソファーが持ち込まれるであろう．

－言葉の散策：「言葉」と「散策」の語源－

　言葉の語源は，言（こと）＋端（は）の複合語である．古く，言語を表す語は言（こと）が一般的で，「ことば」という語は少なかった．言には事（こと）と同じ意味があり，言は事実にもなり得る重い意味を持つようになった．そこから，言に事実を伴わない口先だけの軽い意味を持たせようとし，端を加えて「ことば」になったと考えられている．

　葉（は）は，古く「言海」に「葉ハ繁キ意ト云」とあり，「日本国語大辞典」に「葉は言詞の繁く栄えることをいう．葉は木によって特長があるように，話すことによって人が判別できるということから」とある．奈良時代の『万葉集』では「言葉」「言羽」「辞」の三種類の文字が使われ，「言羽」も軽い物言いを表現しているといえる．平安時代の『古今和歌集』や『土佐日記』では平仮名の「ことば」，『枕草子』では「詞」が使われ，室町時代の『徒然草』では「言葉」が使われている．

　荘子の論法には，有用と無用の価値を逆説的に大転換させる特徴がある．

　荘子は彼の著書の中で，ただ馬鹿でかいだけで材木としての用をなさない大木を指して「散木」とよんでいる．ここで「散木」の原義は，とりとめがなくものの役に立たないことをいう．

　このように無用の木ではあるが，いやその無用さによって，枝を折られたり幹を切られたりすることもなく，樹木として生命をよく全うする．この大樹の周りには，ほかの多くの生命が共存する．アブやハチの類は花の蜜を吸い，トリやリスの類は木の実をついばみ，地下の根圏ではミミズやモグラなどの多くの生き物が生息し，ヒトは樹下に涼を求める．散木はこれほどまでに多くの生命と関わっている．

　「散策」という言葉は，唐代の中頃に登場する．宋の蘇軾（そしょく）に，「散策して塵人に遊び，手を揮（ふる）いてこの世に謝せん」の句がある．唐の白居易には「日は西にして杖と履を引き，散歩して林の塘に遊ぶ」の句がある．「散策」と「散歩」は，いずれも気ままで無目的なそぞろ歩きである．

「言葉の散策」では，農医連携論の合間の一服として，農と環境と医に関わる言葉のそぞろ歩きを試みる．

　　語源を訪ねる　語意の真実を知る　語義の変化を認める
　　　そして　言葉の豊かさを感じ　これを守る

・・・

－コラム：決河之勢（けっかのいきおい）－

　大学では入学試験が終わり，合否が決定し，入学式が無事挙行される．入学式に出席した若者の顔は輝いている．そこからは若者の誠実さが感じられる．決意も新たに，未知の世界に生きようとする若者の顔を眺めるのは素晴らしい．決心が揺らがないうちに，学ぶことの喜びをしっかりと感知してもらいたい．大学で学ぶことを決断したからには，その大学というお里を得たことになる．

　若者たちはこれから大学で学び，やがて国内外の旅行をしたり帰省したりすることもあろう．再び大学に帰ってくる．するとなんだかほっとし，その大学が俺の私の住み家なんだと思うようになるだろう．入学した大学にお里ができていくわけである．つまりはアイデンティティーができていく．

　これまでは，家庭や故郷や高校が違っていたからみんなの匂いが違っていた．1年もしたら，みんなが似たような匂いを持つようになる．他の大学とはあきらかに異なる匂いを持つようになる．同じ大学の持つ文化を共有するからである．高級で感じのいい匂いになってほしい．それは，一重にその大学の歴史と教師の志にかかっている．心しなければならない．

　お里は気楽だから，はじめの決心や決意や決断を忘れて，だんだんのんびりしてくる．心にゆるみや甘えができる．これは，大学の歴史や教師の志とは深く関係しない．学生ひとりひとりの心がけにかかっている．自助である．

　決河之勢という言葉がある．土手が切れて水があふれ流れるようなすさまじい勢いの意である．いま持つこの若者のあふれ流れ出るような決意を持続

させてやらなければならない．そのような環境をつくることが，高級で感じのいい匂いを持つお里をつくることにもなる．このようなすばらしい機会は，その大学が存在する限り毎年訪れる．この機会を伊達や酔狂で疎かにしてはなるまい．

・・

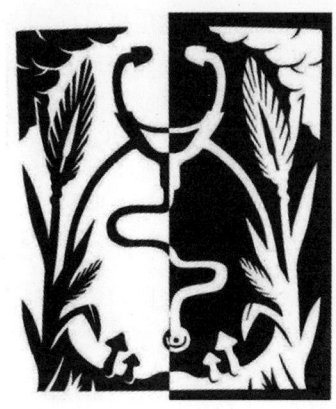

第2章
歴史にみる農と医

農学と医学の原点

　医学の原点を訪ねると，トリやサルが互いにやっている「毛づくろい」にまで遡ることができるという．恒温動物（鳥類やほ乳類）になって，知恵と力が自分を維持するだけでなく他の個体にまで振り向けることができるようになった．野生の食べ物を獲得し，家族や近縁や集団に分け与えてきた農との類似点が認められる．

　カナダ生まれで，アメリカとイギリスで活躍した医学者オスラー(1849-1919)が「看護婦と患者：1897」という講演の中で次のように語っている．「技術として，職業としての看護は近代のものだ．しかし，行いとしての看護は，穴居家族の母親が，小川の水で病気の子どもの頭を冷やしたり，あるいは戦争で置き去りにされた負傷者のわきに一握りの食べ物を置いた，はるか遠い過去に起源がある」．オスラーが語る看護の起源は医学の起源でもある．

　農学の起源も同様である．ヒトは大河の傍らに住み，あるいは小川のわきに基本的な住居としての里を築き，農を営んできた．われわれが帰るべき農

の故郷には，原風景としていつも川が流れている．オスラーも，看護と医学の起源を小川の流れる里に描き出した．

農と医の類似性

　上述したように，農と医はかつて同根であった．さらに現在でも類似した道を歩いている．これは，農と医がいずれも生命に関わる事象であることに由来する．農と医の類似性を歴史的に追ってみよう．

　第1は，人類が儀式を知ったことである．このことは，医では墓所の遺跡から推定される．これによって，人びとに共同を必要とする「衛生」という医学上の作業の必要性が生まれた．農では，地震・津波・雨風などによる農作物災害を避けるため祈願の儀式が必要であった．「協力」という農業上の作業の必要性が生まれた．農も医も儀式の成立に共通項がある．

　第2は，文明の誕生である．農の発展が文明を起こし，文明の進展が医をさらに発展させ，医の発展は農に影響する互助的な共通性があった．

　第3は，長く人類の財産になる「ヒポクラテス医学」という概念が生まれたことである．病気は神秘的な出来事ではなく，経験と合理の方法で接近できる自然の過程だという医学の概念である．農学では，穀類の中でとくに古い歴史を持つコムギやオオムギが自生から栽培によって「遺伝育種」により合理的に生産できることを知った．医も農も学問としての共通な概念，経験と合理という手法を獲得した．

　第4は，儒教と道教，仏教とヒンズー教，キリスト教とイスラム教など，人間の魂の解放を目指した哲学・宗教が誕生したことである．それらが物質面・精神面で医学に与えた影響は計り知れない．農学ではその頃，地中海農耕文化，サバンナ農耕文化，根栽農耕文化，新大陸農耕文化，稲作文化などさまざまな文化が誕生し，文化が農学にさまざまな影響を与えた．

　第5は，西欧ルネッサンスである．医学では外科と解剖学が発達し，「生きた」生理学と解剖学が始まった．病院医学が開花した．同じ頃，ヨーロッパの農業では，三圃式や輪栽式農業などが開発され，実験や試験など農学の研究が展開された．

第6は，働く人びとの病気に医師たちの目が向かったことである．産業革命は資本主義体制下の労働者の生活や健康を悪化させたため，公衆衛生学，社会衛生学が緊急な発展を促した．この頃，輪作農業が，産業革命で増えた都市労働力のための食料を支えた．ノーフォーク式農法がフランスとドイツに広がっていった．

　第7は，19世紀後半以降に研究室医学が発達したことである．ミュラーの門下に，病理学者のウィルヒョウや，生理学者のヘルムホルツの姿が見える．「疫病」の病因と予防に焦点が向けられた．コッホや北里柴三郎らが病原微生物学，化学療法，免疫学という新しい分野を確立していった．生化学が分子生物学と合体し，生命過程に迫る有力な武器になった．農業では，微生物学，生化学，物理学，化学が発展し肥料や農薬の製造が始まり，農業生産は著しく高まった．さらに，分子生物学が旺盛になり，遺伝子組換え作物が造られていった．

　第8は，医学には代替医療，農学には代替農業の概念が生まれてきた．代替医療とは，西洋医学を中心とした近代医療に対して，それを代替・補完する医療をいう．代替農業とは，化学肥料や農薬を中心とした集約的な農業生産に対して，これを代替・補完する農業をいう．いずれの言葉にも，生命科学を担う医学と農学の特徴が現れている．

　第9は，ゲノムの解読である．医学は，21世紀に入ってヒトゲノムの塩基配列を解読する全作業を終了した．時を同じくして，農学はイネゲノムの塩基配列を解読する全作業を終了した．

　医学と農学がゲノム解読を果たした後に，これらの学問が果たす役割は何であろうか？それは，農と環境と医の連携を抜きにしてはありえない．農と医は生命科学という同じ道をともに歩いてきた兄弟なのである．

農学と医学の共生

　これまで述べてきたように，農学と医学は生命科学として同根であるとともに，歴史的にも類似した道を歩んできた．また「分離の病」にある現代の姿をみるにつけても，農と医の共生はきわめて重要である．たとえば，次の

場面で農と医が共生でき連携を必要としている．

1．生理思想

　生理学と病理学の個別（器官・系統）かつ解析本位の研究に反省が生まれ，全体・総合に目を向ける風潮が芽生えてきた．アメリカの神経学者・生理学者のキャノンが提案したホメオスタシス（生理的恒常性の維持）の概念はその一つの例である．感染生物学者ルネ・デュポスは，自然治癒力はホメオスタシスより複雑で，かつ強力だと主張した．これらの概念は，これまでの医のみでは健康の維持は成立せず，環境や農などとの連携が必要であることを示唆する．

2．内分泌学の進歩

　ホルモンが体内機能を調節している．ここから，内なる生理要素としてのホルモンの分離・応用が始まった．いわば，体が持つ本来の「治癒過程」の抽出物がホルモンといえる．農が生産する食物に含まれるホルモンの活用は，農医連携の重要な場面であろう．

3．栄養とビタミン

　古くは，日本人の脚気と米ヌカの関係がある．米ヌカの有効成分（エイクマン）はビタミンBであった．農産物には数多くのビタミンが含まれている．健全な食物からビタミンを摂取し，健全な肉体を維持することは，まさに農医連携の基本である．

4．感染と人間

　鳥インフルエンザウイルスのヒトへの感染は，農医連携の科学のなかできわめて重要な分野である．とくに最近では，「日和見感染」という形で，常在菌までも人体にそむきはじめた．どんな薬剤を開発しても，細菌はたちどころに耐性株を作って対応する．細菌の逆襲にどう立ち向かうか．共生の新たな様式の手探りは始まったばかりである．北里大学では，ロドコッカス・エ

クイ感染症の研究を先駆けている．

5．生化学と分子生物学

　ヒトゲノムとイネゲノムとトリゲノムが解読された．このことにより今後，ヒト，イネ，トリに関わる研究が進化していくことであろう．実用に至ってはいないが，すでに組換え体によるスギ花粉症を予防するペプチド含有イネが開発された．農と医の連携は着実に進みつつある．

6．環境汚染

　これまで農と環境と医の連携が古くから叫ばれ続けてきた分野である．重金属の環境汚染は，農作物の汚染につながり，その農作物を食したヒトは重金属の障害に苦しむ．過去のカドミウムによるイタイイタイ病や有機水銀による水俣病がよい例である．カーソンの「沈黙の春」，有吉佐和子の「複合汚染」，コルボーンらの「奪われし未来」などに，その例が示されている．花粉症の問題もこの範疇に入る．

7．薬用植物

　北里大学薬学部附属薬用植物園が地元農業者から借用し，薬用植物やハーブ類を栽培している北里サテライトガーデンなどの活用は，共生の現実的な実践ととらえることができる．薬用植物やハーブ類の栽培と利用，入院患者と薬草園との交流など農業現場と医療の連携は，癒しの立場からも今後ますますその必要性が増してくるであろう．市民のための医療関係団体との交流，入院患者と薬草園などは農医連携の典型の一つであろう．

8．環境保全型農業生産物の活用

　北里大学の「八雲牧場」では，自給飼料100％の安全で安心な牛肉の生産にチャレンジし，これを実践している．この牛肉を「北里八雲牛」の名称で商標登録を取得し，北里大学病院の患者用給食材料として利用している．この例は，同一大学の中で安全と安心をベースにした農医連携を確立したもので

ある．土壌－草地－牛肉生産－流通－健全食品－患者の栄養・健康のシステムをさらに展開させる貴重な例である．

9. 機能性食品

食品の持つ潜在的な保健的機能性に着目し，農学と医学を連携させる研究は，将来性のある重要かつ緊急なもののひとつであろう．とくに北里大学で続けられている「食肉タンパク質由来の抗ストレス・抗疲労ペプチド」の研究が，農医連携のプロジェクトとして発展できれば，疾病予防食や治療食としての評価が可能であり，製品開発の事業にも繋がって行く．

10. 動物介在教育・活動・療法

健康に関わるスピリチュアルな課題が，動物介在教育・活動・療法などを活用して研究されはじめて久しい．その結果，人間の健康増進，医学における補完医療，高齢者や障害者の正常化，さらには子どもの心身の健康的な発達に大きな役割を担っている．さまざまな動物とのふれあいを含めた動物と医療の関わり，癒しなどが期待される．

11. PET診断

悪性腫瘍の診断ばかりでなく，ほかにもさまざまな応用が考えられるPET診断は，今後大いに期待される．獣医療でPET診断が行われるようになれば，心筋のバイアビリティ評価が正確に行われ，手術の成功率が向上する．この技術は医師と獣医師の協力で，さらなる向上が期待できる．

12. 地球温暖化

地球の温暖化が人間の生活に及ぼす影響は，きわめて重大である．農業では，干ばつ，塩類化，土壌侵食などによる食糧問題，熱射病，紫外線増加，デング熱，マラリアなどによる医療問題は，いずれも人類の未来に暗い影を落とす．地球環境の変動は，いつの時代も食糧を供給する農業と，人の健康と生命を守る医療に密接に関わっている．

13. オゾン層破壊

農業活動から発生する亜酸化窒素（N_2O）および臭化メチル（CH_3Br）は対流圏から成層圏に移行し，成層圏のオゾン層を破壊する．オゾン層の破壊により，地球上の生物が太陽からの紫外線を多量に受けることになる．過剰な紫外線は，人においては皮膚ガンの増殖を促進する結果になる．農作物においては作物の減収を招くことになる．

14. その他

ほかにも花粉症，森林セラピー，薬草，機能性食品，環境ホルモン，食育など環境を通した農業と健康に関連した問題がある．

・・

－言葉の散策：医食同源－

紀元前5世紀，医聖・医学の祖といわれるヒポクラテス（B.C. 460-377）は，人びとに「食をして薬となし，薬をして食となせ」「食べ物について知らない人が，どうして人の病気について理解できようか」「病気は，人間が自らの力をもって自然に治すものであり，医者はこれを手助けするものである」と教えた．この考え方は，西洋社会ではすでにすたれてしまった．アジアでは今なお脈々として生きている．たとえばインドや中国を旅すれば，食と薬を同源とする思想体系が発達していることを，生活のさまざまな場面で見ることができる．

さて，表題の「医食同源」という言葉である．病気を治すのも食事をするのも，生命を養い健康を保つためで，その本質は同じという意味であろう．人びとが積み重ねてきた生活から培われた一種の知恵である．この言葉が最初に見られるのは，丹波康頼（永観2年：984）によって著された最古の医書（医心方：いしんぽう）といわれる．また，大辞林によれば，「病気の治療も普段の食事もともに人間の生命を養い健康を維持するためのもので，その源は同じであるとする考え方．中国で古くから言われる」とあるが，言葉の出

典については，どうもそうではなさそうである．

真柳誠（まやなぎ まこと）氏は，「医食同源」について「医食同源の思想−成立と展開：『しにか』，9巻10号，72-77（1998）」で，次のように解析する．

最近の大型国語辞典の多くに，医食同源は中国の古くからの言葉などと書いてあるが，出典を記すものはない．一方，新宿クッキングアカデミー校長の新居裕久氏は，1972年のNHK『今日の料理』9月号で中国の薬食同源を紹介するとき，薬では化学薬品と誤解されるので，薬を医に変え医食同源を造語したと述懐している．これに興味を覚えて調べたが，やはり和漢の古文献にはない．朝日新聞の記事見出データベースでみると，なんと初出は91年3月13日だった．『広辞苑』でも91年の第四版から収載されていた．国会図書館の蔵書データベースでは，72年刊の藤井建『医食同源：中国三千年の健康秘法』が最も早く，のち「医食同源」を謳う書が続出してくる．藤井建氏は私も会ったことがある蔡さんという香港人で，さかんに中国式食養生を宣伝していた．すると新居氏と蔡氏の前後は不詳だが，医食同源は72年に日本で出現した言葉に間違いないだろう．

・・・

コラム：姿　勢

学位授与式や卒業式が終わって，桜の下に新入生を迎える．劉希夷の作品，「年年歳歳花は相似たり，歳歳年年人は同じからず」を思えば，新入生を迎える教職員は，彼らと同じ気持ちに再び立ちかえって彼らを迎え入れなければならないであろう．そのような姿勢は，必ず学生に伝わると信じる．

入学式につきものの桜の花は，この国に生きとし生ける者の胸を騒がす．古来多くの文人が胸の騒ぎを落ち着かせるために，桜の和歌を詠んでいる．桜については，誰でも固有の記憶や想いを秘めているだろうが，次の三つの和歌はあまりにも有名で，古くから多くの日本人の心を揺さぶる．

　　ひさかたの　光のどけき　春の日に　静心なく　花の散るらむ
　　　　　　　　　　　　　　　　　　　　　　　（紀　友則：平安前期）

ねがはくは　花の下にて　春死なむ　その如月の　望月のころ
　　　　　　　　　　　　　　　　　　（西行法師：1118-1190）
　　敷島の　大和心を　人問はば　朝日に匂ふ　山桜花
　　　　　　　　　　　　　　　　　　（本居宣長：1730-1801）

　入学式の時の桜の思いが，将来に亘って学生たちの心に残るような，そんな入学式でありたい．また4月から始まる桜の下での講義でもそうありたい．そのためには，学生たちが大学に入った何らかの必然性を感じさせることが必要であろう．

　それはいかに小さくて，見えないほどのものであってもかまわない．小さくても満足すべきもので，そのようなことが一人一人にあって，社会は成り立っているということを感じさせるものであろう．少しでも必然性を感じたら，自分も社会に役に立っているのだと思うようになるからである．

　学生生活を始めるにあたって，数式，$Y = aX + b$ の b という切片は問題にせず，a という傾きが重要であること，そして学生たちの前途はこの傾きを増加させることで，きわめて明るいことを情熱を持って諭すことが必要であろう．

　学生時代は，彼らを無菌状態にさせないことも必要であろう．無菌状態というのは，別の見方をすれば生命の持つ多様性が失われることを意味するからである．生物の多様性が叫ばれるゆえんでもある．

　創造性は脳の記憶のシステムと深く関係しているらしい．何かを生み出すという創造のプロセスは，思い出すという脳の働きに支えられているという．新しい発想は，未来に向かって進むことであり，過去を振り返ることとは反対のベクトルであるように思われる．しかし，一見後ろ向きの思い出す機能を充実させることが，創造性につながるのである．

　自然科学分野のノーベル賞受賞者は，アメリカ，イギリス，ドイツの順であるが，人口当たりにするとイギリスがトップである．あの保守を重んじるイギリスがそうであるということは，きわめて含蓄のある事実である．

　学生たちに創造性をもたらすということは，学問でも文化でもそれらの来し

方を学ばせることなのであろう．北里大学であれば，北里柴三郎と北里大学の歴史，自校教育はもとより，わが国の文化や学問を知らしめることが，学生たちの創造性をつくる肥やしの一つであることに間違いない．反対のベクトルの習得である．

・・

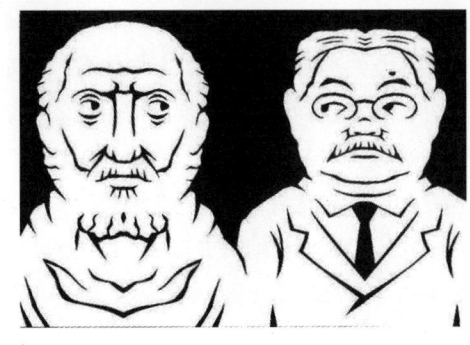

第3章
農医連携を心した人びと

はじめに

　農学と医学を連携させることは，健全な食品を食べ健康を維持するという人間の営みの基本に属する事項である．農と医はいずれも生命に関わることであるから，第2章で説明したようにかつて同根であって，類似した歴史を辿ってきた．さらに現在でも，生命科学という類似した道を歩いている．そこで，農と医の連携を心にかけてきた人びとを歴史の視点から追ってみよう．

炎帝神農：古代中国（神話伝説：BC2700頃）

1．伝説の帝王

　炎帝神農は中国太古の伝説的な帝王である．もともとは，南方にあり夏の季節を司る観念的な神格であったと考えられる．木火土金水の五行思想で火にあたる位置にいるところから，三皇（伏羲，女媧，神農）の一人の神農と結びつき炎帝神農と呼ばれ，伏羲と黄帝の間に入る帝王として歴史化された．
　先農，薬王，五穀爺とも呼ばれる．姓は姜（きょう）．火徳の王であったの

で炎帝と称したという．母の女登は神竜に感じて彼を産んだ．その姿は人身にして牛首，身の丈は八尺七寸あったという．徳があって帝位につくと，陳に都を定め，木を切って耒（らい：鋤），耜（し：鍬）などの農具を発明して穀物を植えることを人々に教え，市場の制度を創始するなどして民生の安定につとめた．また草木を嘗（な）めて薬草を探し，《神農本草経》4巻を著したとされる．

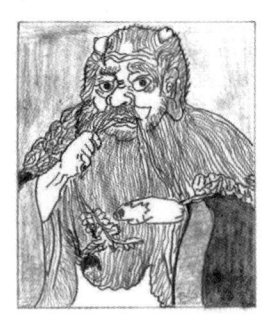

炎帝が「赭鞭」という神鞭でさまざまな薬草を一叩きすると，有毒か無毒か，寒か熱かなど，薬草のさまざまな性質が明確になるので，その性質に基づいて人びとの病気を治したという．また，みずから薬草を嘗めて性質を見きわめていたが，そのために一日に七十回も毒にあたったともいわれる．さらに，猛毒を有する断腸草を嘗めたため，腸が切れ人類のために生命を犠牲にしたという民間伝承もある．

現在，人びとは塀や垣根を伝って黄色い小さな花を咲かせる藤のような植物を見かけると，神農皇帝を殺害したほどの猛毒があることを知っているので警戒する．これらの伝説にどのような違いがあろうと，人類に大きく貢献した大神の炎帝の精神は，決して忘れ去られることはない．それゆえ，炎帝の医薬面での功労に関する後世の伝説には，「薬を嘗めた」と「薬を鞭った」が共存している．

2．医薬の祖

中国山西省の太原の神釜岡には，神農が薬を嘗めた鼎があるという．また，河南省の神農山には神農が薬を叩いた場所があり，そこを神農原とも薬草山ともいう．このようなことから神農は医薬の祖とされ，また本草学の祖とも見なされた．

また，発見した数々の有用な植物を育てる方法を人びとに教えたことから，農耕の祖とみなされることもある．農医連携の元祖といえる人物である．

神農の図像は，長い髯を持ち木の葉で作った衣または腰蓑を着けた男性の

姿で現されることが多く，頭に短い角が描かれるのが普通だが，省略されることもある．姜水のほとりの生まれで，生まれて三日にして口をきき，五日で歩き，七日で歯が生えたという．

参考資料

袁　珂著，鈴木　博訳：中国の神話伝説・上，青土社（1993）

北里大学ホームページ：http://www.kitasato-u.ac.jp/daigaku/noui/newsletter/noui_no64.htm

北里大学学長室通信：「情報：農と環境と医療64号」（2011）

ウィキペディアフリー百科事典：炎帝神農，ja.wikipedia.org/wiki/

ヒポクラテス：古代ギリシャ（BC460頃～BC370頃）

1．現代医学の基礎

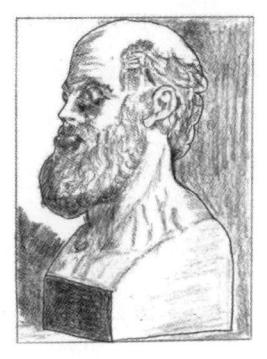

　ヒポクラテスは，古代ギリシャのエーゲ海にあるイオニア地方南端のコス島に生まれ，医学を学び，ギリシャの各地を遍歴し医療活動に従事したと言い伝えられている．ヒポクラテスの名を冠した『ヒポクラテス全集』が，今日まで残されている．その編纂は，ヒポクラテスの死後100年以上経ってからといわれる．全集にはヒポクラテス派（コス派）のほか，ライバル関係にあったクニドス派の著作や，ヒポクラテス以後の著作も多く含まれるという．

　ヒポクラテス派の最も重要な功績のひとつは，原始的な医学から迷信や呪術を切り離し，医学を経験科学へと発展させたことにある．さらに現場の医師として臨床を重んじた．神秘主義や思弁哲学などの仮定を医術の基礎におくことに対しては，「人間の病苦を知り得ない」として強く反対した．ヒポク

ラテス医学の持つ大きな特徴のひとつは，このように科学性に基づいた解釈にある．

現代でも医師たちからヒポクラテスが尊敬されているのは，現代医学（西洋医学）の基礎となる自然医学を集大成したからである．彼は病気の症状だけでなく，患者をとりまく自然環境のすべてを対象にした．その結果，「暖かさ・冷たさ・乾燥・湿気」の変化が，人体の血液や粘液などの調和を乱すことによって，病気が引き起こされると考えた．このことを合理的に説明したのが「ヒポクラテス全集」である．

2．医学の父

全集には，医師の倫理性と客観性について『誓い』と題した文章が収められている．それは『ヒポクラテスの誓い』として有名である．内容は，医師の倫理や任務などについてのギリシア神への宣誓である．現代の医療倫理の根幹を成す患者の生命・健康保護の思想，患者のプライバシー保護のほか，専門家としての尊厳の保持，徒弟制度の維持や職能の閉鎖性維持なども謳われている．

このように，ヒポクラテスは医学史に多大な影響を与え，その業績から今なお「医学の父」「医聖」「疫学の祖」などと呼ばれている．「ヒポクラテス全集」も現在の医学から見れば首を傾けたくなる部分がある．しかし，時空を越えても人間の体は変わっていないから，現代医学が忘れてしまった人間本来の自然治癒力について，彼の教えを学ぶ価値は高いであろう．とすれば，農医連携の視点からもヒポクラテスから学べるものがある．

3．ヒポクラテスの言葉

ヒポクラテスの次の言葉は，農医連携論を進めるうえできわめて興味深い．「食べ物について知らない人が，どうして人の病気について理解できようか」．このような聖賢の言葉を知ると，次のような言い回しをしたくなる．食べ物は土壌から生産されるので，「土壌を知らない人が，人の健康について理解できようか」．食べ物は，水と土壌と大気から生産されるので，「水と土壌と大

気を知らない人が，どうして病気について理解できようか」とも言える．

　このほかにも，農医連携に関わる数多くの言葉を残している．「病人に食べさせると病気を養う事になる．一方，食事を与えなければ病気は早く治る」「病気は，人間が自らの力をもって自然に治すものであり，医者はこれを手助けするものである」「満腹が原因の病気は空腹によって治る．空腹が原因の病気は満腹によって治る」「汝の食事を薬とし，汝の薬は食事とせよ」「食べ物で治せない病気は，医者でも治せない」「人間は誰でも体の中に百人の名医を持っている」

　また，環境を通した農医連携の重要性も強調されている．「人間がありのままの自然体で自然の中で生活をすれば120歳まで生きられる」「人間も動物も，体は三種類の栄養によって養われている．食料，飲料，空気（風）の三つである．病気が起こるのは，空気が過剰，または過小，あるいは急激に生じたり，病気の原因となる毒気に汚染されて体内に入る場合である」「病気は，気候や風土，生活の変化に体質や精神が対応できないことが原因だ」「病気は超自然の力によってではなく，自然の力によって生じる．健康とは，体と心を含む内的な力と外的な力の調和的バランス状態を表現したものである」「同じ気象条件でも，良質の水を使っている地域では病気になる確立は非常に少ない．反対に，沼地の水や溜まり水を使っているところでは，気象の変化による悪影響をまともに受けて病気にかかりやすくなる」「人間と自然とは切り離せないもので，人間が自然界の中で生きていく以上，そこには一定の法則性が存在する」など．

　医師ヒポクラテスは，神の支配と考えられていた生命や病気の分野に，人間と自然との深い因果関係を見出し，そのメカニズムによる生命誕生や自然治癒力を力説したのである．

参考資料

北里大学ホームページ：http://www.kitasato-u.ac.jp/daigaku/noui/newsletter/noui_no64.htm

北里大学学長室通信：「情報：農と環境と医療64号」（2011）

中島文保：ヒポクラテスが教える癒す力50，かんき出版（2004）
常石敬一：ヒポクラテスの西洋医学序説，小学館（1996）
ウイキペディアフリー百科事典：ヒポクラテス，ja.wikipedia.org/wiki/

フィリップ・フランツ・フォン・シーボルト：ドイツ（1796-1866）

1. はたして農医連携？

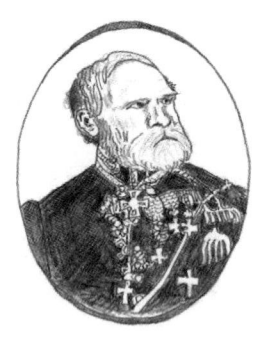

　あまりにも偉大なため，シーボルトに関する著書は巷に数多く散乱している．シーボルトについては，おおむね次のような生い立ちが語られている．南ドイツのヴェルツブルグの医者の家系に生まれ，ヴェルツブルグ大学で医学と自然科学を学んだ．その後，オランダの陸軍医になり，船医として東インドにあるオランダ領のジャワに赴任し，さらに，オランダ商館医として長崎の出島に派遣された．

　長崎では出島商館に居住した．楠本滝と結婚し，日本で初の女医になる楠本イネをもうけた．日本人に博物学や医学を講義した．この間，二宮敬作をはじめとする数多くの弟子を育んだ．さらに多くの日本人の協力のもとに，国内の文化，植物，動物を調査し，「日本」「日本動物誌」「日本植物誌」などを書き，世界に日本の自然と文化を紹介した．

　シーボルト事件（注1）が発生したにも関わらず，二度の来日を果たした．帰国の度に日本の文学，民俗学および自然科学に関する数多くの資料をオランダに持ち帰った．帰国後，園芸の奨励を目的とするオランダ王立園芸奨励協会を設立し，初代の会長になった．

　このような知見をもとに，常日頃，シーボルトは農医連携を心した学者のひとりではないかと思考していた．「シーボルト・日本植物誌－本文覚書篇

―：大場秀章監修・解説／瀬倉正克訳，八坂書房 2007」と「シーボルト―日本の植物に賭けた生涯―：石山禎一著，里文出版（2000）」読んで，その考えは必ずしも的はずれでないことが判明したので，この本に書かれたいくつかの植物を例に挙げて，具体的にその内容を紹介する．

前者は，シーボルトとツッカリーニとの共著による「Flora Japonica」(1835-1870) の本文のうち，シーボルトによりフランス語で書かれた付記（覚書き）のみを初めて日本語に訳出されたものである．

2．シーボルト・日本植物誌―本文覚書篇―，八坂書房

シーボルトは，この本に151種の植物に関する専門的な特性のほかに，当時の日本におけるこれらの植物の独特な利用方法や文化的背景などを書いている．これには，シーボルト個人の観察・収集にまつわる逸話が随所に織り込まれている．江戸末期の日本人と植物の関わりについて多くのことを教えてくれる．

シーボルトは実に多才な人で，今でいうマルチ人間であった．植物学の中で果たした成果，園芸に果たした貢献，医学教育と博物学に果たした役割，日本文化の紹介者としての実績，商人としての活躍など当時の社会はもとより，後世への影響も多大である．

そのほか，以下に示す例にみられるように，シーボルトは植物の育種法，栽培法，肥培管理，立地条件，土壌条件など農業のよき理解者であると同時に，刺激剤，下痢，発汗薬，通経剤，水腫，間欠熱，虫下しなど各種植物の薬剤としての活用を熟知しており，これをさらに研究・普及する優れた学者であった．農と医を連携させた歴史上の人物に間違いない．氏の業績は農医連携の原点でもある．

ケンポナシが，「日本の常用の飲み物である米から作られるビール（酒）に酔わないように飲んでおく予防薬として大変評判がよい」と記述されている．シーボルトも飲み過ぎて二日酔いをすることがあったのだろうか．想像すると愉快である．

レンギョウ：蒴果は開いてしまう前，夏の終わりに集めて乾燥させ，水腫，

間欠熱，虫下しなどによく効く薬として用いられる．日本の医師は煎じたものを，リンパ腫，膿瘍，皮膚病等の場合に処方する．この植物は挿し木によっていたって簡単に増やすことができ，β変種の優雅に垂れ下がった枝は，その先端が少しでも土におおわれると，発根する．

シイ：庭木の場合は，クリの味を想わせる．果実を採って，そのままで食べたり，あるいは火で焙って食べたりする．この果実はまた，水腫の治療薬としても用いられる．シイの材木は滑らかで硬く，黄灰色をしており，さまざまの道具類や農具，銃床などに用いられる．

シュウメイギク：この植物は湿った粘土質の土壌に植えなければならない．繁殖はほとんどの場合，挿し木によって行われるが，これは種子が完全に成熟することがまれだからである．

ウメ：塩漬けの際にシソの葉を混ぜ，紅く染める．青い実の汁は，さまざまな熱病に際して清涼剤として用いられる．また，ベニバナから得る染料から美しい淡い紅色を作る作業にその汁は不可欠なものである．

マルキンカン：この木は粘土質の土壌を好み，谷間や丘陵地のあまり日当たりのよくない場所に，他のカンキツ類と一緒に植えられる．

ゴシュユ：この植物は非常に早く成長し，遠くまで広がる根のひこばえから容易に増やすことができる．ゴシュユの果実は漢方医が最も高く評価する薬の一つに数えられる．生のものは嗅ぐと涙が出るほどのひどくきつい不快な臭いがして，焼けるような嫌な味がする．成熟する少し前に摘み取ったものは刺激剤，下痢，発汗薬，通経剤として用いられる．

ノヒメユリ：花が咲くのは七月から九月にかけてである．秋には，やはり日本に自生しているオニユリと同様，球根を採って茹でたり焼いたりして食べる．こうした球根は栄養があり，でん粉質で甘く美味である．また，砂糖漬けにし，利尿や慢性の咳にはこれを溶かして用いる．一般に栄養摂取の面から見たユリの効果はもっと注目されてしかるべきであろう．ユリの中には，球根でいくらでも増やすことができ，またあまり肥沃ではない，乾燥した砂地の土壌でもよく育つ種類がある．

ツバキ：種子は拾い集められ，搾って油を採る．これにハゼノキの木蝋，ク

スノキとチョウジから採った精油，その他の香料を混ぜ合わせたものは，この国の誰もが使う髪油として用いられる．根の皮はかつては下痢止めの薬として推奨された．いつも青々している枝は，この国のしきたりで一年中供え物がされている墓前の飾りとして使われる．……鉢植えのものには，腐植土を三分の一混ぜた粘土質の土を入れ，秋と春に油かすで施肥する．真夏には強い日差しのあたらないところに置くようにする．

ケンポナシ：喘息やそれ以外の肺疾患にほかの植物と一緒に煎じて飲むように奨められている．さらに，日本の常用の飲み物である米から作られるビール（酒）に酔わないように飲んでおく予防薬として大変評判がよい．

次の本に書かれているように，シーボルトは帰国後も和漢医学界で定着している日本の薬用植物をライデンで栽培し，農学と医学を連携させる研究を行い続けた．対象とした植物は，樹木や低灌木ではカラタチ，アブラチャン，クスノキ，コクサギ，ヤブニッケイ，サンシュユ，イチジク，テリハニンドウ，サルトリイバラ，サンキライ，サンショウなど，多年生植物では，トリカブト，ショウブ，ノダケ，モグサ，ウマノスズクサ，クサスギカズラ，キク，マブキソウ，マダイオウ，ユリ，クズ，シャクヤク，サクラタデ，ビャクブ，キカラスウリ，イケマなどが挙げられる．

3．シーボルト－日本の植物に賭けた生涯－，里文出版

著者は，シーボルトをただ単に医者，博物学者，また外交家としての歴史的側面から研究するだけでなく，民俗学者，企業家（園芸家）としての側面からも研究していく必要性があると指摘している．さらに追加したいのは農学者としての姿である．農学者としての資格は，上述した植物に関する栽培学や土壌学の知識からもわかる．まさに農医連携を心した人にふさわしい．以下にこの本に記載された農学者としての内容を一部紹介する．

シーボルトは長崎で日本人の名義を借りて鳴滝に二町歩余り土地と家屋を購入して，診療所兼私塾を開いた．彼はこの建物の前後左右に薬草園を作り，薬用植物を栽培した．薬草の栽培・処理・製薬法を門人に指導した．

江戸参府の帰路,阿部川を渡った藤枝で次のような観察を残している.「この産地の密生した森で非常にたくさんのまだ知らない植物を見つけた.その中には美しい観賞植物としてのカエデのいろいろな種類やミヤマハンショウズルがあった.また,ここで私はいわゆるササフラス(クスノキ科)を見つけたが,しかし本種のゲッケイジュではない.この木があることは,北アメリカの植物群と日本のそれとの一致を裏書きする物である.私はこの非常に効き目のある医薬を江戸の将軍の侍医に教えてやった.日本の植物群の中には,ヨーロッパで最も普通に用いられている植物群の治療薬がある.すなわちカノコソウ,キナ,ヒボラスタンの皮,ハッカ,ウイキョウ,ショウブ,その他多数の繖形(さんけい)科植物」である.この山岳地帯の植物群は南日本のそれと異なり,クスノキ科の木やバンカジュ,テンニンカはまれで,アジサイ,ウツギ,クロモジ,ニワトコ,ネズミモチ,カシワ,ケヤキ,ブナおよびカエデのいろいろな種類が森をなしている」.

注1：1828(文政11)年,シーボルト帰国直前,国外に持ち出し禁止の日本地図などが見つかる.それを贈った幕府天文方・書物奉行の高橋景保ほか十数名が処分され,景保は獄死した.1829年に国外追放のうえ再渡航禁止の処分を受けた.

参考資料

石山禎一：シーボルト－日本の植物に賭けた生涯－,里文出版(2000)
北里大学ホームページ：http://www.kitasato-u.ac.jp/daigaku/noui/newsletter/noui_no38.html
北里大学学長室通信：「情報：農と環境と医療38号」(2008)
大場秀章監修・解説／瀬倉正克訳：シーボルト・日本植物誌－本文覚書篇－,八坂書房(2007)

ユストゥス・フォン・リービヒ：
ドイツ（1803-1873）

1．科学界のグリム

　ユストゥス・フォン・リービヒ（Freiherr Justus von Liebig：1803年～1873年）は、ドイツのヘッセン州に生まれた19世紀最大の科学者である．名はユーストゥスまたはユスツス，姓はリービッヒと表記されることもある．ヘッセン州は，あの「グリム童話」の編集で有名なグリム兄弟が生まれたところで，この童話が1812年～1815年に出版されている．リービヒもこの童話を読みながら豊かな人間性を育んでいったことだろう．
　グリム兄弟の存在が、後年の彼に影響を及ぼしたのであろうか．1832年に自ら編集した化学論文誌「薬学年報（Annalen der Pharmacie）」を創刊し、啓蒙活動を行った．これは、その後1840年に「薬学および化学年報（Annalen der Chemie und Pharmacie）」と名を変えた．さらにリービヒの死後に，彼を記念して名を「ユストゥス・リービヒ化学年報（Justus Liebigs Annalen der Chemie）」と改められた．この雑誌は現在も「ヨーロッパ有機化学ジャーナル（European Journal of Organic Chemistry）」の名で刊行が続いている．
　彼はこのように啓蒙活動に熱心で，書籍を盛んに執筆した．文才もあったため，「化学界のグリム」と呼ばれたという．

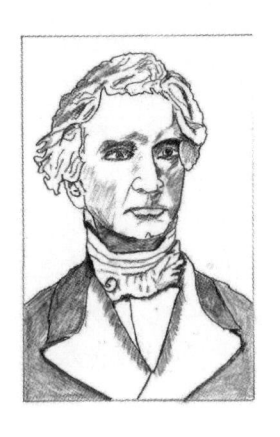

2．分野を超えた科学者

　一方，分化した現在の科学分野から眺めると，リービヒは実験化学者，分析化学者，有機化学者，農芸化学者，化学教育者，栄養学者と呼ばれるにふさわしい多面的な科学者でもあった．

ギーセン大学に世界で最初の学生実験室を設立したことからでも，リービヒが実験化学者であったことがわかる．兵舎を改築して，初学者向けの練習実験室と，経験を積んだ学生向けの研究実験室に分け，大勢の学生に一度に実験させて薬学や化学を教えるという新しい教育方式を始めた．

学生は，ここで定性分析，定量分析さらに化学理論を系統的に教えられ，最後に自ら研究論文を書くことを求められた．実験から化学を学びたい学生が，イギリス，フランス，ベルギー，ロシアなどの各国から集まり，ギーセン大学は化学教育のメッカになった．

ホフマン（有機化学）をはじめ，ケクレ（ベンゼン構造），ヴュルツ（メチルアミン・尿素），ジェラール（カルボン酸無水物），フランクランド（有機亜鉛化合物），ウィリアムソン（エーテル生成理論）といった著名な有機化学者もギーセン大学で学んだので，リービヒの教育手法が各国に広がっていった．ここに，化学教育者としての金字塔を見ることができる．今日では，ギーセン大学は「ギーセン-ユストゥス・リービヒ大学」と彼の名を冠した名称に改められている．

1832年にリービヒとヴェーラーが共同で発表した「ラジカル（基）の概念の提案」は，きわめて卓越した業績であった．その原著書は，リービヒおよびヴェーラー著「安息香酸の基についての研究：Untersuchugen ueber das Radikal der Benzoesaeure（Annalen der Chemie und Pharmazie, 1832）」である．これ以前には，1926年にアイソマー（異性体）の発見をしている．これらは，リービヒが有機化学者であることの証しである．

次は農芸化学に関する業績である．その内容は次の著書に集約されている．リービヒ著の「農業および生理学に応用する有機化学：Die Organische Chemie in ihrer Anwendung auf Agricultur und Physiologie, 1840」である．植物生理に対する化学的考察と，それに基づく人造肥料の製造の先駆けとなる本である．植物の生育に関する窒素・リン酸・カリウムの三要素説，リービヒの最小率などを提案している．また，チッソ・リン酸・カリの三要素のうち，燐酸とカリ肥料の製造が試みられている．農芸化学に関する先駆的な業績として，農学分野では，これらのことを知らない研究者はいない．

最後は，栄養学，動物化学，生理学，病理学に関わる科学である．これらに関する著作であるリービヒの「生理学および病理学に応用する有機化学：Die Organische Chemie in ihrer Anwendung auf Physiologie und Pathologie, 1842」には，動物の呼吸，新陳代謝，栄養についての化学的な解釈が詳細に書かれている．

3. ノーベル賞の生みの親

以上は，いずれもリービヒが1852年にミュンヘン大学に転勤する前の，ギーセン大学での業績である．これらの業績は，日本では天保年間にあたる．明治維新より25年以上も前の業績である．氏の化学の行く末を見る先見性に驚かされる．

リービヒ一門から多くのノーベル化学賞とノーベル医学・生理学賞受賞者が出ているから，ノーベル賞の生みの親であったともいえる．ノーベル賞は1901年に設立されたから，リービヒ自身はもちろん，その弟子・孫弟子のホフマン，ケクレ，オストワルド（物理化学），パーキン（アニリン）などの科学者は，ノーベル賞の対象になってはいない．

リービヒ門下のノーベル化学賞受賞者に，ファントホッフ（化学熱力学・浸透圧），フィッシャー（糖類・プリン誘導体），アレニウス（電解質溶解理論），ハーバー（アンモニア合成），ネルンスト（熱力学第3法則），ラングミャア（界面化学）などがいる．

リービヒ門下のノーベル医学・生理学賞には，エールリヒ（免疫），マイヤーホフ（筋肉の尿酸生成と酸素消費），ワーブルグ（酵素呼吸），ミューラー（DDT），リップマン（補酵素），クレブス（クエン酸回路）などがいる．農学と医学のの指導者でもあった．

このような偉大なリービヒについては，数多くの文献や資料がある．あえてここで取り上げたのは，氏が農医連携の概念を有していたと考えるからである．このような視点から，以下に氏の簡単な履歴を記載し，そのなかに農と医に関わる研究内容を簡単に紹介する．

4．科学者ユストゥス・フォン・リービヒの略歴

　リービヒは，ダルムシュタットの薬物卸売商の10人の子どもの次男として，1803年5月12日に生まれた．8歳のときにギムナジウムに入学したが，勉強よりも父親の仕事や実験を手伝うのが好きだったという．

　リービヒが生まれたダルムシュタットは，1806年に成立したばかりのヘッセン・ダルムシュタット大公国の首都で，宮廷所在地でもあった．宮廷図書館には大人向けの化学関連書籍がそろっており，学校よりも図書館を好んだ．学校の課題よりも化学に興味があったため，成績もよくなかったという．

　子どものとき，行商人が爆薬である雷酸水銀『シアン酸水銀の異性体：$Hg(ONC)_2$』によって動く魚雷の玩具を売りに来た．彼はこれを見て，自分の父親の店で材料を揃えて同じものを作り，それを商品として店で売った．この雷酸水銀をギムナジウムに持っていった．それがある時爆発を起こし，ギムナジウムを退学させられた．

　そこで彼は，ヘッペンハイムの薬剤師のもとへ徒弟として住み込むことになった．彼は居室として与えられた屋根裏部屋で雷酸塩の実験を続けていた．しかし，また爆発事故を起こしてしまい，ヘッペンハイムから追い出された．

　その後，1820年にヘッセンの政府からの奨学金を受け，新設されたばかりのボン大学に入学し，カストナーの元で学んだ．翌年には，カストナーとともにバイエルン王国のエアランゲン大学へ移った．雷酸塩の研究をまだ続けた．リービヒは無機化合物の分析法について学びたいと考えていたが，カストナーの専門外だったため，教えを受けられず失望し，やがて学生運動に身を投じることになった．そして町の住民と衝突した際，暴力を振るったために逮捕されたという．

　釈放された後，生まれ故郷のヘッセン・ダルムシュタット大公であったルートヴィヒ1世から，留学のための奨学金を認められ，パリ大学へ入学した．パリ大学にはテナールやゲイ・リュサックたちがいた．当時，ここは化学界の知の最先端であった．

リービヒは，ソルボンヌ校（パリ大学理学部）で学んだ．当時は国によって化学の研究方法や理論が異なっていた．たとえば，ドイツ地域の化学教育では学生に実験は認められておらず，講義を受講することしかできなかった．ソルボンヌ校では，現在では当たり前の科学的手法としての観察，仮説，実験，理論が行われていた．これが，リービヒ自身の研究手法として定着していった．

　リービヒはフンボルトの紹介でゲイ・リュサックの研究室で研究を行うことができた．そして1824年に雷酸塩の研究結果について発表し，フンボルトの推薦状を持ってドイツに帰国した．ルートヴィヒ1世はこれをみて大学に諮ることなく，わずか21歳のリービッヒをギーセン大学の准教授に任命した．彼の能力は同僚にも直ちに認められ，翌年には教授へと昇進した．輝かしい歴史は，以下の通りである．

　1822年：エルランゲン大学から博士号を取得．ヘッセン・ダルムシュタット大公ルートヴィヒ1世の援助を受け，パリ大学に留学．
　1824年：22歳で最年少の教授に昇任．ギーセン大学での活躍は，1824年の准教授の時代からミュンヘン大学に異動する1852年の28年間である．この間，前半の12年間は学生教育，異性体の研究，冷却器の発明，ベンゾイル基やエチル基の発見，アルデヒドの精製などに費やされる．

　ソルボンヌ校の経験から，リービヒは世界で最初の学生実験室を大学内に設立した．先に書いたように，兵舎を改築して，初学者向けの練習実験室と，経験を積んだ学生向けの研究実験室を設けた．一度に多くの学生に実験させ，薬学や化学を教えるという新しい教育方式を始めた．ここで学生は定性分析，定量分析および系統化学理論を教えられ，最後に自ら研究論文を書くことを求められた．

　彼は，1826年にベルセリウスの下でヴェーラーが研究していたシアン酸塩が雷酸塩と同じ組成を持っていることを発見した．異性体の研究の始まりである．

　1832年には，ヴェーラーとともに苦扁桃油（ビターアーモンドオイル）に

ついての研究をし，その主成分であるベンズアルデヒドに対してさまざまな実験を行った．その結果，反応によって変化しない C_7H_5O という単位が存在することに気がついた．これをリービヒたちは基（ラジカル）と呼んだ．この成果は，ジェラールによって発展され，さらに原子価の理論へとつながった．その後，エチル基の発見，アルデヒドの精製など輝かしい成果を遺す．

その後の1837年，リービヒは生化学へと研究分野を移し，ヴェーラーとともに尿酸の研究を行った．また，ベルセリウスが開発した燃焼法による有機化合物の元素分析の改良を行った．リービヒの炭水素定量法とデュマの窒素定量法を組み合わせ，さらにはプレーグルによって改良されたものが，現在も使われている微量分析法である．

続いて1841年には，土壌のカリウムやリンが植物の生長に必須な元素であることを明らかにした．さらに，土の中で最も少ない必須元素の量によって，植物の生長速度が決定されるという「リービヒの最小律」を提唱した．それに基づいて，化学肥料の開発を試みた．これが，肥料学と植物栄養学の原点になる．

その後，動物体内の代謝などについての研究も行った．体温や筋肉のエネルギーは，脂肪や炭水化物といった食物が体内で酸化されるときのエネルギーに由来することを明らかにした．栄養学の原点である．1845年には男爵に列せられた．1852年，28年間にわたったギーセンでの研究を後任に任せた．異動先のミュンヘン大学では，講義や文筆を中心とする生活を送った．

この時代に，食品などに関する研究を行った．その成果をもとに，1865年に肉エキスを抽出する会社を設立．また1867年には育児用ミルクを作った．肉エキスは後に栄養学的にはあまり意味がないことが明らかになったが，嗜好品として商業的には大成功し，食品加工産業の先駆となった．これらのことから，リービヒは人間の健康に関わる栄養へも関心が深かったことがわかる．

参考資料

北里大学ホームページ：http://www.kitasato-u.ac.jp/daigaku/noui/newsletter/noui_no39.html

北里大学学長室通信：「情報：農と環境と医療39号」(2008)

熊澤喜久雄：リービヒと日本の農学－リービヒ生誕200年に際して－，肥料科学25, 1-61 (2003)

ウイキペディアフリー百科事典：リービヒ, ja.wikipedia.org/wiki/

吉田武彦訳：化学の農業及び生理学への応用，北海道農業試験場研究資料　第30号, 1-152 (1986)

吉田武彦訳：リービヒーローズ論争関係資料，北海道農業試験場研究資料，第40号, 1-140 (1989)

北里柴三郎：日本 (1853-1931)

1. 医道論

　わが国の近代医学と衛生行政の発展に多大な貢献を果たした北里柴三郎が，25歳のときに著した「医道論」(明治11年：1878) を繙くと，最初の部分に医道についての信念が次のように書かれている．

　「夫レ人民ヲ導テ摂生保護ノ道ヲ解セシメ以テ身ノ貴重ナルヲ知ラシメ而後病ヲ未発ニ防クフウヲ得セシムルハ是所詮医道ノ本ナリ」とある．すなわち,「人民に健康法を説いて身体の大切さを知らせ,病を未然に防ぐのが医道の基本である」と説く．このことは，健全な環境のもとで生産され，安全な過程を経て作られた食品を食し，健康を保ち病に陥らないことが必要であると解釈することができる．

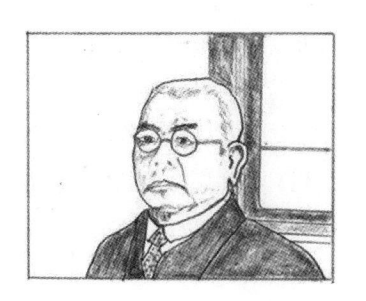

続いて当時の医者を厳しく批判している．いわく「人身ヲ摂生保護シ病ヲ未発ニ防クハ固ヨリ其病ヲ来スノ原因及此レヲ治スルノ方法即チ医術ヲ飽マテモ了解スルニ非サレハ決メ此道ヲ実際ニ施スヲ得ス此ヲ以テ真ノ医道ヲ施サント欲スルモノハ必ス先ツ医術ヲ充分ニ研究セスンハアル可ラス其術精巧其薀奥ヲ極メテ始メテ其道行ハル」とある．すなわち，「病気を未然に防ぐためには，病気の原因と治療，つまり医術を徹底的に理解しないと達成できない．真の医を施すには医術の充分な研究が必要である．医学を志すものは理論技術とも甲乙なく徹底的に研究する必要がある」と説く．このことは，医者にかかる前に人は病気を未然に防ぐための安全な農産物を生産し，その基となる環境を保全しなければならないと解釈することができる．

　この北里柴三郎の「医道論」は，手短に言えば医の基本は予防にあるという信念を掲げ，広く国民のために学問の成果を用いるべきことを主張している．ここには，学問と実践を結びつけた実学の思想がある．

　ちなみに「医道論」の最後は，七言絶句で締めくくられている．「保育蒼生吾所期　成功一世鎧無時　人間窮達君休説　克耐苦辛是男児」と．男児たるもの苦難に耐え立ち向かえば，公衆衛生の困窮を成し遂げられないはずはないといった意味であろう．

　一方，コレラ調査に出かけた長崎では，仕事の合間に町の道路，井戸，排水の状況など病気が発生した路地裏の環境を的確に観察している．また，寄生虫による肝臓ジストマ症については，肝蛭（かんてつ：キュウチュウ目（二生類）の扁形動物．体長は20～30ミリメートル）の肝臓への伝染経路を紹介している．これは，環境を観察する鋭い視線から得られた成果である．その結果，この肝蛭を有する蝸牛を食する羊に注意を促すことを指摘している．ここにも，学問を現実と結びつけた北里柴三郎の実学がある．

2．医学原論

　北里大学医学部の講義科目「医学原論」においても縁の深い澤瀉久敬（おもだかひさゆき）は，彼の著書「医学概論とは」（誠信書房，1987）におおむね次のようなことを語っている．

医学とは何を研究するのか．生命の哲学ではない．医の倫理でもない（ただし，医学概論の一つではある）．医道論だけでもない．医学は，物理的な生命現象だけでなく精神現象も考慮する．単に自然科学とだけ考えるのではなく，社会科学でもなければならない．病気を治す学であり術である．病気の治療と予防に関する学問であるだけでなく，健康に関する学問でもある．これは，単に健康維持の学問であるばかりでなく，すすんで健康を増進する学問でもなければならない．

北里柴三郎と澤瀉久敬の上記の著書は，医学は病気の治療・予防，健康の維持・増進，精神の面を含めて解決にあたるべき学問だと指摘している．これを満足させるためには，人びとの生活の基である農と食と環境を健全かつ安全に保つことがきわめて重要である．食と環境が健全でなければ，人びとの健康はありえないと指摘している．環境を通した農医連携の科学の必要性は，すでに先人によって説かれている．

生命科学のフロンティアをめざす北里大学では，このような観点から農学，環境および医学の分野が密接に連携し，先人が指摘したさまざまな問題，さらには現代社会が新たに直面している感染症，食の安全性，地球温暖化などの問題に，教育および研究の両面から展開している．

3．北里柴三郎の生い立ち

北里柴三郎は，嘉永5年，現在の熊本県阿蘇郡小国町北里に生まれた．藩校時習館および熊本医学校に学んだ後，東京医学校（東大医学部の前身）に入学し，明治16年卒業後，長与専斎が局長であった内務省衛生局に奉職した．

明治19年からドイツのローベルト・コッホに師事し，多くの貴重な研究業績を挙げた．とりわけ破傷風菌純培養法と破傷風菌抗毒素の発見は前人未踏のもので，世界の医学界を驚嘆させた．明治25年帰国し，福沢諭吉の援助により芝公園にわが国では初めての私立伝染病研究所を創設した．同所が明治32年内務省に移管後も所長として活躍し続けた．この間，香港に流行したペストの調査に出かけ短期間でペスト菌を発見した．

大正6年，福沢諭吉の恩義に報いるため慶應義塾大学医学部を創設し，医

学部長および顧問として終生その発展に尽力した．また，日本医師会長をはじめ多くの医学団体の要職に就き，わが国の公衆衛生とくに結核の予防のほか，医学，医学教育の発展に大きな足跡を残した．

　北里柴三郎の実学には，当然のことながら分離の病はなかった．むしろ，われわれはこの達見を学ばなければならない．本来，農業と環境と医療は分離されるべき事象ではないのである．

4．北里大学が発信する農医連携

　北里柴三郎は，研究者間のコミュニケーションを深め研究を深化させるため，月に一度は門下生らと集会を開いた．これに参加できない多くの同窓生たちは，その記録の刊行を熱望した．そこで北里は，集会の内容を1895年に「細菌学雑誌」として刊行している．この雑誌は，今なお「日本細菌学雑誌」として刊行され続けている．知の共有は科学にとって不可欠なものと考えていた北里の思いが，今なお息づいている証であろう．

　北里大学ではこのような北里の達見をさらに止揚すべく，2005年から環境を通した農の知と医の知を連携させるため，「農医連携」という言葉を提唱している．現在，さまざまなところで見られる分離の病の克服，すなわち知と知の統合である．古くから医食同源，身土不二，地産地消などという言葉があるように，環境を基とした「農学と医学」あるいは「食と健康」は，もともと分離される事象ではないのである．近代科学の手法は，技術の深化を探求するあまり分離の病を生じせしめたのである．

参考資料

北里大学ホームページ：http://www.kitasato-u.ac.jp/daigaku/noui/newsletter/noui_no64.htm

北里大学学長室通信：「情報：農と環境と医療64号」（2011）

北里柴三郎著：医道論（1878）

社団法人北里研究所，生誕150年記念：北里柴三郎（2003）

山崎光男：ドンネルの男・北里柴三郎，上下，東洋経済新報社（2003）

ルドルフ・シュタイナー：
オーストリア帝国（1861-1925）

1. 人智学協会の設立

　ルドルフ・シュタイナー（Rudolf Steiner）は，現在のクロアチア（オーストリア帝国，オーストリア・ハンガリー帝国）出身の神秘思想家で，アントロポゾフィー（人智学）の創始者である．ウィーン工科大学で，自然科学・数学・哲学を学んだ．人間を身体・心魂・精神の存在としてとらえる独自の科学である人智学を樹立した．

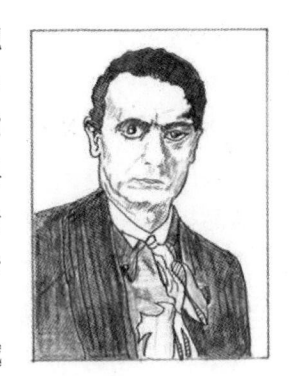

　現在シュタイナーの精神科学は学問の領域を越え，世界各地に広がっている．シュタイナー教育運動をはじめ，治療教育・医学・農学・芸術・建築・社会論などのさまざまな社会的実践の場で，実り豊かな展開を示している．なかでも教育の分野では，シュタイナー学校が世界中で展開されている．2010年4月現在，日本の文部科学省に認可されている学校法人は，シュタイナー学園初等部・中等部（神奈川県相模原市）と北海道シュタイナー学園（いずみの学校）（北海道虻田郡豊浦町）がある．

　シュタイナーは20代でゲーテ研究者として世間の注目を浴びた．1900年代からは神秘的な結社である神智学協会に所属し，ドイツ支部を任され，一転して物質世界を超えた"超感覚的"世界に関する深遠な事柄を語るようになった．神智学協会幹部との方向性の違いにより1912年に同協会を脱退し，自ら「アントロポゾフィー協会（人智学協会）」を設立した．人智学という独自の世界観に基づいてヨーロッパ各地で行った講義は生涯6千回に及び，多くの人々に影響を与えたという．

2．医学と農学から見たシュタイナー

シュタイナーの仕事を医学の視点から眺めてみよう．彼は医師や薬剤師，医学生などを前に自らの霊学に基づく医学に関する講演を多く行った．また医師たちの診療に同行し，助言を与えたりした．その結果，オランダの女医イタ・ヴェーグマン博士の主導で，「臨床医療研究所」や製薬施設が作られた．シュタイナーが示した治療法や薬剤に関する示唆は多くの医師の関心を呼び，研究が行われ，さまざまな国で薬剤が生産されるようになった．その一つが現在，シュタイナーの理念に基づいて，自然の原料のみを使った化粧品や食品を製造している会社「Weleda」（ヴェレダ）である．

農業ではバイオダイナミック農法を提案した．これは，天体から地球上の生命に影響を及ぼしている宇宙的な生態系の原理に従い，土壌，鉱物，植物，動物などの全体的関連を考慮する農法である．

この農法は，有機体としての農場とその周辺におけるさまざまな要素，すなわち作物，耕作地，草地，森林，家畜，調合剤，肥料などの関連性を調整し，要素間の適正なバランスをつくりだすことを重視している．

3．シュタイナーの原点と今

シュタイナーが農医連携を心した人物である原点は，以下の考え方にある．人間が生きるには食料が必要である．そのために農業がある．そこで，まず「農業の基礎として私たちは大地を持っている」という事実に目を向ける立場から出発している．そのためには農業を成り立たせる大地を観察し，地球の外部からこの大地に働きかけてくる諸力を観察する必要がある．

なぜなら，太陽光線，太陽熱およびこれらと気象学的に関連を持つすべてのものが，植物を生産する大地の形成と特定の関連を持っているからである．すなわち，大地から成長する植物は，天体全体を含めて宇宙総体が関与している．その食物を食べ健康を維持する人間の生活を巡るすべての問題は，どの面あるいはどの点を取っても，農業と関連づけられる．すなわち，大地と関係づけられる．人間は大地の生み出すものによって生きていくほかはない

のだから，人間の生命そのものが肉体的にも精神的にも霊的にも，生命体を作る基となる大地の成分に影響される．

　土壌，作物および人体の中で，炭素，窒素，ケイ素，硫黄，リン，酸素，水素，カルシウムなどの構成成分がどのような働きをしているかを元素別に説明するが，きわめて難解である．窒素，硫黄およびリンが精神や霊的な問題に大きく影響するという解説は，とくに難解で理解しにくいが，自然界におけるこれらの三元素が物質循環に果たす役割がきわめて大きい点では何かしらうなずける点もある．

　このような視点から，地球的な次元だけでなく天体の動きなど宇宙との関係に基づいた「農業暦」にしたがって，種まきや収穫などを行い自然と調和した農業，「バイオダイナミック農法」（ビオダイナミック，ビオディナミともいわれる．BIO-DYNAMIC）を提唱した．この農法は，ヨーロッパをはじめ世界各国で研究・実践されている．シュタイナーの農業理念に基づいて設立されたドイツ最古の認証機関であるデメター（demeter）は有機農法の連盟の中でも代表的な団体である．厳格な検査によって，バイオダイナミック農法の商標の認証を行っている．日本では1985年に千葉県の農場（現在は熊本県にある）で「ぽっこわぱ耕文舎」が日本で初めて「バイオダイナミック農法」を始めた．

　シュタイナーは，社会構造の成長や教育理念の面などとともに，農業の発達に関しても，今日かかえる諸問題をすでに1920年代にきわめて的確に把握し，対策を提案した開拓者といえる人物である．

　今では生産者や消費者が，農薬や化学肥料を使用しない有機農業や自然農法を推奨し，環境や人に安全な作物を手に入れている．シュタイナーの先見の明は，農医連携を心した人物としてここに紹介するに値するであろう．

参考資料

北里大学ホームページ：http://www.kitasato-u.ac.jp/daigaku/noui/newsletter/noui_no65.htm

北里大学学長室通信：「情報：農と環境と医療65号」（2012）

ルドルフ・シュタイナー,西川隆範訳:病気と治療,イザラ書房(1992)
ルドルフ・シュタイナー,西川隆範訳:健康と食事,イザラ書房(1992)
ルドルフ・シュタイナー,新田義之訳:農業講座　農業を豊かにするための精神科学的な基礎,イザラ書房(2000)
ウイキペディアフリー百科事典:シュタイナー,ja.wikipedia.org/wiki/

新渡戸稲造:日本(1862-1933)

1.「武士道」の前に書かれた「農業本論」

　新渡戸稲造は明治31(1989)年に「農業本論」を東京裳華房から出版した.彼の名著「武士道」があまりにも有名なため,「武士道」発刊一年前に書かれた「農業本論」は,影が薄く,むしろ世間から忘れられた感が強い.しかし,この本はいつの世にも読み続けられるべき農学の古典といっても言い過ぎではない.
　ここでは,温故知新すなわち古きをたずね新しきを知る思いで,農医連携の立場からこの新渡戸の「農業本論」を訪れる.ここでは,新渡戸が早くから農と医の連携がきわめて重要であると認識していたことを紹介する.
　新渡戸は,この本の第五章で「農業と国民の衛生」と題して「農業は健康を養う説」「農業は長命なる事」「医薬の効能田舎に著しきこと」「都鄙[編集部注:都会と田舎の意]に於ける死亡者の割合」「都鄙に於ける嬰児の夭死」「都鄙に於ける男女の健康」「田舎生活は女子に適せざる理由」「都鄙に於ける女子の生殖力」「田舎は強兵供給の泉源なる事」「過度の労働は農民を害ふ事」「結論」について語る.これらの項目の中から彼の言葉を二,三紹介する.これによって,新渡戸が農医連携を心した人であったことが理解できるであろ

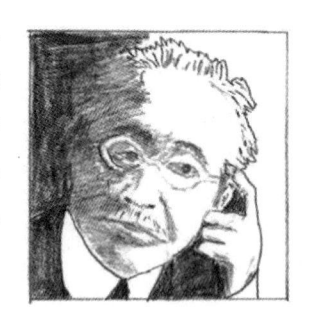

う．なお，ここで使われている田舎の人とは，農業という生業に従事している人のことをいっている．

2．「農業本論」の内容

「農業は健康を養う説」

ゲーテの言葉，「黄金をも魔術をも薬餌をも要せずして長生きするの道は，田舎に退隠して，希望を少にし，交際に遠ざかり，食物も亦淡泊なるものを取るにあり……」を実証すべく統計を求めるが，統計が公にされてない．そこで，熊澤蕃山（著書：大学或問）と小川顕道（著書：塵塚談）の士農と出生国別のデータ例から，農は健康を助ける職業であると証明する．

「農業は長命なる事」

英国では，牧師の次に農家が長命である．米国のマサチュセッツ州では，工業者や海上労働者や商業者に比べて農業者がもっとも長命である．瑞典（スエーデン）のデータでは，農家にいる者は都会で生活している者より，男子で9年，女子で7年長生きする．また，英国のモルガン博士の統計などを引用して，「古人の言，俗人の所信誤らざると明瞭なり」と記している．

「都鄙に於ける死亡者の割合」

蘇国（ソビエト）および英国の統計により，「之を見れば都会は其死亡者の多き事，確然疑を容れず，……」と解説している．

「結論」

医学博士プーフワトの説を登場させる．人が都市に住むことにより，(1)身体の上部を動かすこと少なきこと，(2)喧雑の音響絶えず耳に入れて，神経を衰弱せしむること，(3)道路は石を敷き，若しくは煉瓦なるを以て，歩行するときは劇しく足に応えて頭脳に響くこと．これらが，都会と田舎に住む人の健康に影響を及ぼすと解説している．農業は筋肉を動かし，胸・肺臓の為に益あり，脳髄が発達し，神経組織を強壮ならしむと結論している．

3．新渡戸稲造の生い立ち

1862（文久2）年：盛岡藩の奥御勘定奉行の新渡戸十次郎の三男として生

まれる．幼名稲之助．
1871（明治4）年：兄道郎とともに上京．叔父太田時敏の養子となる．
1873（明治6）年：東京外国語学校英語科（のち東京英語学校，大学予備門）入学．
1877（明治10）年：札幌農学校入学．のち東京大学選科入学．
1882（明治15）年：農商務省御用掛となる．札幌農学校予科教授．
1884（明治17）年：渡米して米ジョンズ・ホプキンス大学に入学．
1887（明治20）年：独ボン大学で農政，農業経済学を研究．
1889（明治22）年：ジョンズ・ホプキンス大学より名誉文学士号授与．
1891（明治24）年：米国人メリー・エルキントン（1857-1938）と結婚．札幌農学校教授となる．
1894（明治27）年：札幌に遠友夜学校を設立．
1897（明治30）年：札幌農学校を退官し，群馬県で静養中『農業本論』を出版．
1900（明治33）年：英文『武士道』（BUSHIDO：The Soul of Japan）初版出版．ヨーロッパ視察．パリ万国博覧会の審査員を務める．
1901（明治34）年：台湾総督府民政部殖産局長心得就任．
1903（明治36）年：京都帝国大学法科大学教授を兼ねる．
1906（明治39）年：第一高等学校長に就任．東京帝国大学農学部教授兼任．
1909（明治42）年：実業之日本編集顧問となる．
1916（大正2）年：東京貿易殖民学校長に就任．
1917（大正6）年：拓殖大学学監に就任
1918（大正7）年：東京女子大学初代学長に就任．
1920（大正9）年：国際連盟事務次長に就任．
1921（大正10）年：チェコのプラハで開催された世界エスペラント大会に参加．
1925（大正14）年：帝国学士院会員に任命される．

1926（大正15）年：国際連盟事務次長を退任．貴族院議員に．
1928（昭和3）年：東京女子経済専門学校初代校長に就任．
1929（昭和4）年：太平洋調査会理事長に就任．拓殖大学名誉教授に就任．
1931（昭和6）年：第4回太平洋会議に出席（上海）．
1933（昭和8）年：カナダ・バンフにて開催の第5回太平洋会議に出席．ビクトリア市にて客死．

参考資料

北里大学ホームページ：http://www.kitasato-u.ac.jp/daigaku/noui/newsletter/noui_no12.html
北里大学学長室通信：「情報：農と環境と医療12号」（2006）
ABC 引き日本辞典：三省堂（1917）
新渡戸稲造：農業本論，裳華房（1898）
Inazo NITOBE：Bushido-The Soul of Japan, The Leeds and Biddle Company（1900）
奈良本辰也訳：武士道，三笠書房（1997）
矢内原忠雄訳：武士道，岩波文庫（1938）
ウイキペディアフリー百科事典：新渡戸稲造，ja.wikipedia.org/wiki/

アレキシス・カレル：フランス（1873-1944）

1．土壌は病んでいる

　地球は病んでいる―それもほとんど回復できないほどに―．
　このことを早くも1912年にはっきりと見通していたのは，ノーベル生理学・医学賞受賞者のアレキシス・カレルであった，と「土壌の神秘」の著者ピーター・トムプキンズとクリストファー・バードは，この本の序論で書いている．

著名なフランスの科学者カレルは,「人間―この未知なるもの」と題する本の中で次のことを警告している.「土壌が人間生活全般の基礎なのであるから,私たちが近代的農業経済学のやり方によって崩壊させてきた土壌に再び調和をもたらす以外に,健康な世界がやってくる見込みはない.生き物はすべて土壌の肥沃度(地力)に応じて健康か不健康になる」.すべての食物は,直接的であれ間接的であれ土壌から生産されるからである.

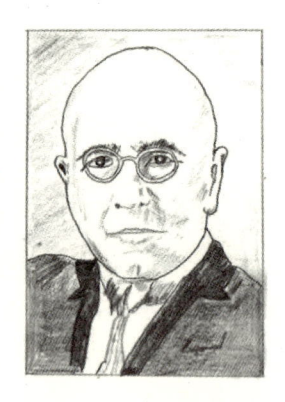

トムプキンズとバードは,これらの内容を具体的に示す医学的なデータを,ロヨラ大学の生化学・有機化学のメルキオーレ・デッカーズの調査や,カリフォルニア大学医学部の免疫学のジョゼフ・ワイスマンの調査から明らかにしている.

土壌には,19世紀の半ばからさまざまな化学肥料,染料および農薬などの化学物質が投入された.たとえば,ユスタフ・フォン・リービッヒの化学肥料,ウイリアム・ヘンリー・パーキンの染料,フリードリッヒ・フォン・ケクレのベンゼン環を持つ化学物質,フリッツ・ハーバーとカール・ボッシュのアンモニアを含む窒素化合物,きわめつきはパウル・ミュラーのDDT,その延長上にクロルデン,ヘプタクロル,ディルドリン,アルドリン,エンドリンといったDDTと同様な塩化炭素系の殺虫剤と,パラチオンやマラチオンといった有機リン酸塩系の殺虫剤がある.さらに近年では,ダイオキシン類の化学物質や,チェルノブイリや東京電力福島第一原子力発電所からの放射性物質の土壌汚染がある.

一方これに対して,化学薬品などによる土壌汚染を避けるため有機農業などによる農法が提案されている.それは,有機農業運動の創始者のアルバート・ハワード卿の「土壌と健康」,イーブ・バルフォア夫人の「生きている土壌」,有機農業に対する科学的支持を簡潔かつ荘重な言葉で語ったミズーリ大学土壌科学科長のウイリアム・アルブレクトなどの提案に代表される.レイチェル・カーソンの「沈黙の春」,シーア・コルボーンなどの「奪われし未

来」なども，有機農業などを支持する応援者の著である．またイタリアの科学者で，ブリュッセル世界博覧会で化学賞を受賞したアメリゴ・モスカの調査結果などの提言は，化学物質の土壌への汚染を憂い，これを解決しようとした良い例である．

これらの問題の本質を1912年に指摘したのが，カレルである．上述した言葉は，環境を通して農と健康がきわめて密接な関係にあることを見事に表現している．

2．カレルが語る農業と健康

カレルの冒頭の言葉，「地球は病んでいる―それもほとんど回復できないほどに―」を具体的に説明する．

すべての人間が生きていくうえで，土壌はその基（もとい）である．近代農業で使用してきたさまざまな化学物質は，土壌を自然の状態から変貌させた．健康に対してわれわれが唯一思い悩むことは，この変貌した土壌とわれわれの体がはたして再び調和できるかということである．

今日の合成化学物質は，土壌を疲弊させ，酷使し，虚弱にしている．放射性物質による汚染は，一部の土壌を毒化させている．そのため，食べ物の品質は悪化し，健康は害されている．栄養不良と栄養バランスの不均衡は，土壌に始まっている．快活な人間の健康は，健康な食品に依存する．健康は，肥沃で生産的な土壌からもたらされる．

土壌に存在する元素が，植物，動物および人間の細胞の代謝を制御する．大気，水，植物，いや最も重要な土壌にある微量な元素分布の調和が崩されるということは，過剰にしろ欠乏にしろ病気が引き起こされる重要な原因なのである．土壌が微量元素に欠けると，作物と水の微量元素も同様に欠乏する．土壌の元素が過剰になれば，作物も水もなべて過剰になる．

化学肥料だけで地力を回復することは困難である．化学肥料は，強制的に作物に養分を提供するが，土壌微生物のフロラを乱す．化学肥料は，土壌の腐植には組み込まれないし，それに置き換えることはできない．化学肥料は，土壌の物理的な特性と微生物に大きな影響を及ぼす．化学肥料が土壌に添加

されると，土壌養分の均衡が崩される．ひいては人間の養分の均衡が乱される．

3．人間―この未知なるもの

「人間―この未知なるもの」と題する本の中で，カレルは「土壌が人間生活全般の基礎なのであるから，私たちが近代的農業経済学のやり方によって崩壊させてきた土壌に再び調和をもたらす以外に，健康な世界がやってくる見込みはない．生き物はすべて土壌の肥沃度（地力）に応じて健康か不健康になる」と書いている．農と環境と医療が連携していることを早くから指摘した人である．

彼の著書はこれまで16カ国語以上に訳され，数知れぬ読者の心に新たな希望と勇気，人生への力強い信念を与えてきた．この高名な科学者は，その豊かな経験と，人間の精神に関する該博な知識を余すところなく表現しているようにみえる．76年も前に，われわれの未来を導く鋭い考察をしている．

彼はこの本を1935年に出版した．4年後の1939年版に，特別な序文をつけている．その冒頭で，「本書は古くなるにつれて，ますます時宜（じぎ）をえたものになるという逆説的運命を持っている」と語っている．つまり，彼の予言通りになっているということである．事実76年の歳月を経た今，ますますそのことは真実の深さを増している．

「序文」に本書の目的が書かれている．人間について総合的に知ることであると．現代文明は退廃し，本来自然の法則に支配されるべき人間の心と身体は退化している．いまこそ人間を総合的にとらえなければならないと，カレルは語る．

快楽，利便性，快適を追い求める現代文明が，決して人間の体にとっても精神にとっても好ましいものではないことを指摘する．そのためには，自分を適度に鍛える必要があると語る．この本を読むと，われわれが生きている今の世にはびこる甘えと，愛情のない寛容さが思われる．

自然科学の追求とその成果を利活用することにより，現代社会の生活は便利で快適になった．自由な時間が増え，人間は余暇を楽しむことができるよ

うになった．しかし，それらのプラスの要件と引き換えに，人間は大事なものを徐々に失っている，とカレルは嘆く．すなわち利便性の追求が過ぎて，体は使われなくなり肉体は衰えていく．快適を求めるあまり，身体を鍛える機会を失い，人間が怠惰になってきた．

　大正・昭和時代，旧制中学に通った人たちは，通学の往復に4～6時間もかけて歩いたという．江戸時代の晩期に生きた吉田松陰は，国防の思いから長州の萩から津軽半島の十三湖まで歩いている．江戸後期の伊能忠敬にいたっては，歩きに歩いて「大日本沿海輿地全図」を成した．われわれ現代人は，身体の頑強さ，質実剛健さ，学問の素養などにおいて江戸や明治時代の人びとに劣っていることは疑いない．

　われわれ現代の日本人は，江戸・明治の人びと，さらには昭和に生きた人びとに比べ，余暇を精神の発達のために使っているか，倫理観を失っていないか，道徳観を喪失していないか，精神的に病んでいないか，公衆道徳は欠如していないか．不透明な自殺・他殺は，弱者への虐待は，性の乱れは，など枚挙にいとまがない．

　人間も自然も同じことである．土壌は汚染され，それに伴って大気や水や植物がその影響を受けている．かつてメソポタミア，ローマ，ミノス，ギリシャの文明の崩壊は，土壌の崩壊とともにあった．

　いま，土壌に起きている問題は，地域の問題であるだけでなく地球全体の問題になっている．ある地域の土壌の問題が，大気や水にも影響を及ぼし，地球全体の問題になっている．土壌のカドミウム汚染は，イネのカドミウム被害であり，それは人体へのカドミウム蓄積につながる．顕著な例は，放射性物質の汚染である．東京電力福島第一原子力発電所事故のセシウムによる土壌汚染は，人類のおぞましい未来を予測させる．

　今のままで状況が続けば，カレルの指摘を待つまでもなく，大地も大気も人間も蝕まれていく．しかし，カレルの別の言葉を思い出そう．「本来，人間は無限の可能性を秘めた，崇高な存在である．その可能性を十分引き出さなくてはならない．そのためには自分と向き合い，自省し，神と対話し，ある程度ストイックな生活を送る必要がある」．

4．アレキシス・カレルの生涯

1873年：フランスに生まれ，ディジョンとリヨンの大学に学ぶ．

1900年：リヨン大学で医学の学位を取得．そこで2年間，講義用の死体解剖助手をしながら自分の研究を始めた．当時の唯物論的医学の風潮が強かったフランスの大学においては，神秘学的な素質のあるカレルの学者としての前途は明るくなかった．

1901年：ポンセ博士の下で，甲状腺のガンについて博士論文を書く．

1902年：巡礼団付き添い医師として，聖地ルルドを訪問．重症の結核性腹膜炎の少女，マリ・バイイが聖水を浴び，急速にその症状が回復．この「ルルドの奇跡」の事例をリヨンの医学会で発表．医師仲間からは非科学者とそしられる．このことで，フランスでの医者としての活動の道が閉ざされる．

1904年：故国を離れカナダ，アメリカに渡る．

1904年：11月から1906年の8月の間の22ヶ月間で，21の共同論文完成．

1905年：32歳の時，カナダに渡り牧畜業を営もうとする．シカゴ大学のハル生理学研究所のフレクスナーに認められ，ロックフェラー医学研究所へ．カレルや野口英世の医学研究はフレックスナーがいなければ，進歩しなかったと言われている．

1912年：同研究所正会員．組織培養法を発見し，血管縫合術，臓器移植法を考案して現代医学の礎を築いた．血管縫合と内臓移植の新方法を開発し，ノーベル生理学・医学賞を受賞．肉体から切り離した組織を生体外で培養し，無限に生かす可能性の研究をする．卵の中にいる鶏の雛から心臓の組織を1912年に取り出し，1946年までガラス器の中で生かし続けた．

1913年：フランス政府からレジョンドヌール勲章受章．

1913年：ド・ラ・マリー伯爵未亡人と結婚．

1914年：第一次世界大戦でフランス軍の軍医少佐．コンピエーニュに研究所と陸軍病院を建設．1919年まで滞在した間に，画期的な防腐消

毒液であるカレル・デイキン治療法を開発（生きている細胞には何の害を与えることなく，血漿の中にあっても効力を失わず，しかも傷口の治療にあたって生きている細胞と死んだ細胞を分けやすくする．この消毒液のおかげで，第一次大戦においては無数の傷病兵の生命が救われ，かつ無数の四肢切断手術が不要になった）．また，傷口の癒り方の早さから，患者の生理学的年齢を計算する方法を開発．これによって，無生物を対象とする物理学的時間と生理学的時間があることを証明した．著書「人間－この未知なるもの」にでてくる「内なる時間」という概念のもとになっている．

1935年：飛行家リンドバーグとともに人工心臓（心臓ポンプ）を開発．
1935年：「人間－この未知なるもの」を出版．
1939年：ロックフェラー研究所を辞任し，フランス公衆衛生省で，「子どもに及ぼす栄養不良の影響」を研究．
1940年：パリにフランス人間問題研究財団を設立．
1943年：心臓発作．1944年：パリに死す．享年71歳．

参考資料

アレキシス・カレル，渡部昇一訳・解説：人間－この未知なるもの，三笠書房（1992）
北里大学ホームページ：http://www.kitasato-u.ac.jp/daigaku/noui/newsletter/noui_no05.html
北里大学学長室通信：「情報：農と環境と医療 5 号」（2005）
ピーター・トムプキンズ，クリストファー・バード，新井昭廣訳：土壌の神秘―ガイアを癒す人びと―，春秋社（1998）
Sherwyn Warren：http://www.chilit.org/WARREN1.HTM，Carrel of Discontent
ウイキペディアフリー百科事典：アレクシス・カレル，ja.wikipedia.org/wiki/

アルバート・ハワード：イギリス (1873-1947)

1. インドで学ぶ

　アルバート・ハワードは，世界における有機農業運動の創始者であった．彼はインドにおいて，25年間もの長い間にわたって農業研究に従事した．はじめは中央インドおよびラージプターナの州の農業指導者として，後にインドールにおいて植物産業研究所の所長として働いた．そこで，東洋の伝統的な堆肥づくりを近代科学の基盤で再構築した新たな堆肥づくりの手法，インドール方式を築き上げた．

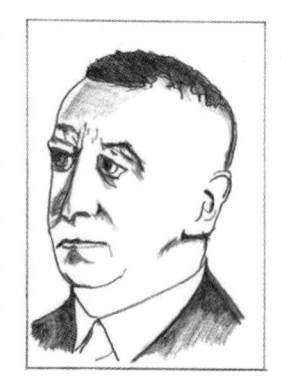

　ハワードはすぐれた研究者であると同時に，途上国の農業問題一般にも関心が深く，これらの問題にも積極的に取り組んだ．多くの研究が専門化，細分化される状態に早くから見切りをつけた．現場とは異なる研究所や試験場で栽培された作物の研究でなく，実際の農地に出かけ，現実の畑で健康な作物を栽培するための研究を続けた．北里柴三郎のいう実学である．

　彼が教えを仰いだ師は，インドの農民であり，人びとが害虫や雑草と呼ぶ動物や植物であった．ハワードは自然を「最高の農業者」と敬い，インドの農民たちを重要な研究の顧客と見なしたのである．また，害虫や雑草を「農業の教授たち」と呼んでいた．自然生態系の中で，自然が害虫にどのような役割を負わせているかを注意深く観察し，研究を進めた．研究の結果を農業生態系で活用することによって，農場の害虫は自然と姿を消した．また，彼が栽培する作物も飼育する家畜たちも，病害虫の被害を受けない健康な生体を獲得していった．

2. 土壌と健康

　「ハワードの有機農業」という本の原題は，もともとは"The Soil and

Health"，すなわち「土壌と健康」である．彼の出版した「農業聖典：An Agricultural Testament」には，土壌と健康に関する要約がある．この要約を以下に紹介して，ハワードの有機農業の紹介に代える．

1) すべての生物は，生まれながらにして健康である．
2) この法則は，土壌，植物，動物，人間に当てはまる．これら四つの健康は，一つの鎖の環で結ばれている．
3) この鎖の最初の部分の環（土壌）の弱点または欠陥は，環をつぎつぎと伝わって最後の環，すなわち人間にまで到達する．
4) 近代農業の破滅の原因である広範に広がる植物や動物の害虫や病気は，この鎖の第二環（植物）および第三環（動物）の健康の大きな欠陥を示す証拠である．
5) 近代文明国の人間（第四環）の健康の低下は，第二，第三の環におけるこの欠陥の結果である．
6) あと三つの環の一般的な欠陥は，第一の環である土壌の欠陥に原因があり，土壌の栄養不足な状態がすべての根源である．健康な農業を維持できないことは，われわれが，衛生や住居の改善，医学上の発見でえた利益のすべてをだいなしにしてしまうものである．
7) ひとたびこの問題に関心を向けるならば，われわれが歩んできた道を引き返すことはそれ程困難なことではない．われわれは自分の指示を心にとどめ，自然の厳然たる要求に従わなければならない．その要求とは，a）すべての廃棄物を土地に還元する．b）動物と植物を同居させる．c）植物栄養に対する適正な保全機能を維持する．すなわち菌根の共生を妨げてはならない，ということである．このように自然の法則に進んで従うならば，農業の繁栄を続けるばかりではなく，われわれ，また子孫の健康増進というはかりしれない資産の形で速やかに報酬を受けることになろう．

参考資料

アルバート・ハワード，横井利直ら訳：ハワードの有機農業 上・下 人間選書244/245,

農文協（2002）
北里大学ホームページ：http://www.kitasato-u.ac.jp/daigaku/noui/newsletter/noui_no66.html
北里大学学長室通信：「情報：農と環境と医療66号」（2012）

岡田茂吉：日本（1882-1955）

1．自然農法・自然食

　岡田茂吉は，日本が西洋の思想や科学技術を取り入れ近代国家へと生まれ変わろうとする1882（明治15）年に東京で生まれた．19世紀末から20世紀半ばの世界的な動乱期にあって，必ずしも物質的な反映が人類の幸福に結びつかない現実を認識した岡田は，文明の本来あるべき姿を大自然の中に見出し，人類が直面している問題の基本的な原因とその将来を知るに至る．それは「真・善・美」が高度に調和した新しい文明の時代が到来するという知であった．

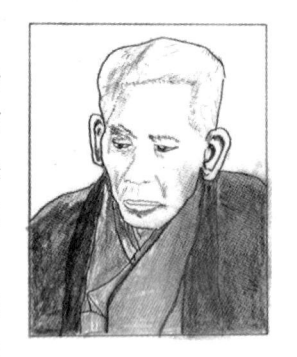

　実践の世界では「自然農法・自然食」を提案した．土壌を生命体ととらえ，作物生産の基本を土壌の性能を高めることにおいた．人類が土壌から永続的に作物を生産するためには，生命体をつくり出す土壌の持つ調和力を発揮させることが重要と考え，MOA自然農法を創始した．そのためには，自然そのものを尊重し，自然の持つ摂理を規範とする農法が必要で，そのことを普及させなければならない．自然農法の原理は，生きている土壌の偉大な能力を発揮させ，健全な食料を得ることにある．

　すなわち，土壌が本来持つ生育力を高めるために，化学肥料や農薬という自然に反する化学物質を用いず，土壌を清浄化させ，生命を育む自然力を高

めることによって，自然の摂理に適った生産方法を確立しようとしたである．このことは，ひとり農業生産の分野に止まらず，土壌・大気・水質の汚染防止や地球環境の保全にも有効な手段となっている．

2．健康への誘い

こうして生産された農産物，またこれを原料に化学物質を用いないで生産・製造された食品を摂取することで，人間は生命を維持するに止まらず，さらなる健康へと導かれる．これは単に安全な食物を摂取するという物理的な課題のみならず，精神を含めた生命力の増進にも繋がるとした．この考え方のもとに，作物の生産と食の視点から財団法人自然農法国際研究開発センターから「MOA自然農法ガイドライン」と「MOA加工食品ガイドライン」が制定され，生産・流通・消費が一体となった活動が勧められている．

以上の考え方や実践が農医連携を心した人物や事業にふさわしいことと，それが今なお実践されている事例としてここに掲げた．さらに，この研究所の有機農業実証展示圃場の農場と同じ敷地に奥熱海クリニックがあって，自然農法で生産された食物をクリニックの患者に提供している．まさに農医連携の実践の現場がここにある．

参考資料

北里大学ホームページ：http://www.kitasato-u.ac.jp/daigaku/noui/newsletter/noui_no65.html

北里大学学長室通信「情報：農と環境と医療65号」(2012)

MOAインターナショナル：岡田茂吉の世界－美の文明を求めて－ (1997)

佐久間哲也：現代医療からみた農医連携の必要性，第8回北里大学農医連携シンポジウム－農医連携の現場：アメリカ・タイ・日本の例－, 57-63 (2011)

(財) 自然農法国際研究開発センター技術研究部編：無肥料・無農薬のMOA自然農法，農文協 (1987)

吉岡金市：日本（1902-1986）

1．イタイイタイ病

　吉岡金市が昭和36（1961）年6月に刊行した「神通川水系鉱害研究報告書」の副題は「農業鉱害と人間公害（イタイイタイ病）」で，農業鉱害とイタイイタイ病との関係を明らかにしたものである．その後の研究をまとめ，昭和45（1970）年3月に刊行した「公害の科学・イタイイタイ病研究」は，副題が「カドミウム農業公害から人間公害（イタイイタイ病）への追求」となっている．いずれも農学や医学の枠に制約されていない．現実の問題が常に具体的に提起されている．農学，医学，経済学などといった専門性の範疇で提起されていない．

　絶版となった「イタイイタイ病研究」の続編として昭和54（1979）年に出版された「カドミウム公害の追求」第1章の「公害と疫学的研究の重要性」でも，学問間の制約がない．その中の文章「農林水産公害が，人間公害の前に，先行するのが通例である．従って，公害の研究は，医学－免疫学というよりは，もっと広い生物学－生態学的にすすめていくことが重要である」から，吉岡金市の学問に対する真摯で視野の広い見識が読みとれる．このような吉岡の考え方は，どのようにして生まれてきたのであろうか．

2．吉岡金市の生い立ち

　吉岡は岡山県井原市の農家の息子として，明治35（1902）年7月26日に生まれた．苦学して京都帝国大学を卒業する．専攻は農林経済学だった．倉敷の労働科学研究所で労働生理学，産業衛生学，労働医学，労働技術学を研究した．ついで大原農業研究所農業経営部長として，水稲の灌漑（かんがい）に関する研究を基盤とする労働節約的な直播機械耕作法の研究を進めた．生涯の多くをこの水稲直播の技術研究にささげた．幼少の頃から体験してきた農業現場での重労働が，農業改革を妨げる最大の障害であることを実感していたからだ．

吉岡は，農家の労働力の解消に常に目を向けていた．そのためには，機械化が必要であると考えた．しかし，田植えの機械化は難しい．水稲直播こそが農業を近代化する大きな決め手になると考えた．頑固で行動的で努力家の吉岡は，このような研究の過程で農業に関わる数多くの本を書いた．

　吉岡が書いた本の題名から考えて，彼を農学研究者とだけみることは正しくない．彼がめざしたのは，農家とともに歩む技術改革と，農家の経済的な幸せと，農村に住む人びとの環境と健康を求めた総合的なものであった．その証として，吉岡は農学と経済学と医学の博士号を取得していた．著書は60冊，論文は300編にも及ぶ．

　著書の題名から明らかなように，吉岡の関心は農家の生産と経済と労働の問題だった．しかし農民の生の豊かさを望む吉岡の関心は，時代の変遷とともに人と環境の健康に移った．昭和30年代には治水に関心が向き，冷水害などによるダム災害の調査を行った．これがもとで，さらには神通川水系のカドミウム公害を追求し，イタイイタイ病の研究に大きな業績を残すに至る．これらのことが，吉岡金市をここに登場させた理由である．

3．吉岡金市の著書

　1970年に「たたら書房」から出版された「イタイイタイ病研究」と，1979年に「労働科学研究所」から出版された「労働科学叢書54　カドミウム公害の追求」は，氏の著書の中でも圧巻である．この二つの本を紹介して，吉岡の姿を追ってみよう．

　まず，「イタイイタイ病研究」である．公害とそれに伴うイタイイタイ病の実態を世界に訴えたいとの思いが，冒頭の13ページの英文にも現れている．これは，国際社会科学評議会公害問題常置委員会が開く「公害問題に関する国際シンポジウム」の講演の要約である．題名は，「Natural and Social Scientific Study of Itai-itai Disease：イタイイタイ病の自然科学および社会科学的研究」で，「はじめに」のあとは，次の項目が続く．

　1．Industrial Development and Dissemination of Industrial Hazard：工業の発展とその被害

2．Characteristics of Itai-itai Disease：イタイイタイ病の特徴
  3．Natural Scientific View on Itai-itai Disease：イタイイタイ病の自然科学的視点
  4．Social Scientific View on Itai-itai Disease：イタイイタイ病の社会科学的視点
  5．Literature on Itai-itai Disease：イタイイタイ病に関する文献

 日本文で書かれた内容は次の通りである．第1編は神通川水系公害研究報告書で，農業鉱害と人間公害に関する研究がまとめられている．神岡鉱山から採取されたカドミウム，鉛，亜鉛などの重金属が神通川を流下して水田や畑に沈積する．それらは，河川域の魚はもとより植物や作物に吸収される．それを家畜や人間が食し，健康を害する．重金属は形態変化をしないで，体内に蓄積される．肝臓や腎臓などの毒物を処理する器官でも処理できず，イタイイタイ病となる．この食物連鎖に関する膨大なデータが示される．

 第2編ではイタイイタイ病が，カドミウムの慢性中毒症であると結論されるまでの経過が報告される．第3編では，カドミウム慢性中毒症を中心とする産業公害の免疫学的研究の経過と成果が述べられる．この問題については，個人や学会や会社や社会でさまざまな虚偽，真実，それらに伴うさまざまな人びとの間での葛藤が続いたようだ．当時の新聞や手紙などの情報を提供しながら葛藤の経過が提示される．とくに学者間の見解の相違は，読む者をして，科学と名誉，医学の哲学などさまざまな科学する者の在り方を考えさせる．

 このような問題は，どこの国にも，いつの時代にも生じる．ワトソンとクリックの書いた「二重らせん」にも，DNAの発見に際して，データの盗難があった．シャロン・ローンが書いた「オゾンクライシス」でも，オゾン層破壊を最初に指摘したジェームズ・マクドナルドは，失意のうちに自殺した．科学は人間の物語なのである．

 第4編では，カドミウム慢性中毒症としてのイタイイタイ病論争がきわめて具体的に語られる．イタイイタイ病論争の問題点は何か，原因が不明だったのはなぜか，原因は米か水か，発生したのはいつごろか，臨床医の科学的

な報告は何を意味しているのか，などが詳しく紹介される．第5編では，イタイイタイ病と公害との関連性についての疫学的研究が，著者の書いた別の文献で紹介される．

次の著書「カドミウム公害の追求」は，六つの章と補からなる．第1章は「イタイイタイ病の疫学」と題して，公害と疫学の研究の重要性が語られ，神岡鉱山のカドミウムとイタイイタイ病との疫学が論じられる．第2章は「カドミウム公害の虚実」と題して，カドミウム公害の原因，汚染源，形態，実態，調査および防除対策が紹介される．第3章は「山形県吉野川流域 Cd 公害の免疫」で，吉野川水系 Cd 公害の原因，具体的汚染源の追求・調査，農業公害，人間公害，鉱山の防止事業，公害補償など内容は多岐にわたる．第4章は「生野鉱山 Cd 公害の免疫的研究」，第5章は「北陸鉱山 Cd 公害に関する調査研究」が紹介される．

第6章の「イタイイタイ病のうそとまこと」では，公害問題に関する多くの問題点が指摘されている．われわれは，この章から多くのことを学ぶことができる．公害問題を研究することの意義とは．学者間の研究協力とは．公害研究の哲学とは．公害の報道とは．科学と名誉とは．

4．イタイイタイ病（イ病）とカドミウム汚染

吉岡金市の環境・公害に関わった業績をイタイイタイ病（イ病）とカドミウム汚染の歴史から追ってみることにする．イ病は，大正時代から発生していたようである．原因が分からず，神通川流域に特有な原因不明の難病と思われていた．この病気は，神通川流域の川や地下水を飲料水として使用していた地域の農家の，とくに中年以降の経産婦に多く発病したことから，女性特有の病気と思われていた．

この病気にかかると，くしゃみをするだけでも胸骨や顎の骨が折れてしまう．骨がもろくなってしまい，骨の折れる痛みでイタイイタイと泣き叫ぶ．その後しだいに衰弱し，やがて死亡する例が多いことから，「イタイイタイ病」と名づけられた．一家の主婦が被害者となるケースが多かったため，家庭生活は破壊され，とり返しのつかない悲劇も起こる，まさに悲惨な病であった．

イ病とは，カドミウムの慢性中毒により腎臓障害を生じ，次いで骨軟化症をきたして骨折をするものである．骨そのものの異常であるから，外科的治療は不可能である．背骨などの骨折で身体が小さくなってしまうとともに内臓が圧迫され，わずかの身体の動きでも全身が非常に痛むので，イタイイタイの病名がついた．妊婦に多く，授乳，内分泌の変調，老化およびカルシウム等の不足などが誘因となり発病する．イ病の進行や症状には個人差がある．

　イ病の歴史を追ってみる．大正6（1917）年8月7日の「富山日報」が，神岡鉱山の採鉱による水田の鉱毒汚染を警告している．これが神岡鉱山にかかわる鉱害の最も古い報告だろう．大正11（1922）年には，富山県神通川流域で奇病が発生した．おそらくこの奇病がイ病のもとだったろう．富山県におけるイ病が，大正時代から発生していたと考えられる根拠はここにある．

　昭和13（1938）年には，このような奇病に対して富山県神通川流域の諸団体が神岡鉱山防毒期成同盟会を組織している．奇病の問題が取り扱われる中で，昭和21（1946）年3月には，リウマチ性の患者が富山県神通川流域に多発した．おそらく，初めての複数のイ病の患者であったと想定される．また，昭和23（1948）年6月には，富山県では農作物被害に対し神通川鉱害対策協議会が結成された．農作物にも人にも被害が顕著に現れるようになった．

　昭和30（1955）年，地元の民間臨床医の萩野昇氏が医学界で発表した研究が世間の人々にこの病気の存在を知らしめた．カドミウムに汚染された地下水や河川水の飲用が，骨軟化症を起こす．これが公害病であることを公言したのである．さらに,動物実験でこの病気の原因を究明してきた荻野医師は，昭和34（1959）年10月，この病気の「原因は神岡鉱山の鉱毒」であると発表した．このことが，イ病告発のきっかけとなった．

　先に紹介した昭和36（1961）年6月に刊行された吉岡金市著「神通川水系鉱害研究報告書－農業鉱害と人間公害（イタイイタイ病）」は，日本で初めてカドミウム公害を明らかにした科学的な報告書である．この報告書により，イ病の原因がカドミウムによることが明確になった．これがきっかけとなり，わが国でも組織的な研究が開始されるようになった．その後，イ病の発

見に尽力した吉岡金市，萩野昇および小林純の間で研究成果やデータの取り扱いで不幸な悶着（もんちゃく））がみられた．このことについては，先に紹介した吉岡金市の著「カドミウム公害の追求」にその経過が詳しく述べられている．

科学の発展には必ず人間の葛藤（かっとう）がある．人間が科学を生み，それを育んでいる限り，当たり前のことであろう．誤解を恐れずあえて別の表現をすれば，葛藤のある科学ほど内容があるとも言える．

その後，昭和41（1966）年10月に富山県婦中町で，イ病患者73人が発見された．また昭和42（1967）年4月，岡山大学の小林純教授と荻野昇医師によって，富山県のイ病は三井金属神岡鉱業所の廃水が原因であることが発表された．1966年の厚生省の見解と1972年の名古屋高裁判決（第1次提訴）によってイ病の発生源は，三井金属鉱業神岡鉱山であることが確認された．このような経過のもとに，吉岡金市の農と環境と医をつなぐ偉大な業績は実を結んだのである．

5．カドミウムによる農業被害

文部省，厚生省および富山県による調査が，金沢大学医学部の研究者を中心にして1963年から65年にかけて実施された．常願寺川，黒部川および庄川の流域が調査の対象に選ばれた．患者は神通川流域に限られ，患者の尿や米からカドミウムが多量に検出された．

また1967年からは，厚生省公害調査研究委託費による日本公衆衛生協会・イタイイタイ病研究班が発足した．この班では汚染地域から収穫された米のカドミウムの分析が行われるとともに，水田土壌のカドミウム，鉛，亜鉛等の重金属元素の詳細な分析が行われた．これらの結果と，イ病患者と容疑者の有症率の対比が行われ，両者の密接な関係が明らかにされた．また，神岡鉱山堆積場鉱さいのカドミウム分析も実施された．このときの調査で，イ病とカドミウムとの関連が疫学的に疑いもなく明白になっていった．

さらに，汚染地域全域のカドミウム濃度分布とイ病の有病率の分布が密接な関係にあることが明らかにされた．また水田土壌中のカドミウム濃度は，

上層ならびに水口で高いことが解明され，カドミウムによる汚染は潅漑（かんがい）によるものであることも明らかになった．

カドミウムは人体への被害だけではなく，神通川を農業用水とする稲作にも大きな被害を与えた．長期間にわたってカドミウム汚染米を食べた者が，カドミウムによる障害を受けたのだから，農地の汚染土壌をそのままで放置すれば，イタイイタイ病の根本的な解決にはならない．そのため，三井金属鉱業の負担でカドミウム汚染土壌の除去が進められた．

6．待望！第二の吉岡金市

今や世界の関心の多くは，地球を基盤に置いたさまざまな環境問題に向けられている．吉岡金市の研究と研究に対する真摯（しんし）な態度は，わが国の環境研究の先鞭をつけたものだ．「頑固で行動的な人だった．つねに権力に対峙（たいじ）し，引くことを知らない反骨の人でもあった」と，西尾敏彦著「農業技術を創った人たち」に書かれている．環境問題が社会問題となっている現今，社会はますます吉岡金市を必要としている時代であるが，すでに彼は昭和61（1986）年，84歳でこの世を去った．

環境問題は，点から面を経て空間にまで拡大し，農と医に大きな影響を及ぼしている．たとえば点的な問題はここで紹介した重金属汚染，面的な問題として窒素やリンなどによる湖沼の富栄養化現象，空間としては二酸化炭素やメタンや亜酸化窒素などによる大気の温暖化現象などが挙げられる．さらに，ダイオキシンに代表される化学物質の次世代に及ぼす人体影響は，時間をも超えてしまった．環境問題は時空を超えて，農と人の健康に影響を及ぼし続けている．天は今こそ第二，第三の吉岡金市を待望している．

参考資料

北里大学ホームページ：http://www.kitasato-u.ac.jp/daigaku/noui/newsletter/noui_no06.html

北里大学学長室通信「情報：農と環境と医療6号」（2005）

農業環境技術研究所ホームページ：http://www.niaes.affrc.go.jp/magazine/mgzn049.

html「農業と環境 No.49」(2004)
西尾敏彦：農業技術を創った人たち，家の光協会（1998）
萩野　昇・吉岡金市：イタイイタイ病の原因に関する研究について，日整外会誌，35，812-815（1961）
下川耿史：環境史年表 1868-1926 明治・大正編，河出書房新社（2003）
下川耿史：環境史年表 1926-2000 昭和・平成編，河出書房新社（2003）
吉岡金市：神通川水系鉱害研究報告書－農業鉱害と人間公害（イタイイタイ病），昭和36年6月
吉岡金市：公害の科学，イタイイタイ病研究－カドミウム農業鉱害から人間公害（イタイイタイ病への追求，たたら書房，昭和45年3月
吉岡金市：カドミウム公害の追求，労働科学叢書 54，労働科学研究所，昭和54年11月

アンドルー・ワイル：アメリカ（1942-現在）

1. 研究遍歴

　アンドルー・ワイルは1942年アメリカのフィラデルフィアで生まれた．ハーバード大学医学校卒業後，国立精神衛生研究所の研究員，ハーバード大学植物学博物館の民族精神薬理学研究員などに勤務した．また，国際情勢研究所の研究員として北米・南米・アジア・アフリカなどに出かけ，伝統医学やシャーマニズムの現場を研究して歩いた．
　その実践的研究から，代替医療・薬用植物・変性意識（瞑想，トランス状態）・治癒論の第一人者となる．アリゾナ大学統合医学プログラム理事．アリゾナ大学教授．世界各地の伝統医療と西洋近代医学を統合する「統合医療」の世界的権威である．統合医療医学博士の称号を持つ．『医食同源』『人はなぜ治るのか』『癒す心，治る

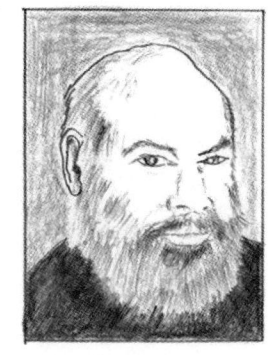

力』『心身自在』など世界的なベストセラーの著者でもある.

彼の持つ経験と叡智は,医療の分野に止まらず,広く地球生命圏ガイアの「心」を知る上で,深い示唆を与えてくれる.今はアリゾナの砂漠地帯に住む傍ら,カナダのブリティッシュコロンビア州の小さな島で,ガイアの「心」に沿った理想的なライフスタイルを求めた活動を行っている.

彼の著書『医食同源：Eating Well for Optimum Health』は,健康と食生活に関する情報の混乱を整理し,食生活に明解な指針を提供するために書かれたものである.本の原題「Eating Well for Optimum Health」を「医食同源」と訳したのは,訳者の理解度の深さはもとより,著者の「健康な食生活は健康なライフスタイルの礎石である」という信念とも結びついている.アンドルー・ワイルが農医連携を心した人物として紹介した理由がここにある.

2. 世界の伝統医学

さて,ワイルの著書「医食同源」を知る前に,世界の伝統医学を少し繙いてみよう.紀元前5世紀,医聖・医学の祖といわれるヒポクラテス（B.C. 460-370頃）は,人びとに「食をして薬となし,薬をして食となせ」と教えた.この考え方は,西洋社会ではすでにすたれてしまった.アジアでは,今なお脈々として生きている.たとえばインドや中国を旅すれば,食と薬を同源とする思想体系が発達していることを,生活のさまざまな場面で見ることができる.

インドのアーユルヴェーダ,中国の中国伝統医学（中医）,ネパールのチベット医学,ジンバブエのハーバリスト（薬草師）などがある.もちろん,日本の漢方も例外ではない.

インドのアーユルヴェーダの歴史は,きわめて古い.心と体の両面から人間を全体的にとらえ,調和をはかりながら健康を保つという考え方で,ハーブを使ったり,ヨーガ体操を取り入れたりする.

中医は,陰陽学説および五行学説を背景に精気学説・臓腑学説・経絡学説・病因学説に基づいて,独自の望診・聞診・問診・切診をし情報を収集する.これに弁証という分析方法を駆使して,人の健康状態や病気の性質を判断す

る．

　日本の漢方は，北里研究所に東洋医学総合研究所があるように，人間に本来備わっている「治る力」を上手に引き出す，「体にやさしい」治療体系である．中国三千年と日本千五百年にわたる歴史を持つ．

3．医食同源の起源

　さて，著書の表題「医食同源」という言葉である．病気を治すのも食事をするのも，生命を養い健康を保つためで，その本質は同じという意味であろう．人びとが積み重ねてきた生活から培われた一種の知恵である．この言葉が最初に見られるのは，丹波康頼（永観2年：984）によって著された最古の医書（医心方：いしんぽう）といわれる．また，大辞林によれば，「病気の治療も普段の食事もともに人間の生命を養い健康を維持するためのもので，その源は同じであるとする考え方．中国で古くから言われる．」とあるが，言葉の出典については，どうもそうではなさそうである．詳細を知りたい人は以下に紹介した資料を参照されたい．

　ここで著者は二つの立場で医食同源を眺める．最近の研究成果から俯瞰する医学および栄養学的な視点と，食の快楽やアイデンティティーなどを含む文化，精神および霊的な歴史観を持ちながらの視点である．すべての対象が，合理的な技術知のみで判断されるようになった現在，生態知にも視点をおいたこの本は，21世紀の「農業と環境と医療の連携」を考えるにふさわしい本の一冊であろう．

参考資料

北里大学ホームページ：http://www.kitasato-u.ac.jp/daigaku/noui/newsletter/noui_no65.html

北里大学学長室通信：「情報：農と環境と医療65号」(2012)

アンドルー・ワイル，上野圭一訳：ワイル博士の医食同源，角川書店 (2009)

－言葉の散策：医（醫）は匸と矢と殳と酒（酉）から成立－

「医」．旧字は醫．殳＋酉．殳は医（えい）を殴（う）つ形．矢を呪器（じゅき）としてこれを殴ち病魔を祓う呪的行為を殴（殳）という．またそのかけ声を殴という．酉は酒器．その呪儀に酒を用いる．古代の医は巫医（ふい）であった．ゆえに字はまた毉に作る．

医（えい）と醫とはもと別の字．医はうつぼ（矢を入れる袋）．殳は秘匿（ひとく）のところに呪矢を収め，かけ声をかけて祓う呪術で，その声をいう．醫・毉はその声義を承（う）ける．

澄んでいる酒の意．ひいて，昔，清酒を薬の補助として使ったところから，病気を治す，また，病気を治す人，「くすし」の意に用いる．別体字（毉）は，巫女が祈祷（きとう）して病気を治す意．教育用漢字はもと別字だが，俗に醫の省略形として用いられていたものによる．

「医療」とは，医術を用いて病気を治すこと．治療．療治．出典は，中国の後漢の「韋彪伝」に，「骨立異常なり．医療すること数年，乃ち起つ．学を好（み）洽聞（こうぶん），雅より儒宗と称せらる」とある．また続日本記に，「勅曰，如聞，天下諸国疫病者衆，雖加医療猶未平復」とある．

続いて，甲骨文字が生まれた「殷（商）：BC1600～1027」と，その「殷」を倒した「周：西周BC1027～771，東周BC771～221」という古代中国の二つの王朝の間には，酒（酉）に関わる問題があって，その酒という文字が，医という文字と大変関係が深いという話を書く．

殷の君子たちが酒ばかり飲んでいて，天がけがらわしく聞こえているのを憂えなかったから，殷は滅び，その天命を失ったのだと，周は考えていた．これは周の王たちの政治思想を記した「書経」の中に記されている．「酒をやめよ」「酒があやまちのもと」「酒を常習とするな」など酒を禁じる言葉がたくさん書かれているという．

「酒池肉林」という四字熟語がある．これは殷の紂王が，池を酒で満たし，木に肉をかけて林のようにした．さらに男女を裸にして鬼ごっこのようなこ

とをさせる宴会を，毎晩のように行ったという故事からできた言葉である．

しかし書経は，殷王朝を倒した周が自己を正当化するために書かれた書であるから，そのままが真実であるとは言い難い，と小山鉄郎は解説している．周の支配者が，殷を殊更悪く変形して伝えた可能性もある．また殷では，神との交信や悪霊を祓う治療に酒を用いていたから，酒はきわめて大切なものでもあった．

「医」という字は「匸（ケイ）」の中に「矢」をいれた形である．古代中国では，「矢」はきわめて神聖で悪霊を祓う力があると考えられていた．正月に飾られる破魔矢にもそのことが認められる．「匸」は「囲われた場所，隠された場所」を示す．「医」の現在の字形は，悪霊を祓う矢を隠された場所に置く形である．

このように書いたところで，「医」がなぜ「酒」と関係するのかの説明にはならない．両者の関係を知るには,「医」の旧字に登場してもらう必要がある．「医」の旧字は「醫」．「醫」という字は，上が「殹」，下が「酉」．この「酉（酒）」が「医」と関係するというのが，この「言葉の散策」の趣旨である．

「殹」は医に「殳」を加えた字形である．この「殳」は「槍」に似た武器の矛を持つ形．その矛は杖ぐらいの長さと形のもの．いわゆる「杖矛」というもの．「殳」の「几」の部分は「鳥の羽」で，その杖矛には呪飾（呪力を増すための飾り）としての「鳥の羽」がついている．「又」は手のこと．「殳」は，この呪飾の施された杖矛で，何かを殴つ字形．

すなわち呪飾のついた「杖矛」で，隠された場所に置かれた悪霊を祓う「矢」を殴ち，病気を治そうとした．悪霊を祓う酒も病気の治療に加わったというわけである．「酒は百薬の長」「酒は百毒の長」「酒三杯は身の薬」「酒に十の徳あり」「酒の徳孤ならず必ず隣あり」「酒は憂いの玉箒」「酒は少しく飲めば益多く，多く飲めば損多し」．酒と心身の健康についての諺は多い．上戸の戯言を下戸はいつも苦々しく聞いているのだろうか．

参考資料

日本国語大辞典：小学館（1979）／故事俗信ことわざ大事典：小学館（1982）／大字源：角川書店（1993）／字通：白川　静，平凡社（1997）／小山鉄郎：白川静さんに学ぶ漢字は楽しい，共同通信社（2006）／小山鉄郎：白川静さんに学ぶ漢字は怖い，共同通信社（2007）

・・・

－コラム：事実と真実－

　先日，ある学術振興財団の役員会に参加する機会があった．財団の会計に間違いないことを証明する書類に，「以上の報告は……真実である」と書かれていた．これまで筆者の脳は，「真実」と「事実」を明解に使い分けていたが，この書面の「真実」を見て，急に両者の言葉に対する筆者の脳の定義が揺らいだ．

　これまで，「真実」は英語のいう「truth」，「事実」は英語のいう「fact」に相当すると思いこんでいた．小学館の日本国語大辞典によれば，「真実」の説明は次のようである．1）うそでないこと．偽りでないこと．また，そのさま．ほんとう．誠．しんじち．2）仏語．仮でないこと．永久に変わらない絶対究極のまことのもの．また，そのようなさま．

　「事実」は，次のようである．1）実際にあった事柄．現実にある事柄，真実のこと．哲学では，とくに必然的にあることや，単に可能としてあることと区別している．2）とくに，法律で，一定の法律効果の変更や消滅を生じる原因となる事物の関係をいう．

　たとえば，神は存在するという「真実」はある．なぜなら人類誕生以来，何兆人あるいは何京・垓・穣……無量大数の人びとが神の存在を信じてきた．このことはまぎれもない真実である．一方，神が存在するという「事実」を示した者，あるいは見た者は数少ない．私の短い生涯では，そのような人を知らない．

　すなわち，「真実」は永久に変わらない絶対究極的なもので，「事実」は目の前に数字や物などで実際に証拠を示せるものと考えていた．別の表現をすれ

ば,「真実」には哲学・心理学・社会科学・宗教学などの要素が含まれ,「事実」には数学・科学などで証明・実証された姿がみえるものだと思っていた.著者の脳が揺らいだのは,この故であった.

　西洋においては,神の存在を証明するために科学が栄えた.このように,科学と神は紙の表と裏,手のひらと甲の関係にある.そのことは,アインシュタインのさまざまな格言を例にとれば明らかなことである.

　たとえば,「われわれが進もうとしている道が正しいかどうかを,神は前もって教えてはくれない」「知性を神にしてはいけない.神は強い筋肉を持っているが,人格は持たない」「私は神がどういう原理に基づいて世界を創造されたか知りたい.そのほかの事は小さな事だ」などなど.

　宗教と科学は,アインシュタインの想いのように紙の表と裏の関係にある.「真実」と「事実」は,これと似て「実」の表と裏の関係にあるのかも知れない.となると農医連携の学問とは,これまでの近代科学が獲得した「事実」をもって,「医食同源」などの「真実」を証明していくものともいえるのではなかろうか.

・・・

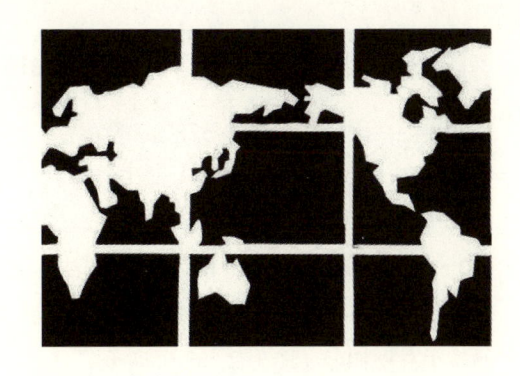

第4章
農医連携：世界の動向

はじめに

　ここに紹介するさまざまな国の農医連携に関する研究，教育および普及については，一定の定義の元に選択していない．農業と環境と医療，または食品と環境と健康に関連するさまざまな活動を紹介する．したがって，一部は農や医，ときには環境と農や医などそれぞれ偏っている項目もある．これは，農医連携の定義について次のように考えているからである．

　農医連携の定義は何かと問われた場合，その回答を持っていない．「第1章 序論」の「農医連携の定義」で書いたように，農医連携はこれだなどと早急に提起をする必要はないと考えているからである．農は食料であったり心の縁であったり，医は健康であったり心の癒しであったり，農と医を司る環境は，土壌や水資源の保全であったり，風景の創作であったりする．農にしろ医にしろ環境にしろ，解釈と定義はそれぞれの専門家や時代や場面でさまざま異なるからである．

国際窒素イニシアチブ (International Nitrogen Initiative)

対流圏に大量に存在する78％の窒素が，ハーバー・ボッシュ法により固定されはじめて100年の歳月が経過した．100年前には地球上に固定される窒素は，自然界における窒素固定や稲妻などであったため，年間約90〜140Tg（T=10^{12}）であった．今では年間およそ270Tg もの窒素が，自然界の窒素固定のほかに，肥料製造，石油の燃焼などを通して地球上に固定されている．この値は年々増加の一途をたどっている．

窒素元素はプラス5からマイナス3までの荷電を持つので，自然界でさまざまな形態変化をする．その結果，窒素は土壌，大気，水，作物，食料を経由して地球上のいたる所で循環している．そのため過剰な窒素は，地下水の硝酸汚染，酸性雨の原因，湖沼などの富栄養化現象を起こす．さらに大気中では，オゾン層破壊の一因になるうえ温室効果ガスとしても作用する．

この窒素循環は地球規模で変動している．そのため，過剰窒素は環境汚染や地球規模の変動のみならず人間の健康にも影響を及ぼしはじめた．大気や水が運ぶ過剰な窒素は，呼吸の病気，心臓病，および各種の癌に関係している．また過剰な窒素は，アレルギーを引き起こす花粉を増産させている．さらに，肥満の蔓延という問題にも直面している．一方では，西ナイルウイルス，マラリアおよびコレラなど各種の病原菌媒介病の活動に影響を及ぼす可能性がある．

この地球規模および人間環境での窒素負荷に対し，窒素の適正な管理をめざし，3年に一度国際会議が開催されている．1998年の第1回（オランダ），2001年の第2回（米国），2004年の第3回（中国），2007年の第4回（ブラジル）に引き続いて，2010年はインドで第5回が開催された．詳細はホームページを参照されたい．

第5回のテーマは「持続的発展に向けた活性窒素の管理―科学・技術・政策―」で，次の六つのセッションにわたり，オープニング講演・研究発表・討論・総合討論が12月3日から7日にかけて行われた．内容は「食料保障」「エネルギー安全保障」「健康と環境破壊」「生態系保全と生物多様性」「気候

変動」「統合知」に関するものである.

　なお，第3回の会議の最終日には，窒素負荷軽減と食料・エネルギー生産向上を両立させるための行動計画である「窒素管理のための南京宣言」が採択され，国連環境計画（UNEP）に手渡された．今回の会議の情報は，http://n2010.org/ から，この会議の母胎である「国際窒素イニシアチブ（INI）」の情報は，http://www.initrogen.org/ から見ることができる．

　筆者は，第3回INIの副会長で「窒素管理のための南京宣言」の採択と，この宣言を国連環境計画（UNEP）に提出する行動に携わった．また，第5回の「気候変動」セッションのオープニングで「大気変動に及ぼす亜酸化窒素の影響と施肥土壌から発生する亜酸化窒素の制御技術：Effect of Nitrous Oxide on Atmospheric Environmental Changes and Strategies for Reducing Nitrous Oxide Emissions from Fertilized Soils」と題した講演を行った．

参考資料

International Nitrogen Initiative ホームページ：http://www.initrogen.org/
北里大学ホームページ：http://www.kitasato-u.ac.jp/daigaku/noui/newsletter/noui_no58.html
北里大学学長室通信：「情報：農と環境と医療58号」，11-13（2010）
5th International Nitrogen Conference 2010ホームページ：http://n2010.org/

地球圏－生物圏国際協同研究計画（IGBP）／地球変動と健康プロジェクト（GEC & HH）

　International Geosphere-Biosphere Program：IGBPは，国際科学会議（International Council for Science）が1986年に実施を決定し，1990年から開始した複合・学際的な国際協同研究である．この研究は，全地球システムを解明し，百年後の地球を予測するという壮大な研究目的を持つ．IGBP第1期は2003年に終了し，2004年より第2期の活動が10年間の予定で開始されている．

大気圏，水圏，地圏及び生物圏に関係する科学者が，分野と国境をまたがってネットワークを作り，地球規模のスケールで協同して研究に取り組んでいるものである．この IGBP は地球環境変動に関する他の研究計画との連携強化を目指している．その組織のなかに，ESSP（Earth System Science Partnership：地球システム科学パートナーシップ）がある．ESSP の活動の一つに共同プロジェクトがある．そのプロジェクトの一つに，GEC & HH（Global Environmental Change and Human Health）がある．

参考資料

小川利紘・及川武久・陽 捷行編著：地球変動研究の最前線を訪ねる（ASAHI ECO BOOKS No.26），清水弘文堂書房（2010）

国際土壌科学会議：土壌と安全食品と健康

1924年に設立された国際土壌科学会議は，第18回目の国際会議を2006年7月9日から7日間，アメリカのフィラデルフィアで開催した．土壌科学会議は次の4部門から構成されている．1) Soil in Space and Time, 2) Properties and Processes, 3) Soil Use and Management, 4) The Role of Soils in Sustaining Society and Environment.

4番目の部門は5分野からなる．このうち，4-2) Soils, Food Security and Human Health がここで紹介する分野である．この4番目の部門は，3人の演者を立て「土壌と健康」と題するシンポジウムを開催した．またこの4-2)分野は，「食物と健康の栄養分に影響する土壌の質」と題したポスターシンポジウムを開催した．詳細はホームページでみることができる．

演題1：Science for Health and Well Being（健康と幸福のための科学）
演題2：From Aspergillus to Timbuktu: African Dust, Coral Reefs and Human Health（遠くまで運ばれるカビ：アフリカのダスト，珊瑚礁および人の健康）

演題3：Soil & Geomedicine（土壌と地質医学）
ポスターシンポジウムの課題は「食物と健康の栄養分に影響する土壌の質」であった．

参考資料
北里大学ホームページ：http://www.kitasato-u.ac.jp/daigaku/noui/newsletter/noui_no15.html
北里大学学長室通信：「情報：農と環境と医療 15号」, 1-6（2006）
18th World Congress of Soil Science ホームページ：http://www.colostate.edu/programs/IUSS/18wcss/

オランダ：ワーヘニンゲン大学およびワーヘニンゲン食品科学センター

　オランダにあるワーヘニンゲン大学は，1998年にワーヘニンゲン農業専門大学（Wageningen Agricultural University）とオランダ国立農業関連機関とを統合して，WUR（Wageningen University & Research Centre）に再編された．さらにWURは，Van Hall Larenstein応用科学大学と統合し教育・研究領域を拡大した．

　ワーヘニンゲン大学には植物科学（Plant Sciences），動物科学（Animal Sciences），環境科学（Environmental Sciences），農工・食品科学（Agrotechnology & Food Sciences），社会科学（Social Sciences）の五つの専門領域があり，Van Hall Larenstein応用科学大学には，農村環境管理（Rural and Environmental Management），畜産管理（Animal Husbandry and Management），商業管理（Business and Management）の三つの応用科学領域がある．またワーヘニンゲン大学院（WGS）には七つのコースがあり，農医連携に関する分野に，栄養学・食品工学・農業生命工学・健康部門（VLAG）がある．

VLAGはオランダ語の「Voeding Levensmiddelentechnologie, Agrobiotechnologie en Gezondheid」(Feeding Food Technology, Agrobiotechnology and the Health)の頭文字で，四つの大学と五つの調査機構で構成されている．将来に向けて食品工学の技術分野を革新するために，栄養学と健康という異分野の交流を促進させるための機関である．

　一方，1997年に設立されたワーヘニンゲン食品科学センター(Wageningen Center for Food Sciences)は，この10年間「食と栄養学の先端機関」であり続けている．その研究内容は，栄養学と健康(Nutrition & Health)，構造と機能性(Structure & Functionality)，微生物機能性と安全(Microbial Functionality & Safety)の3分野から構成されている．

　栄養素と健康の分野では，血管合併症を含む肥満，メタボリック症候群と胃腸の関門機能や炎症との関係に焦点をあてた研究や，赤身肉と大腸癌の関係，発酵食品と消化されにくい炭水化物の保護機能の研究などに取り組んでいる．また，構造と機能性の分野では，必要な栄養素(低脂肪，低炭水化物，減塩，高タンパク)を備えた食べ物を開発するための研究，微生物機能性と安全の分野では，食品の安全性制御への新しいアプローチに焦点をあてた研究に取り組んでいる．

参考資料

ESPホームページ：http://www.graduateschool-eps.info/

北里大学ホームページ：http://www.kitasato-u.ac.jp/daigaku/noui/newsletter/noui_no54.html

北里大学学長室通信：「情報：農と環境と医療 54号」，10-12 (2010)

VLAGホームページ：http://www.vlaggraduateschool.nl/particip.htm, Voeding Levensmiddelentechno logie, Agrobiotech-nologie en Gezondheid (Feeding Food Technology, Agrobiotechnology and the Health

WURホームページ：http://www.wur.nl/uk/, Wageningen University & Research Centre

WCFSホームページ：http://www.wcfs.nl/webdb/wcfs_home.html

オランダ:国立公衆健康環境研究所(RIVM)

　RIVM はオランダ語の「Rijksinstituut voor Volksgezondheid en Milieu: National Institute for Public Health and the Environment」の頭文字の略で,公衆衛生と栄養と環境保全分野の専門的な知識を総合化する国立の研究所である.主にオランダ政府のための機関で,とくに福利厚生と運動,住居と空間計画と環境,農業と自然と食料品質管理の三つの省庁の指示で,政策と社会的関連の問題を取り扱っている世界の動向を認識したうえでの国家組織である.

　健康リスクと環境問題は本来国境を越えたものであるから,健康と環境からの脅威が効果的に減少するのであれば,人種を超えた協調が必要である.RIVM は専門知識と調査結果を共有することで,公共医療と環境に関連する国際的取り組みに協力している.

　RIVM の専門家と調査研究員は共同研究プロジェクトに従事し,アドバイザーや専門家として参加している.RIVM は WHO(世界保健機関),FAO(国際連合食糧農業機関),UNEP(国連環境計画),IAEA(国際原子力機関)のような国連の専門機関と親密な関係がある.もちろんその調査・監視・モデル化・危機評価の結果は,公共医療・食料の安全性・環境に関する政策を支えるために生かされている.約1500人以上が働いていて,大きく四つの部門に分けられる.

　○オランダ感染症制御センター(Centre for Infectious Disease Control Netherlands:CID)
　○公共医療・医療サービス部門(Public Health and Health Services Division)
　○栄養・薬・消費者安全部門(Nutrition,Medicines and Consumer Safety Division)
　○環境安全部門(Environment and Safety Division)

参考資料

北里大学ホームページ:http://www.kitasato-u.ac.jp/daigaku/noui/newsletter/noui_

no54.html
北里大学学長室通信:「情報:農と環境と医療 54号」, 12-13 (2010)
RIVM ホームページ:http://www.rivm.nl/en/, Rijksinstituut voor Volksgezondheid en Milieu:National Institute for Public Health and the Environment
RIVM 紹介パンフレット

コペンハーゲン大学

コペンハーゲン大学(Copenhagen University)は,デンマーク薬学大学,ロイヤル獣医・農業大学およびコペンハーゲン大学が2007年1月1日に統合され,北欧で最も大きい大学になった.研究の環境と科学的アプローチの多様性がこの大学の際だった特色であり,強みでもある.この大学には次の8学部がある.

健康科学部(Faculty of Health Science),人文科学部(Faculty of Humanities),法学部(Faculty of Law),生命科学部(Faculty of Life Science),薬学部(Faculty of Pharmaceutical Sciences),理学部(Faculty of Science),社会科学部(Faculty of Social Science),神学部(Faculty of Theology).

健康科学部は,北欧で最も大きい動物研究所を所蔵している.この学部は,国内外の研究グループのすべての教育とサービスのために,以下のような中核となる機関や研究室を監督している.遺伝子導入マウス・分子画像・実験動物の体全体へのX線照射・ガンマセル装置を含む実験医学科での実験的手術・行動障害・生物静力学・機能ゲノム研究のWilhelm Johannsenセンターでの生物情報工学・3D研究室・Rodent Metabolic Phenotypingセンター.

生命科学部には,長い伝統があり立派な研究が行われている.しかし,国際社会と歩調を合わせて新しい専門的な研究を探求する必要性を理解する分野でもある.ここでは,伝統的食物・農業・獣医科学分野が,ナノ技術・植物バイオ技術・再生産技術・生体臨床医学・化学療法学などの新しい分野や,生物情報学のような課題にまたがる分野や,さらには生命倫理・動物生態調

査などの分野，とくに倫理的指向性のある分野と連動している．

参考資料
コペンハーゲン大学ホームページ：http://research.ku.dk/
北里大学ホームページ：http://www.kitasato-u.ac.jp/daigaku/noui/newsletter/noui_no54.html
北里大学学長室通信：「情報：農と環境と医療 54号」，13-14（2010）

メリーランド大学

　農医連携（Agromedicine）とは，医学と農学の専門家が農家，農業者および消費者の健康と安全を促進するために協力・連携する分野である．メリーランドの農医連携プログラムは，環境汚染にさらされている農業者以外の住民をも対象にしている．このプログラムは，広く農薬に焦点をあて，健康管理を専門にワークショップや教育活動を行っている．またメリーランド大学を本拠として，農薬教育や評価プログラムなどの教育を行っている．協力団体は，郡や地域の普及教育者，学内普及専門家，医学・看護学の専門家，メリーランド毒物センター，メリーランド・デラウエア州地域健康教育センター（AHEC）およびメリーランド州農政部である．

　メリーランド農医連携プログラムは，保健医療従事者や他の専門家にセミナーや教材を提供する．テーマは用語の定義，関連する法律や規則の簡単な批評，農薬の使用と汚染のパターン，農薬の潜在的な健康への影響，現在の農薬に関連する健康への概念や問題，汚染の歴史，農薬に関連した病気の診断と治療などである．セミナー参加者には，医療従事者のための農薬原論と農薬汚染の認識・管理に関する2冊のマニュアル本が提供される．現在のセミナーは看護学校，衛生学者，移民や季節労働者の治療をする医者のために提供されている．有害物質疾病登録機関（ATSDR）では，環境医学におけるケーススタディを扱っている．

参考資料

北里大学ホームページ：http://www.kitasato-u.ac.jp/daigaku/noui/newsletter/noui_no55.html

北里大学学長室通信：「情報：農と環境と医療 55号」，7-8（2010）

Maryland Agromedicine Program ホームページ：http://pesticide.umd.edu/hcp/hpcoverview.html

サウスカロライナ医科大学

　農医連携プログラム（AP）は，サウスカロライナ医科大学（MUSC）の医における公衆衛生・公共サービス科の課題のひとつである．このプログラムは，1984年の Clemson 大学との連携に始まる．農業従事者や消費者である国民の健康と安全を改善するために，医学と農業を連携する革新的なアプローチとして，1986年に WK ケロッグ財団によって創出された．国家的に新しい指導的なものと認識されている．AP には，公共サービス・教育・調査の三つの分野がある．

　○公共サービス：AP はサウスカロライナ州の46地区のすべてにわたる．Clemson 大学の協同拡張サービスと通常サービスプログラム機関は，日常的にクライアントを援助するための AP を紹介する．AP の教師とスタッフは，保健医療の専門家や一般の人に年間300件の相談を提供している．相談の範囲は，電話での問い合わせ，綿密な文献レビューの調査，全国的な専門家との協議，適切な機関や保健医療サービス提供者の紹介などさまざまである．農薬による農業現場や住居汚染が，相談件数の半分を超えている．ほかには，節足動物や蜘蛛の刺傷，食品の安全性，水質などの相談も頻繁にある．AP は専門の文献，雑誌・新聞などのライブラリーであり，支援協議委員会に基づいてコンピュータ化された文献データベースの役目も果たしている．

　○教育：AP は州全体の数千人に年間約50回の講義を提供している．講義

内容の約60％は，農業者，農業関連産業従事者および市民団体向けである．残りの講義は，病院や医療専門家向け，サウスカロライナ医科大学の医療者や学生向けである．また，サウスカロライナ州全体の家庭プログラムの七つの教育サイトで，住民向けに配信される．サウスカロライナ医科大学では，医学生は1カ月選択科目としてAPを取得する．家庭医学を学ぶ住民は，労働環境プログラムで提供される必須の講義の一部として農医連携の訓練を受ける．講義に加えてAPに関わる教授とスタッフは，講義に加えてパンフレットやビデオテープ，医師のための自己学習論文，コンピュータ支援教育構成単位を含む数年にわたる広範囲な教材開発などを行った．またAPは，出版物を通じた教育も行っている．

○農医連携のニュースレター：Agromedicine Program Update が毎月発行され，州全体の農業と医療の専門家に配布されている．ニュースレターは農医連携に関する継続的な教育を提供し，APでの現在の開発に関する最新の情報を読者に提供している．ほかに，診断と管理に対する農業従事者のガイド（AG-MED：The Rural Practitioner's Guide to Agromedicine, Diagnosis and Management at Glance）を発刊している．

○調査：公共サービス相談を通して行われる個々の事情に即した調査に加えて，APは農医連携に関する調査を行っている．たとえば，農薬汚染に関する疫学的研究やダニ媒介疾患，農民の死亡率パターン，農薬汚染に対する防護服，田舎の子どもや農家の家族のストレスによる騒音性難聴などを含む数年に及ぶ調査活動がある．調査結果は教育プログラムに組み込まれ，農業従事者や医療従事者に共有される．

参考資料

北里大学ホームページ：http://www.kitasato-u.ac.jp/daigaku/noui/newsletter/noui_no55.html
北里大学学長室通信：「情報：農と環境と医療 55号」，8-10（2010）
サウスカロライナ医科大学ホームページ：http://www.musc.edu/

サスカチュワン大学

　農業関係者のための健康と安全センター（CCSHA）は，カナダ・サスカチュワン大学が管理・調整している機関である．ウェブサイトによると，CCSHAの将来展望は「農業地域の人びとの健康に関する世界規模のリーダーシップを取ること」であり，「農業・農村地域・遠隔地に住む人びとの健康と幸福を増進するための研究の実施とその振興」を使命としている．

　CCSHA は大学卒業生を対象に，The Public Health and the Agricultural Rural Ecosystem（PHARE）を教育プログラムの一環として実施している．PHARE の目的は以下のとおり．

　○カナダ全土の人口動態と，技術の変化に対応する能力を最大限に引き出し，カナダ国内の農村地域において，健康・安全・持続可能性のある生活様式に直面する住民の課題に取り組み，

　○農業と健康に関連する分野について，カナダの農村地域の利用可能な資源を国内・国際的に活用する能力を構築し，

　○農業および農村地域の課題に焦点を絞り，農業・農村地域の全体像を個別の研究分野に反映させ，将来の研究者を訓練できる不可欠な人材を大量に育成する．

　PHARE のパンフレットから，重要と思われる項目を以下に抜粋する．

　○農村地域の健康および生態系専門家の必要性

　　農村地域のコミュニティーには，新しい問題に対応する知識と専門性を兼ね備え，一般の人びとに情報を伝達し，州政府の政策立案を補佐する人材が求められている．

　○ PHARE プログラムは修士・博士・ポスドクの各レベルに応じて，奨学金を授与している．全対象者は公衆衛生と農業・農村生態系に関する講義を受講しなければならない．講義はサスカチュワン大学を拠点に実施され，他大学からウェブサイト経由でも受講できる．PHARE プログラムの基準を満たした場合，受講生は公衆衛生・農業・農村生態系の卒業証書を授与される．

ウェブサイトより,研究テーマの一部を紹介する.
例1 区分:博士課程,研究の領域:運動生理学・公衆衛生学,研究年:
  2010-2012
  課題:サスカチュワン州幼年指導センターにおける身体活動と健康食
  に関する研究
例2 区分:博士課程,研究の領域:公衆衛生学・環境・持続可能性,研究
  年:2010-2012
  課題:サスカチュワン州における健康かつ安全な季節的農業活動に関
  する社会環境決定要因
例3 区分:博士課程,研究領域:看護学,研究年:2009-2012
  課題:オンタリオ州の農村地域および遠隔地における持続可能な緊急
  健康管理

参考資料

CCSHA ホームページ:http://www.cchsa-ccssma.usask.ca/aboutus/index.php
北里大学ホームページ:http://www.kitasato-u.ac.jp/daigaku/noui/newsletter/noui_no64.htm
北里大学学長室通信:「情報:農と環境と医療 64号」,7-8(2011)
PHAR ホームページ:http://www.cchsa-ccssma.usask.ca/trainingprograms/phare.php#a_masters

イギリス:リーバーヒューム農医連携研究センター(LCIRAH)

　LCIRAH(Leverhulmue Centre for Integrative Research on Agriculture and Health:リーバーヒューム農医連携研究センター)はリーバーヒューム・トラスト(The Leverhulme Trust)から5年間で350万ポンドの交付金を授与され,新しく設立された研究機関である.当機関は,農業・健康分野の統合研

究に役立つ共通の学際的な基盤となるソフトまたはハードの環境を新しく構築することであり，国際的な発展にその焦点を絞っている．

本センターにより，ロンドン衛生熱帯医学大学院（London School of Hygiene and Tropical Medicine），東洋アフリカ研究学院（School of Oriental and African Studies），ロンドン大学薬学校（School of Pharmacy），王立獣医大学（Royal Veterinary College）および各校の研究者仲間が共同で，農業と健康に関する統合的研究に向けての統一的な研究アプローチと方法論を開発できる．2050年に90億人に達する人びとに健全な食糧供給をするという必要性のある，複雑な地球規模の課題に善処することが本センターのめざすところである．人類学者，経済学者，農学者，公衆衛生専門職および栄養学者が関与する研究プログラムにより，以下の項目を網羅した農業・健康のテーマが探求されることになる．

貧困と開発／食生活およびグローバリゼーションと食品の品質／持続可能性，環境および気候変動／農業，健康，食品流通および人獣共通の感染症／農業と健康の指標．

なお，当センターは2011年1月，英国科学庁（The Government Office for Science）の「地球規模の食糧・農業に関する将来展望プロジェクト」に基づき，『WP1：農業と健康の関連性理解とその改善』と題する全96ページの報告書を発行している．

参考資料

北里大学ホームページ：http://www.kitasato-u.ac.jp/daigaku/noui/newsletter/noui_no64.htm

北里大学学長室通信：「情報：農と環境と医療 64号」，8-9（2010）

LCIRAH ホームページ：http://www.lcirah.ac.uk/

報告書「WP1：農業と健康の関連性理解とその改善」掲載先 URL：http://www.lcirah.ac.uk/_assets/Foresight%20Report%20Agriculture%20and%20Health%20review.PDF

タイ：チャオ・プラヤー・アパイブベ郡立病院

　タイの地方医療センターとして1941年に設立され，当時は国内に19ある病院のひとつであった．当初はプラチンブリ県の病院として，とくに病院名はなかったが，1966年にチャオ・プラヤー・アパイブベ（本名：シュム・アパイフォン閣下）が病棟を設立し，これに因んで病院名がつけられた．病院の敷地内には，タイの伝統的医療博物館がある．

　ここでは，タイ特有の「文化的・伝統的」医療法であるハーブ治療法が1983年から推進されている．世界保健機関（WHO）とタイ国衛生省からの支援を受け，一次医療インフラ設備が開発されている．またハーブなどの品質は，化学肥料を使用しない13軒の農家と契約し，タイの有機農業認証機関（ACT）のもとで厳重に管理されている，農医連携に相応しい病院である．治療には，漢方薬，マッサージ，ハーブ，オイルなどが活用される．マッサージ技術を習得するための学校も併設されている．詳しくは，「第6章　代替医療と代替農業」の「代替農業と代替医療の連携の実践：タイの例」で紹介する．

参考資料

北里大学ホームページ：http://www.kitasato-u.ac.jp/daigaku/noui/newsletter/noui_no57.html

北里大学学長室通信「情報：農と環境と医療 57号」，16-17（2010）

・・

－言葉の散策：環　境－

　中国吉林省の化学工場で2005年11月13日に起こった爆発事故で，近くを流れる松花江に流れ込んだベンゼンやニトロベンゼンなどの有毒物質は，24日には黒竜江省ハルビン市の水源に到達した．さらに，12月22日にはロシア極東のアムール川流域で最大の都市ハバロフスクにまで到達した．ハバロフスク地方政府は，ニトロベンゼンによる汚染値はロシアが定める基準の範囲内としているが，市民の間では不安が広がった．

中国広東省北部の韶関市を流れる北江には，イタイイタイ病の原因とされる猛毒のカドミウムを含んだ工場廃水が流入した．同省が流域都市の住民に北江の水の飲用禁止を通知するなど，深刻な汚染が発生した．

中国は長江の支流，南部の湖南省を流れる湘江に工場からカドミウムが流入し，流域住民にイタイイタイ病に似た症状が起きている．住民の具体的な健康被害が報じられるのは異例である．2006年1月13日の朝日新聞によれば，湘江の河川工事が原因で11月4日，沿岸にある精錬工場からカドミウムを含む排水が大量に流れ出た．流域の一部で基準の22〜40倍のカドミウムが検出されたという．地元の湘潭市当局によると，流域には体の痛みを訴える住民が現れており，全身56カ所を骨折し死亡した住民もいた．全身の骨がもろくなる骨軟化症や腎臓障害を引き起こすイタイイタイ病の症状とみられる．

経済発展の裏面で，こうした環境破壊が，漢字のお膝元中国で深刻な社会問題になっている．そこで，「環境」という漢字の由来を興膳 宏氏の「漢字コトバ散策」から引用してみよう．

「環境」の「環」は，「たまき」という和訓があり，玉（ぎょく）で作った円環形の装飾品のこと．若者がよく腕に着けているブレスレットもその一種である．「環境」は自分を取り巻く円環を想定して，その周辺や外側を指すと思えばよい．

『新唐書』王凝（おうぎょう）伝に，こんな記事が見える．王凝が長江下流地域の行政監督官となったとき，周囲には盗賊が出没して，治安が悪かった．その状況が，「時に江南の環境は盗区と為る」と書かれている．この「環境」は，今の言葉でいえば，周辺である．

また『元史』には，余闕（よけつ）という高官が，任地の周辺が賊軍に包囲されて身動きのとれない状態にあったことから「環境に堡寨（とりで）を築き」，防備を固めて治安を維持しながら，その内側で農耕に取り組む持久戦術を取ったことが記されている．この場合の「環境」も周囲の地域一帯を指している．

この「環境」が，エンバイロンメントの訳語として採用された．中国語でも，日本語経由で，「環境」を同じ意味に用いている．ところで，「環境」の古

い字義による用例は，辞書にはたいてい上記の二つが挙げられるが，それ以外の例となると，あれこれと探してみても，なかなか見つからない．つまり，それほど使用頻度の多い語ではなかった．ヨーロッパ語のエンバイロンメントも近代に生まれた概念らしいが，その訳語に「環境」を当てた人の着眼はみごとだ．

　中国での環境破壊の教訓としていえるのは，人が何かの行動を起こすとき，自分を中心にした円環をどこまで広げてものごとを考えられるかということだろう．「環」の内側に，自分の企業や地域や国を置くだけでなく，隣国や東アジア，さらには全世界にまでその輪を拡張できるかどうか．いわゆる環境問題の原点はそこに尽きる．

参考資料

興膳　宏：日経新聞，漢字コトバ散策，環境，2005年12月18日

・・・

－コラム：仁和寺にある法師－

　農と医を連携する教育や研究の遂行を目指して，6年の歳月が経過した．この間，毎月または隔月に1回「情報：農と環境と医療」を発刊し67号に達した．また，北里大学農医連携シンポジウムを8回開催し，その成果を「北里大学農医連携学術叢書」と題し，養賢堂からすでに10冊刊行してきた．この「農医連携論」は11冊目に当たる．ほかにも，学内外へ向けて農医連携の教育・研究・啓蒙・普及に努力している．

　たとえば，相模原市と協力した事業やシンポジウムを展開しており，その成果は農水省の「農業白書」にも紹介されている．しかし，限られた人材と時間と予算で行っている農医連携の構築において，常に頭をよぎるのは，吉田兼好の「徒然草」の第52段にある「仁和寺にある法師」の話である．有名な石清水に一度も参拝したことがない法師が，思い立って一人で出かけた．麓にある末寺末社を拝んで，よいお参りができたと帰ってしまったという話である．

それにしても法師は，あのときに参拝の人たちが皆，山に登って行くのが気になっていた．山の上で何事かがあったのか．気にはなったが，神へ参るのが目的なのだと思い，山上までは行かなかった．実は，石清水は山の上にあったのである．

　結論はこうだ．入り口だけ眺め，ものの本質を捕まえることを忘れるな．「先達はあらまほしきことなり」，つまり「案内者は持ちたいものだ」と言っているのである．原文は以下のとおりである．

　「仁和寺に，ある法師，年よるまで石清水を拝まざりければ，心憂く覺えて，ある時思ひたちて，たゞ一人かちより詣でけり．極樂寺，高良などを拝みて，かばかりと心得て歸りにけり．さて傍の人に逢ひて，年ごろ思ひつる事果たし侍りぬ．聞きしにも過ぎて尊くこそおはしけれ．そも参りたる人ごとに山へのぼりしは，何事かありけむ，ゆかしかりしかど，神へまゐるこそ本意なれと思ひて，山までは見ず．とぞいひける．すこしの事にも先達はあらまほしきことなり．」

　まことに心許ないことであるが，農医連携の教育や研究には「先達」がいない．しかし，「先達」は過去の識者や知恵だけではあるまい．辛口の評論，理路整然とした痛烈な批判，慇懃無礼な評価，これらすべてが「先達」の声の裏返しと思えばよい．いかに「先達」がいないとはいえ，農医連携の教育と研究の遂行を断念することはできないと，中国の古典「菜根譚」の一節を思い起こしながら自分に言い聞かせる．

　舎己毋処其疑，処其疑，即所舎之志多愧矣：己を舎（す）ててはその疑いに処することなかれ，その疑いに処すれば，すなわち舎つるところの志，多くは愧ず．

　農医連携の科学を遂行するにあたり，忌憚のない批判・意見・評価・発想をお聞かせいただきたいものである．「仁和寺にある法師」にだけはなりたくない．

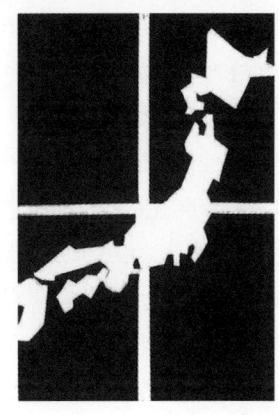

第5章
農医連携：日本の動向

はじめに

ここに紹介するわが国の農医連携に関する研究，教育および普及については，「第4章　農医連携：世界の動向」のはじめに紹介したように，一定の定義をもとにして選んではいない．そこには，農業と環境と医療，または食品と環境と健康などさまざまな活動が含まれている．なかには，萌芽の前身のような素材もある．

北里大学：農医連携

北里大学では，新たな学域として平成17（2005）年に「農医連携」という概念を立ち上げ，それに関わる教育・研究・普及活動を続けている．これまで，北里大学学長室通信「情報：農と環境と医療　1号〜67号（冊子とホームページ）」，「北里大学農医連携シンポジウム　第1回〜第8回（ホームページにオンデマンド掲載）」および「北里大学農医連携学術叢書　第1号〜第11号（養賢堂出版）」などの情報を発信している．

一方，平成19（2007）年4月に迎えた学生から「農医連携」に関わる教育も

開始した．医学部の1年生を対象に行われる「医学原論」の一部，獣医学部の1年生を対象に行われる「獣医学入門Ⅰ」「動物資源科学概論Ⅰ」および「生物環境科学概論Ⅰ」の一部で「農医連携」の講義が行われている．

　平成20（2008）年の4月からは，一般教育部の教養演習で新たに「農医連携論」が開講された．医学部，獣医学部，薬学部，医療衛生学部，生命科学研究所などの教授がこの講義を分担している．また，平成21（2009）年の後期から獣医学部動物科学科で上述した「農医連携論」が開講された．

　教育目標は，次のように設定している．「病気の予防，健康の増進，安全な食品，環境を保全する農業，癒しの農などのために，すなわち，21世紀に生きる人びとが心身ともに幸せになるために，農医連携の科学や教育の必要性は強調されてもされすぎることはない．生命科学の探究を目ざす北里大学の学生が，環境を基盤として農医連携の重要性を認識することは，きわめて重要な事項である．"農医連携"の講義では，農と医の歴史的な類似性，農医連携の重要性を主張した歴史的な人びと，農医連携の世界の動向，代替医療と代替農業，食事と体・心の健康，自然治癒力，農医連携が必要な現代的課題など，さまざまな事象を学ぶ．その結果，環境を通した農と医に関わる現実を理解し，農医連携の科学の必要性を習得することを目標としている」．

　上述した農医連携の研究・教育・普及の一部を，本書「北里大学農医連携学術叢書 第11号 農医連携論」と題して発刊した．この冊子により，環境を通した農と医の問題に対する新たな発想や示唆が生まれ，農医連携の研究と教育，さらには普及が少しでも進化することを期待している．

千葉大学：環境健康フィールド科学センター

　千葉大学の環境健康フィールド科学センターは，環境と人間との関係を東洋医学の観点と共生の概念から見直して，「総合性の重視」「cure（治療）よりcare（支援・介護）」「心身一如」の思想に基づいて，平成15年4月に開設された．

　この目的を達成するために，千葉大学に環境健康総合科学部門と都市環境園芸学部門を設けて，学内の医学，薬学，教育学，看護学，園芸学，工学な

どの分野の教員が学際的に結集して,社会や産業と強く連携することにより,センターの理念と目標に即した教育と研究と実践活動を推進すると宣言している.

すなわち,人間に軸足を置いた分野（医学,薬学,教育学,看護学,環境デザイン工学,社会学,心理学等）と植物に軸足を置いた分野（園芸学,緑地植物学,薬草栽培学,植物工学等）の教育研究者が,「人間と環境植物・生産植物との共生」という共通軸と共通理解を基盤として,環境健康科学と都市環境園芸学を融合発展させた「環境健康フィールド科学」を創成し,また環境健康フィールド科学の発展のための人材を養成する.

このセンターでは,東洋医学的な心身一如の精神を活かした環境健康医学・教育を緑に囲まれた環境の中で発展させると同時に,心から安心できる園芸食物,また心が安らぐ環境植物を,都市において省資源的,環境保全的,省合成肥料・省農薬的,共生的に生産する研究を推進する.さらに,これら生産物と環境が有する,物質循環,資源再生,景観形成,開放感,達成感,生きがい創造などの多面的機能を活かした快適健康都市システムの構築を,「心と環境の時代」と云われる21世紀社会の要請として,実現する.

実践の場としては,(1)高齢化,病める人びとの精神的・肉体的ケア,(2)環境保全,環境ホルモンの研究,(3)理想的都市園芸の創造を計り,病的老化を防ぎ,健康に「生きがい」のある生活を追求する場を提供する.環境健康総合科学部門と都市環境園芸学部門の2部門から成り立っている.

千葉大学環境健康フィールド科学センターの理念・課題・組織

　理念： 1. 次世代をになう子供たちを健やかにはぐくみ,高齢者および弱者をいつくしみ,また身近な共生生態系をいとおしむ心を育てるのに適した都市環境を創造する.

　　　　 2. 東洋思想的心身一如の総合的立場から,健康,福祉,介護,教育,生産に関する共生型システムを,自治体,民間団体,他教育研究機関と協力して,社会および産業の中に創造する.

　　　　 3. 都市圏共生生態系とその構成員が有する生命力,自然治癒力ならびに創造力を活した生物生産,物質循環,省資源,環境保全,

文化創造，成長の仕組みを創造する．
4．地域・産業との実践的交流を通じて得られた教育研究成果を体系化し，また研究者と実践指導者を養成する．
5．環境健康総合科学と都市環境園芸学が融合した，環境健康フィールド科学を創成し，国内的また国際的に中心となる教育研究センターとする．

課題（環境健康総合科学部門）
1．東洋医学的な心身一如治療・介護における植物・自然とのふれあい効果の導入
2．環境の多面的機能を活かした環境健康予防医学，環境教育，園芸環境療法，環境政策
3．医薬健康資源植物の増殖・生産・育成，分析，活用ならびに保存
4．介護・リハビリ，生物資源・自然エネルギー利用，雨水・排水循環，環境保全などの施設・設備のユニバーサル・デザイン

課題（都市環境園芸学部門）
1．環境を豊かにし，心身を健康にする環境権高機能植物の増殖，生産および育成
2．生産作業者の生きがい創出と健康増進を重視した健康機能植物の生産・管理
3．健康機能植物生産および緑化都市生活における省資源，資源循環ならびに環境保全
4．先端的技術を取り入れた都市型環境園芸システムおよび植物品種の開発

組織：このセンターは，運営委員会，センター長1名，副センター長2名，環境健康総合科学部門または都市環境園芸学部門に属する専任教員15名，事務部，技術部からなる．ほかに，センター専任教員との共同研究のために，千葉大学教員が兼務教員（平成15年中に30名以上を予定）となるほか，自治体組織，民間組織などからの共同研究員

が加わる予定である．寄附講座の新設も検討中である．なお，このセンターの本部が所在する千葉県柏市柏の葉地区（16.7ha）のほかに，静岡県賀茂郡東伊豆町熱川には海浜環境園芸農場（4.8ha）が所在し，また群馬県沼田市下川田町には森林環境園芸農場（7.1ha）が所在する．

島根大学：医工農連携プロジェクト－健康長寿社会を創出するための医工農連携プロジェクト－

－新たな人体解析システムの確立と地域に根ざした機能性食品の開発－

　農医連携を目指している北里大学とは異なり，島根大学は医工農連携を目指している．島根大学では，医工農が連携して健康長寿社会の構築をめざしたプロジェクトを行った．その報告書によれば，以下の研究が行われている．

1）健康成分としての非タンパク質性のアミノ酸の一種であるγ・アミノ酪酸について．
2）西条柿，朝鮮人参，ヒノキの機能性成分の分析ならびに健康への貢献．
3）ヒトおよびマウス胎児・新生児期における組織形成機構の数理解析．
4）生体機能の発現・動作・発達機構の解明および生体適合材料の開発と加工に関する研究．
5）健康食品の機能性評価システムの構築．

高知大学：環食同源

　高知大学農学部では，環境保全型高付加価値食料生産システムの構築を目指して「環食同源プロジェクト研究」を行った．内容は以下の通りである．詳細は，高知大学のホームページを参照されたい（http://www.kochi-u.ac.jp/JA/kansyoku/index.htm）．

　人間を含むすべての生物にとって，食料と環境は健全なライフサイクルを維持するために不可欠な要素である．安全な食料を生産することが，同時に健全な環境を創り出すことにつながらなければ，永続的に地球環境全体を維持していくことは不可能である．

「環食同源」プロジェクト研究では,環境の維持・修復と,健全で高い付加価値を有する食料生産の両立を体系的な学問分野として捉えている.そして,「環食同源」という新しい概念に基づいた環境保全型食料生産システムの構築をめざしている.さらに構築した環境保全型食糧生産システムを持続的に実施するために,食と環境を中心とした環食教育の体系化を目指している.

大阪府立大学:生命環境科学部

大阪府立大学農学部は,平成17年度から名称を「生命環境科学部」に改正した.これまで農学が培ってきた学問を発展させ,従来の農学の概念を超えた総合的な生命環境領域の教育・研究を行うためである.とくに先端的なバイオサイエンス分野を重点化し,関連する学問領域を融合させる試みが実現した.

新しい学部の目的は,生物の多彩な生命現象の解明とその多面的な機能の利用をめざして,バイオサイエンス・バイオテクノロジー,そして生命を育む地球環境の保全と創成についての基礎教育を行い,産学官の各分野において活躍できる人材の養成にある.

生命環境科学部は,生命機能化学科,生物情報科学科,植物バイオサイエンス学科,緑地環境科学科および獣医学科からなる (http://www.bioenv.osakafu-u.ac.jp/).農医連携に関連する学科は生命機能化学科と獣医学科である.前者は,あらゆる生物を対象に化学を基盤とした生命科学に関する基礎から応用にいたる幅広い教育研究を通して生命・環境・健康を理解し,よりよい暮らしの創造をめざしている.後者は,獣医療や公衆衛生の分野に加え,食の安全,創薬,動物関連バイオテクノロジー,人獣共通感染症などの諸問題に適切に対応できる高度な獣医学教育を目ざしている.

日本学術会議の動向:生命科学,医と食,農学アカデミー

日本学術会議は,20期(2006年)から従来の7部制から3部制と体制を新たにした.これまでの学問領域は,文学,法学,経済学,理学,工学,農学

および医学の7部制に分かれていた．新しい3部制では，人文系，生命系および理工系の領域に分けられた．これまでの日本学術会議は各学会の組織を基盤とし，各学会関係の研究連絡委員会と学術会議の活動で支えられてきた．今後はこのような領域別の活動が希薄になり，分野横断的な課題別活動が中心になる．

　学術会議のこれまでの領域である「理学」と「農学」と「医学」が新しい「生命系」に変革する姿は，「農業と環境と医療」を連携させようとするこの大学の思いとも類似するところがある．知と知の分離を克服することの重要性は，強調されてもされすぎることはないが，この3部制によって連携の問題がすべて解決するものでもない．というのも，農学にしろ医学にしろ人文系と理工系の成果と思考を抜きにしては，成立しないからである．

　このような背景のもとに，日本学術会議第二部主催の公開シンポジウムが「生命を守る医と食の安心，安全」と題して開催（2010年）されている．これは，農医連携の重要性を強調するシンポジウムでもあった．高度に発展を遂げた現代の日本社会が抱える種々の問題のうち，生命を守るための基本的な問題，すなわち医の問題と食の問題に焦点を当てたものである．現在の問題点を浮き彫りにすると同時に，安心・安全なシステム構築への提言や努力について，各会の専門家による解説が行われた．

　講演題目は，「いのちを守る遺伝子」「医療の器機：安心できるシステムの課題」「新たな感染症発生への対応」「産科医療の安心，安全の保証－看護学からの提案－」「薬の安心，安全と薬学」「変わる国際環境と日本の食料・農業」「化学物質の次世代・子どもへの健康影響－食の安全を考慮して－」「生命を守る医と食の安心，安全を構築するために－小児科医の立場から－」．

　日本農学アカデミーと農学会は「農医連携の学術とホット・イシュー」と題して，シンポジウムを開催（平成22年）した．内容は「農医連携の今日的意義」「森林セラピー」「アニマルセラピー」「2010年口蹄疫の問題点」（http://www.nougaku.jp/news/file/20100710_sympo.pdf#search）．

農林水産省：食料・農業・農村白書，農医連携事業

1．食料・農業・農村白書

　農林水産省が毎年出版する「食料・農業・農村白書」の平成19年版には，新たな基本計画に基づく主要な施策と取り組んできた課題や状況が，国民の関心が高まる形で表現されている．この白書には，北里大学の農医連携に関わる事例が写真とともに紹介されている．その内容を原文のまま以下に紹介する．

2．「大学と市が連携し，薬草による農業・環境・医療への意識啓発と地域農業振興を図る取組」

　「北里大学は，農医連携の理念のもとに，神奈川県相模原市と提携して，遊休農地を活用した薬用植物園の指導を行っている．ここでは，市民向けの薬草栽培体験，講習，相談対応，シンポジウム等による薬用栽培の啓発・普及を行うほか，研究成果を応用した栽培技術や加工・流通システムの開発など，新たなビジネスモデルの創出に取り組んでいる．大学で生まれた技術や知見を応用した活動を通じ，市民の地域農業への関心や「農業・環境・医療」の連携への意識が高まり，地域農業の振興に成果が期待される」．

3．農医連携事業

　農水省経営局は2009年度の補正予算で，農業を医療や福祉に役立てる「農と医の連携促進モデル事業」を行った．農業法人などが病院給食へ農産物を提供したり，農園などを患者のリハビリテーションの場に利用する場合などに費用を助成する事業である．新たに1人以上の常時雇用者を創出することを用件にするなど，雇用の創出も狙った事業である．農水省は「農医連携」であれば，自由な発想での提案を歓迎した．1事業当たり標準で500万円，総額2億円で40事業を実施した．

　地場農産物を使った病院給食メニューの開発，農園を患者のリハビリに使

用する，などの例が挙げられている．対象となる取り組みについて，同省は「農と医の連携であれば，自由な発想で提案して欲しい」としている．

文部科学省：大学教育改革支援プログラム

1. 農医連携による動物生命科学教育の質の向上

　文部科学省の平成21年度「大学教育・学生支援推進事業大学教育推進プログラム」に応募した北里大学の「農医連携による動物生命科学教育の質の向上」が，支援プログラムに選定されている．

　このプログラムが選定された背景には，北里大学が農医連携を重点課題の一つとして取り上げ新しい視点で教育を展開しようとしていることがある．これに対して，医学部と獣医学部の間のきわめて高度な連携・協力がある．ここには，知と知の分離を克服しようとする新たな科学の萌芽が感じられる．

　このプログラムの目的は次のように表現できる．「農」は食を支えるとともに，環境保全といった多面的な機能を持ち合わせているうえに，古来，医食同源（いしょくどうげん）や身土不二（しんどふじ）などの言葉で表現されるように人の健康や医療とも切り離せないものである．

　このような視点に立てば，「農」と「医」を密接に連携させる手法を考案するべきであるが，これまで「農学」と「医学」は，それぞれの立場で独自に発展してきた歴史がある．人材養成など教育面においても例外ではない．農と医は，積極的な連携が重視されないまま今日に至っているのが現状である．

　そのため，食の安全性の喪失や人獣共通感染症の発生など現代的な問題が生じている．このことは，持続的な発展を必要とする人間社会の構築そのものにも影響が及んでいる．今ほど，農医連携による教育・研究・普及の必要性が叫ばれる時代はない．

　このプログラムの目的は，北里大学獣医学部動物資源科学科に「農医連携教育」を柱とした新しい教育課程を編成することによって，教育の質の向上を図り，次のような人材を養成をすることにある．このプログラムを推進することによって，高い倫理観および農と医の複眼的視点を身につけた，農を

中心とした幅広い領域で活躍が期待されるジェネラリスト型の人材が養成でき，そのうえで農と医の境界領域における専門基礎能力を有したスペシャリスト型の人材をも養成できる．

21世紀に生じるであろう事象が予測される環境・食と生命に係る諸課題と，それらを解決するための道筋を提起し自らの考えを提示できる力，そしてそれを実践する学生の育成をめざす．これらの目標を達成するために，(1)生命倫理観，(2)創造的思考力，(3)課題探求能力，(4)コミュニケーションスキル・情報発信力，などの向上を目指した教育を展開する．

学会関係：日本衛生学会，日本栄養改善学会，日本畜産学会

1．日本衛生学会

日本衛生学会は平成21年3月第79回日本衛生学会学術総会を開催し，メインシンポジウムに「衛生学の未来への提言」を取り上げた．その中で「農と医の連携を目ざして」と題した講演が行われた．衛生学においても，農医連携の必要性が浮上してきた．要旨は以下の通りである．

1）農と医の連携を目ざして：陽　捷行（北里大学）日衛雑（Jpn J. Hyg.）
第64巻　第2号　197p　2009年3月

著名なフランスのノーベル生理学・医学賞受賞者のアレキシス・カレルは，今から百年近くも前の1912年に，「土壌が人間生活全般の基礎なのであるから，私たちが近代的農業経済学のやり方によって崩壊させてきた土壌に再び調和をもたらす以外に，健康な世界がやってくる見込みはない．生き物はすべて土壌の肥沃度（地力）に応じて健康か不健康になる」と，語っている．なぜなら海洋からの食物を除けば，すべての食物は直接あるいは間接的に土壌から生じるからである．

人智学の創始者で有名なルドルフ・シュタイナー（オーストリア）は，百年以上も前に次のようにさらに強烈なことを指摘している．「不健康な土壌からとれた食物を食べている限り，魂は自らを肉体の牢獄から解放するため

のスタミナを欠いたままだろう」.

　ほかにも多くの賢者が，人の命と健康の基は土壌と水にあることを語っている．健全な土壌，水，大気，すなわち健全な環境資源があってはじめて，人は健康を維持することができる．北里柴三郎が若き日に書いた医道論の中にも，健康の基は環境であることが明確に示されている．すなわち，「医道の基本は未然に防ぐことである．健全な環境のもとで生産され，安全な製造過程を経た食品を食し，健康を保ち病に陥らないことが必要である」と．

　「医食同源」という言葉がある．広辞苑によれば，「病気をなおすのも食事をするのも，生命を養い健康を保つため，その本質は同じ」という意味である．人びとが積み重ねてきた生活から培われた一種の知恵であろう．この言葉が最初に見られるのは，丹波康頼（永観2年：984）によって著された最古の医書（医心方：いしんぽう）といわれる．この考え方は，中国でも古くからいわれているようであるが，日本人の造語である．

　「身土不二」という言葉もある．この言葉の語源は，古い中国の仏教書「廬山蓮宗寶鑑」（1305年）にある．本来の意味は，仏心と仏土は不二であることを示したものだそうである．この言葉は，食と風土と健康に強い関心を抱くかぎられた人たちの間で，いわば内輪の規範として用いられていたが，近年一般の人の間にも広がりつつある．土壌が人の命，命は土壌，人間は土壌そのものと解釈される．広く解釈すれば，「医食同源」や「四里四方に病なし」や「地産地消」なる言葉もこれらの範疇に属するであろう．

　一方，21世紀の予防医学が掲げる目標には，リスク評価・管理・コミュニケーション，疾病の発生予防，健康の質の増進などの課題がある．これら医学分野における課題と，農学が環境を通してどのように連携できるかという現代的な問題に取り組むことは，社会の要請に応えるうえできわめて重要である．病気の予防，健康の増進，安全な食品，環境を保全する農業，癒しの農などのために，すなわち21世紀に生きる人びとが身心ともに幸せになるために，農医連携の科学，教育，普及の必要性が，上述した賢者の言葉などを待たずとも，強調されてもされ過ぎることはないであろう．

　ここでは，農学と医学の連携に関わる国内外の諸々の動向を紹介するとと

もに，これまで北里大学で行われてきた農医連携に関わる教育や普及などについて紹介することにより，「衛生学の未来への提言」としたい．

2．日本栄養改善学会

日本栄養改善学会は平成21年9月第56回日本栄養改善学会学術総会を開催し，教育講演に「環境を基とした農医連携論のすすめ」を取り上げた．栄養改善学においても，農医連携の必要性が取り上げられた．要旨は以下の通りである．

環境を基とした農医連携論のすすめ：陽　捷行（北里大学）栄養学雑誌 Vol. 67 No.5 41-42（2009）

> 土壌が人間生活全般の基礎なのであるから，
> 私たちが近代的農業経済学のやり方
> によって崩壊させてきた土壌に再び調和をもたらす以外に，
> 健康な世界がやってくる見込みはない．
> 生き物はすべて土壌の肥沃度＝地力に応じて健康か不健康になる
> 　　　－アレキシス・カレル：ノーベル生理学・医学賞受賞（1912）－

急激に発展した20世紀後半の科学技術と，その発展に付随した成長の魔力に取り憑かれたわれわれは，この世紀を全力で駆け抜けた．この間，考えられるあらゆるものを豊かに造り，内省や反省もなくその便利さを享受してきた．その結果，さまざまな環境問題と健康問題が続出した．

その様態は，カドミウムやヒ素に代表される重金属などによる点源の問題から，窒素・リンや有機水銀などによる河川や湖沼などの面源の問題を経て，二酸化炭素やメタンなどの温暖化に代表される空間の問題へと広がった．環境問題と健康問題は，点から面を経て空間にまで至った．

一方，われわれが生活を豊かにするために造り出した化学物質の中には，ヒトの生殖能力に関連し，次世代の人びとにまで影響を及ぼす可能性のある物質があることも知った．今や環境問題と健康問題の様態は，時空を超えて

しまった.

　科学技術の発展に伴って，地殻圏，土壌圏，生物圏，水圏，大気圏など地球に存在するあらゆる圏の炭素，窒素，リン，硫黄，重金属など元素の自然循環は，大幅な変調を余儀なくされた．そのうえ，人類が作り出した各種の化学物質が地球のあらゆる圏を循環しはじめた．さらに，永遠に普遍であると考えられていた土壌，水，大気，オゾン層，生物相が，変動しはじめたのである．土壌は侵食され，水は枯渇しはじめ，大気は温暖化の一途をたどり，オゾン層は破壊され続け，生物種は減少し続けている．これらのことが地球規模における主な環境問題である．この環境問題が，人の健康問題にも影響を与えているのが現在である．環境問題の解決に努力しない限り，人の健康問題はますます深刻になるであろう．

　食料を生産する生業は，環境問題と密接に関係している．人類が生きるための生業により地球環境が変動する．たとえば，水田面積の拡大や家畜数の増大に伴って，水田やウシのような反すう動物からのメタン発生量が増大し，地球の温暖化が促進される．一方，地球環境の変動は農林水産物の生産に影響が及ぶ．たとえば，温暖化が促進すれば九州のコメの品質が悪化し，青森リンゴの品質が低下し，親潮の流れが変わり三陸沖のマイワシが不漁になるといった影響が生じる．これらの相互関係，すなわち農業活動が環境に及ぼす影響，環境変動が農業生産に及ぼす影響は，地下水汚染から成層圏のオゾン層破壊にまで及ぶ．

　このような環境変動は，人間の健康にも影響を及ぼす．たとえば，土壌侵食・劣化・汚染，過剰農薬・肥料による農産物の品質や安全性の低下，温暖化によるマラリアやデング熱媒体蚊の生息域の拡大，猛暑日や熱波の増加などによる健康への影響などがその例である．

　講演では，このような現状を認識するために地球生命圏の誕生から話を進める．人類が生きていくうえで不可欠な土壌，水，大気，オゾン層，生物種が想像を絶するほどの時を経て創造されたこと，そして，今それらが急激な勢いで変動しつつあることを紹介する．

　さらに，農と健康が環境を通して密接につながっていることを，いま人類

が直面している最も重要な「鳥インフルエンザ」と「地球温暖化」を例に紹介する．そのことにより，環境を通した農と健康の連携の必要性を解説し，「農医連携の科学」の必要性を強調したい．

加えて，「農医連携の科学」を考えるうえで「土壌と健康」がいかに密接な関係にあるかを，賢人の教えや昔からの諺などを用いて紹介する．「農医連携」の考え方は，古来われわれの祖先がその必要性をすでに認知していた事象なのである．最後に，このような現状に対してわれわれは何をなすべきかを考える．

すでに第1章に記したが，「道：Tao」の哲学者老子の古代中国の聖典「道徳経」の第十一章を思い出そう．

> 三十本の輻（や）が車輪の中心に集まる．
> その何もない空間から車輪のはたらきが生まれる．
> 粘土をこねて容器ができる．
> その何もない空間から容器のはたらきが生まれる．
> ドアや窓は部屋をつくるために作られる．
> その何もない空間から部屋のはたらきが生まれる．
> これ故に，一つ一つのものとして，
> これらは有益な材料となる．
> 何もないものとして作られることによって，
> それらは有用になるもののもとになる．

これは，多様性を統一させるための根本的な原理を示している思想であろう．「農医連携の科学」の立場からこの文章を解釈すれば，「農と環境と医療」あるいは「食と土壌と健康」の連携の働きを生むには，情報，教育，研究，普及などを一つ一つの有益な材料となし，新たな部屋を構築する必要があるということであろう．多くの科学分野の協力なくしては，「農医連携の科学」は成立しない．

3．日本畜産学会

　平成23年8月に日本畜産学会第114回大会が開催され，日本学術会議共催のもとに公開シンポジウム「農医連携による新しい大学教育の展開－農学と医学の融合による魅力的な人材養成－」を取り上げられた．演題には，「農医連携ノススメ」「北里大学動物資源科学科の農医連携教育プログラム」「北里大学の農医連携教育へのエール」などが取り上げられた．畜産学の教育にも，新しく農医連携の取り組みが必要な時代が到来した．講演のなかの「農医連携ノススメ」と題した講演の要旨は，以下のとおりである．

1）農医連携ノススメ：陽　捷行（北里大学）日本畜産学第114回大会シンポジウム 1 p（2011）

　人びとの真の願いは「こころ豊かな健康」を常に維持し続けることにある．このことを否定する人はいない．科学や哲学や宗教は，なべて「こころ豊かな健康」であるための真理を求め続けている．

　では，現実の日々の生活の中で健康とは何か．世界保健機関（WHO）の「健康」の定義は，「健康とは，完全に，身体，精神，および社会的によい（安寧な）状態であることを意味し，単に病気でないとか，虚弱でないということではない」とある．ここでの精神は，英語のメンタル（mental：精神の，心的な，知的な）の訳である．

　ところが，WHOは1999年の総会で新たに「健康」の定義を次のように提案し，その内容を論議している．それには新たに，スピリチュアル（spiritual：精神的な，霊的な，知的な）と動的な（dynamic）が加わっている．すなわち「健康とは，完全に，身体，精神，霊および社会的によい（安寧な）動的な状態…」とある．この定義が決着するには，あらゆる分野の人びとによる深い論議と，それに伴う長い年月が必要だろう．

　ノーベル生理学・医学賞を受賞したアレキシス・カレルは，今から99年も前の1912年に，地球がほとんど回復できないほど病んでいることを認識していた．彼は，おおむね次のような警告をしている．土壌は人間生活全般の基

礎だから，近代的な農業経済学のやり方によってわれわれが崩壊させてきた土壌に再び調和をもたらす以外に，健康な世界がやってくる見込みはない．土壌の肥沃度（地力）に応じて，生き物はすべて健康か不健康になる．すべての食物は直接的であれ間接的であれ，土壌から生産されるからである．カレルは，農と医が環境を通して深く結びついていることを強調していた．

カレルは「文明が進歩すればするほど，文明は自然食から遠ざかる」とも言っている．いまでは，われわれが飲む毎日の水，常に呼吸する大気，種子や苗を育む土壌，日夜欠かすことのできない食品のいずれにも，何らかの化学合成物質が共存している．そのうえ，食品には加工，着色，漂白，加熱，防腐，保存のために化学合成物質が添加されている．

われわれが健康を獲得するためには，さらに生活の場，すなわち豊かな時間と空間が必要である．それが WHO の健康の定義にある「社会的：social」という言葉に表れている．生活の空間である環境が健全でない限り，われわれは健康を獲得できない．不健全な環境の中で，健康であり続けることはできないのである．

環境とは人と自然の間に成立するもので，人の見方や価値観が色濃く刻み込まれている．だから，人の文化を離れた環境というものは存在しない．となると，環境とは自然であると同時に文化であり，健康の基であり，環境を改善するとは，とりもなおさずわれわれ自身を変えることにつながる．ここで，新たに「健康」の定義に追加された「スピリチュアル」という概念が頭をもたげる．

それでは，健康についてわれわれ自身を変えるとは何であろうか．地球を含めわれわれの環境が悪化している現象の中で，健康はどうあるべきかを考え，健康のためにその環境を変えていくのが，健康と環境の関わり方であろう．「病は気から」という言葉があるように，健康にとって「スピリチュアル」という概念はきわめて重要である．

健康の基本は，病気を未然に防ぐことや自然治癒力を養うことでもある．そのためには地球を含めた健全な環境のもとに精神的にも安定した生活をし，健全に生産された食物や安全な製造過程を経た食品を食する必要がある．

健全な食物はどこから生まれるのか．それは健全な土壌以外にない．今までも，今も，そしてこれからも．

健康にかかわる定義に新たに追加された「スピリチュアル」という概念と，これまでの定義の「社会的」という概念，さらにカレルの指摘した「文明が進歩すればするほど，文明は自然食から遠ざかる」という言葉は，われわれに新たな知の獲得や研究を要求する．それは，われわれが20世紀に獲得した技術知だけではこと足りないことを意味する．われわれがこれまでの生業や技術知を通して獲得した生態知，さらには技術知と生態知を統合する統合知が必要であることを意味している．

このような視点から，人びとの健康と環境の保全，環境を通した農学と医学の連携は，21世紀が必要とするまさに新たな統合知にほかならない．農学，環境科学，医学という分離の科学を克服して，統合知の科学を獲得するための研究・教育・普及が今ほど必要とされている時代はない．このことを成功させなければ，「こころ豊かな健康と地球環境の保全」の未来はない．ここでは「農医連携ノススメ」と題して，具体的な農医連携の事例を紹介し，今後の農医連携の科学のあり方について考えていることのいくつかを紹介する．

わが国における「人と動物の関係学」

1．学会関係

人と動物との関係学は，これまで主として文化人類学の一領域に属していたが，生態人類学，民族生物学，動物学，畜産学，獣医学など他の専門領域の学徒もこの分野の研究を推進してきた．そのため，それぞれの専門領域では研究の関心や手法が異なり，研究成果の総合的な実態がつかみにくい現状にあった．1995年に東京大学の林良博教授の呼びかけで，理系と文系に散在するこの分野の研究者だけでなく，動物愛護や動物園の関係者らも加わり「ヒトと動物の関係学会」が設立された．

この学会は，研究課題の方向性を二つ設定している．動物と人の間の現実的課題をいかに解釈し，その対策を講じるかという目的指向的な方向と，動

物そのものの特性や人間自身を知り，知識を豊かにしたいという知的指向的な方向である．そのためには学際的な学術研究を必要とするが，自然科学系の研究者のみならず，社会科学系，人文科学系の研究者も参加している．また，人と動物の新しい文化を創造することも目的の一つで，作家，写真家など動物との関わりを持つ芸術分野に携わる人も参加している．

この学会の成果の一部が，最近「ヒトと動物の関係学（岩波書店）」にまとめられた．そのうち「ペットと社会」では，ペットと現代社会との関わりを明らかにし，その問題と可能性を探っている．医療と動物の視点から「アニマル・セラピー」の位置づけがなされる．保管代替医療の分類からすれば，これは精神・身体インターベンションや生物学に基づく療法に属する．

人と生物の関係は人間が属する民族や文化が深く関わっているとの認識から，2004年には「生き物文化誌学会」が設立された．この学会は「生き物」という言葉に表れているように，動物のみでなく植物や微生物のほか，ヒトのスピリチュアリティに関わる問題，たとえば人間の物語として存在してきた「化け物」まで対象を広げている．

この学会の趣意書の一部を紹介する．この学会の目的も，人と動物を含む生き物の関わりにある．

「生き物文化誌学会」は，「生き物」についてのさまざまな知見を得て，さらにそれらの「生き物」が人間文化とどのように関わっているのか，その物語を調べていくことを目的としています．

本学会には，大きく三つの特徴があります．第1は，ここで扱う「生き物」は，一般の生物だけでなく，伝承の河童（かっぱ）や鬼のような「生き物」までを含みます．

第2には，「生き物」と，私たち「人」が日々の生活の中でどのように接し，どのように関わっているかを考究します．そして三つ目として，学者や研究者だけの学会ではなく，「生き物」とその文化に興味を持つ人が参加できる集まりなのです』

一方，わが国でも健康に関わるスピリチュアルな課題が動物介在教育・活動・療法などを活用して研究されはじめて久しい．その結果，これらの手法

が人間の健康増進，医学における補完医療，高齢者や障害者の正常化，さらには子どもの心身の健康的な発達に大きな役割を担っていることが認知され，わが国でも2008年に「日本動物介在教育・療法学会」が設立された．

　この学会の設立趣意書の一部を紹介する．

　「近年わが国においても，動物介在教育，動物介在活動，あるいは動物介在療法が人間の健康増進，医療の一部における補完医療，高齢者や障害者のノーマライゼーションおよび子どもの心身の健康的な発達に大きな役割を担っているということが認知されはじめてきた．

　しかし，わが国における動物介在教育・動物介在療法は，新しい分野であり，根底をなす活用動物の習性や行動に基づく介在方法，活用動物の行動および公衆衛生上の評価，倫理規定すら確立されてない．動物介在教育および動物介在療法の効果や有用性を科学的に立証するためには，活用動物の適切な導入法や活用方法を確立し，有効性および有用性に関する科学的論証の蓄積が不可欠である．

　加えて，動物介在教育および動物介在療法は新しい分野であることから，これらに携わる専門家の人材教育も行っていかなければならない．この分野の教育基準の確立や教育機関の設立，介在動物とボランティアの育成またその資質を評価する基準と評価できる人材の教育，動物介在教育や動物介在療法を実施する専門家や施設と介在動物とボランティアをコーディネートする人材や，ボランティア教育とその派遣を担う組織も必要である．

　このように，この分野の発展には多くの課題が存在する．これらの現実的課題に取り組むためには，幅広い領域の研究者，動物介在教育および動物介在療法の実施者による総合的研究の推進が求められている」．

　とはいえ，わが国における動物介在教育・活動・療法などを進展させるためには，活用動物の習性や行動に基づく介在方法，公衆衛生上の評価，さらには倫理規定など周辺環境の整備がまだ十分に整っているとはいえない．「人と動物の関係学」「生き物文化誌学会」「日本動物介在教育・療法学会」などの学会は，農医連携におけるスピリチュアリティの問題を考えるうえで格好な学会であろう．

2．大学関係

　前項の学会関係で示した「人と動物の関係学」のように，著しく進展しているこの分野におけるわが国の大学での動向はどうなっているのであろうか．具体的には以下に大学別に記載するが，概して言えば，大学での教育・研究は，動物と環境の関わりと動物が人に果たす役割を認識・理解し，人と動物との良好な関係を維持するために必要な動物行動学を理解し，さらには現実の問題に対応する基本を理解することにある．

　概念と順は不同だが，具体的には次のような項目が挙げられる．人と動物の良き相互関係，動物が人間に与える影響，人間が動物に与える影響，動物と人間の関係の止揚，野生動物の保護管理，伴侶動物学，動物行動学，バイオセラピー，生物多様性科学，応用動物科学，産業動物医学，動物介在活動，動物介在療法，人獣共通感染学，人と動物の歴史，野生動物の分類保全管理，野生動物医学，野生動物と農業被害，野生動物との共生，野生生物保護学，自然保護計画，野生生物と環境，絶滅種，野生動物のリハビリテーション，人獣感染防御，伴侶動物と人の共生，人と動物の物流の増大（人獣感染・食品医薬品の安全性・環境と野生生物）など．岩手大学，東京大学，東京農工大学，酪農学園大学および麻布大学の例を挙げる．

1）岩手大学農学部獣医学科

　　人・動物関係学：人と動物の関係は獣医関係の仕事に携わるものにとって最も重要な異種間の関係である．人と動物の関係が歴史的にどのように発展してきたか，今後どのような関係が求められているのかを理解する．

　岩手大学農学部農業生命科学科／動物科学講座

　　野生動物学：野生動物に関する基礎知識の必要性や医師としての社会的意義について，各種実例により認識する．次に，分類学，生態学，保全生物学などの概論を講義し，これらの基礎知識を学習することにより，野生動物学全般における概念を理解する．そのうえで，実際の臨床例や調査研究の例示により，野生動物医学の概要を学習す

る．

野生動物管理学：現在の日本における野生動物の種類，分布の特徴と歴史的経過，さらに野生動物の生息動態や生態調査の方法，農林業に対する被害の現状やその被害発生の要因を考察する．さらに外来野生動物が起こす問題点，農作物被害防除法などの学習を通じて，野生動物との共生のあり方を考える．さらに，参考事例として，野生動物管理の先進諸国における管理方法などを紹介する．

野生動物管理学実習：人間と野生動物とのよりよい共生のために必要となる各種技術を習得する．それらは捕獲技術，生息数の推定方法，生息地利用方法などが主なもので，ほとんどの作業を野外で実施する．

2）東京大学農学部 生物環境科学課程/フィールド科学専修

生物多様性科学：生物の世界はなぜこんなに多様なのか，多様な世界はどのようにして維持され，また進化してきたのか．なぜ異なる生物が異なる分布域を占めているのか，日本の野生生物の世界はどのような由来と特徴を持っているのか．こうした生物の多様性やその世界の成り立ちについて述べる．次に，動物を対象にして，一年や一生の生活に関わる問題を取り上げる．どこに住み，何をどのようにとって食べているか，子育てはどうやっているか，単独でいるか群れになるか，群れの構成員はどんな個体からなっているか，といった問題である．また，動物の移動に焦点をあて，異なる生態系を行き来する実態とその影響について述べる．最後に，今日急速に減少しつつある野生動物の保全について述べ，野生動物と人間とのよりよい関係のあり方について論じる．

高等動物教育研究センター（附属農場）：獣医・畜産学（応用動物科学）の基盤に関わる「産業動物医科学」の教育・研究の場として1949年に設置された．以来，産業動物の効率的生産や高度利用を目指した教育・研究，産業動物の健康（人獣共通感染症などの観点からのヒトの健康）の増進と維持を目指した教育・研究などを行ってきた．

多くの資源動物（ヤギ，ウマ，ヒツジ，ウシ，ブタなど）の系統育成を行いながら，実験動物として系統を確立したシバヤギやアニマルセラピーに適したクリオージュ（アルゼンチン原産の小型ウマ）などを各所に供給している．さらに，実際に乳牛を飼育して，牛乳生産を継続するなど，獣医学・応用動物科学分野の動物フィールド科学の実習と教育の場としての役割も果たしている．加えて，動物生命フィールド科学を具体的な形で実証できる最先端の国際研究拠点となることを目標にして，これらの資源動物を用いた基盤研究と応用研究を次のように進めている．アニマル・セラピー用の動物や盲導犬，介護犬などとして社会に貢献する動物達のターミナルケアーを視野にいれた21世紀の産業動物の総合的ケアー・システムの研究・開発などを課題とする「動物生命フィールド科学」の創設を目指す研究・教育を積極的に進めている．

3）東京農工大学農学部地域生態システム学科

野生生物保護学：野生動物の保護管理と自然観，人口，農林牧畜業などの生産様式と土地利用，自然保護区，国立公園の歴史・役割・問題点，絶滅種・絶滅危惧種の復活の必要性と保護についての考え方，技術について国内外の事例を交えて講義する．

野生動物保護学実習：本実習では二つのテーマを取り扱う．一つは野生動物と環境との関係を明らかにすることにより，生息地管理のあり方について学ぶこと，二つ目は麻酔，肉眼解剖により捕獲個体の取り扱い技術を取得することである．

野生動物医学：野生動物の保護管理は，様ざまな専門的背景からのアプローチが必要であり，野生動物医学は重要な一分科である．この講義では，自然史の立場から動物界を理解し，身近な野生動物を保護できる知識の修得を目標とする．

野生動物分野：野生動物個体の取り扱い技術と自然保護の普及を核とした教育研究を展開する研究室．疾病動物の治療成績向上のための基礎研究，鳥獣救護制度の調査検討，自然教育の実践などが主な担当

分野だが，学生には意欲を持った研究テーマに主体的に取り組むことを希望している．

4）酪農学園大学

酪農学部酪農学科／家畜行動学研究室：家畜の行動は，人間が家畜の特徴を理解するための重要なポイント．動物を飼い，動物とともに暮らし，動物を利用し利益を得るときには，人間の身勝手さは禁物である．当専攻では，「動物に聞く」という視点から牛の各種行動を解析し，「人と動物の関係」や「行動による施設評価」を検討して，家畜管理システム改善をめざしている．

動物行動学：動物の行動を学ぶことで，われわれが言葉を通じ相互理解できない動物の欲求や状態を理解し，また，われわれの期待を伝達できる可能性がある．本講義では，乳牛の行動を題材に以下の項目に従い講義を行う．

獣医学科生命科学入門：近年，生命科学が進展し，その成果に踏まえ健康で便利な生活が現実化している．しかし，同時に，環境汚染による野生動物の被害など地球生命体の危機が叫ばれている．この二つの相反する問題は人類の今後を大きく左右することは間違いない．生命の福祉を担う獣医学にとっても，避けて通れない課題である．現代の生命科学の基礎からフロンティアまで，さらに現在抱えている課題について解説する．

人獣共通感染病学：人獣共通感染症（Zoonosis）は人と動物の双方が罹患する感染症をいい，人の健康を脅かす要因として獣医公衆衛生学の重要な領域である．本講では主な人獣共通感染症の疫学的特徴を学ぶとともに，その防除対策についての知識を習得する．

環境文化論：「動物と人間との関係における新しい創造的倫理」：環境問題の源は，近現代の時代思潮の中に無意識なまでに深層化している「人間中心主義」に向かう人の心である．今や時代思潮が環境保全に向かう中で，今後は「人間非中心主義」の心構えが必要とされる．この講義では，持続可能型社会形成にとって必須な認識である人と

動物との共生関係について，新しい環境倫理の観点から考察するものである．「人間中心主義」から「人間非中心主義」への創造的変革を，動物と人間との関係を手がかりに分析するものである．

5）麻布大学獣医学部

獣医学科

野生動物学：人間社会が都会化するにつれ自然志向が高まり野生動物に多くの人が興味を持ち研究対象と考えるが，すでに自然環境は悪化し，野生動物の数が減少し研究対象とするには困難な状況になっている．この現状を回復するためにも，また野生動物の研究をする上にも，野生動物に関して獣医学が担うところが多くなると考えられる．野生動物に関する医学は症例，文献が少ないことに加え，多くの独特な種が存在するためまだまだ確立されたものではないが，ここでは，野生動物の基礎知識と共にその保全策と疾病について学修する．

動物行動学：「獣医学を学ぶうえでの動物行動学」という視点に立ち，エソロジーの概念を基本としつつ，応用行動学的内容を中心に，動物行動の機構・機能およびその適応的意義を総合的に理解する．さらに，飼養動物および身近な野生動物の行動の特徴，動物の福祉の問題についても学ぶ．

動物応用科学科：動物の持つ特性を，人間の生活に有効に活用することをめざすのが動物応用科学科である．本学科では，広く動物を応用する多様な分野で活躍できる専門技術者の養成をめざして，動物の生体機能の応用．遺伝子組み換えの技術を用いた新しい実験動物の開発をはじめ，動物の人を癒す能力を利用した動物介在活動・療法など，近年注目されはじめた分野について学ぶ．次は動物の種の保存に関する分野．家畜に限らず野生動物を含めた遺伝資源としての動物の維持・保全を，地球環境と関連させながら学ぶ．

動物社会学系の科目を充実させている点も特色のひとつである．たとえば動物の立場からヒトとの関係を考える動物福祉論，動物との交流

がヒトの心身に及ぼす効果を考える動物療法概論，動物資源の利用を経済的側面から考える動物資源経済学など．

動物行動管理学研究室：動物福祉（Animal Welfare），動物の行動，人と動物の共生

動物人間関係学研究室：1）動物の未知能力の解明に関する研究，2）イルカを用いた介在療法に関する研究，3）馬を用いた介在活動・療法に関する研究，4）野生動物の特性とヒトへの影響に関する研究，5）犬とヒトの関係に関する研究，6）サルからヒトを研究

動物人間関係学：「動物人間関係学」の語源は，1979年3月イギリス・スコットランドで開催された「Meeting of groups for the study of human companion animal band」（Dundee 大学）に遡る．日本では，1995年4月に設立された「ヒトと動物の関係学会」がこの学問分野に対応している．はじめに，ヒトと動物の関係に関わる歴史を含め，今なぜこうした分野を学ばなければならないのかを講義し，次いで，欧米先進国における状況と日本の遅れについて学ぶ．また，この学問分野を基盤にした動物介在療法（Animal-assisted therapy, AAT）・活動（Animal-assisted activity, AAA）についても考える．

野生動物学：近年，「野生動物」は地球環境とともに考える傾向にある．とくに，環境破壊あるいは地球温暖化といった観点から，その程度を測る物差しとして「野生動物」の変化が議論される．また，野生動物の保護も環境保全の一部として捉えられている．とりわけ，移入種（動物）の問題はその傾向が強い．本講義では，野生動物を生態系の中の重要な要素と考えて学修する．

伴侶動物学：人間はその長い歴史の中で「家畜」として10種類の動物を改良・飼育してきた．家畜化の主たる目的は食料源であり，また狩猟など労役であった．しかし，同時に家畜は「伴侶」としてかけがえのない存在でもあった（伴侶動物とは，人と共存し，欠くことのできない動物群をいう）．今日，核家族化が一段と進み，人が孤独感を募らせるとき，人から安らぎを得るのは困難な側面がある．「伴

侶動物」の一層の重要性が考えられる．本講義では，伴侶動物の歴史を動物の家畜化の歴史とともに学び，また各動物の特性ならびに伴侶動物の意義を学修する．

参考資料

北里大学ホームページ：http://www.kitasato-u.ac.jp/daigaku/noui/newsletter/index.html

北里大学学長室通信：「情報：農と環境と医療 1,2,3,5,6,8,9,10,11,16,26,28,49号」（2005-2009）

陽　捷行編著：動物と人が共存する健康な社会，北里大学農医連携学術叢書第8号，養賢堂，（2010）

陽　捷行：栄養学雑誌 Vol.67 No.5, 41-42（2009）

陽　捷行：日衛雑（Jpn J. Hyg.）第64巻第2号，197（2009）

陽　捷行：日本畜産学第114回大会シンポジウム，1（2011）

農林水産省，食料・農村・農業白書：平成19年版（2008）

・・

－言葉の散策：人と病人と故人－

「農と環境と医療」で取り扱っているいずれの語彙も，人（ひと）が積極的に関与している事象である．「農」と「医療」は当然としても，「環境」もまたしかりである．なぜなら，環境とは自然と人間との関係に関わるもので，環境が人間を離れてそれ自体で善し悪しが問われているわけではない．両者の関係は，人間が環境をどのように観るか，環境に対してどのような態度をとるか，そして環境を総体としてどのように価値づけるかによって決まる．すなわち，環境とは人間と自然の間に成立するもので，人間の見方や価値観が色濃く刻み込まれるものだから．

だから，人間の文化を離れた環境というものは存在しない．となると，環境とは自然であると同時に文化であり，環境を改善するとは，とりもなおさずわれわれ自身を変えることに繋がる．まさに，人間が関与する事象なので

ある．

　さて，いま人間と書いて「にんげん」と読んだ．人（ひと）は生まれ，人間に成長し，いつか病人（びょうにん）となり，死ねば故人（こじん）となる．読み方の違い，「ひと」と「にん」と「じん」はどう違うのであろうか．気にかかるので，すこし「人」について散策してみる．

　「人」は象形で，立っている人を横から見た形である．正面から手足を広げて立っているのが「大」，体をかがめた人を横から見た形が「勹（ほう）」，人の腹の中に胎児のいる形は「包・孕」，人が頭上に火の光を載せている形は「光」，「さい」を載せている形は兄，踵をあげて爪先立ちしている人を横から見た形は「企」である，と白川　静の「常用漢字」にいう．

　同じ人でも，病人でも生きていれば「にん」だが，死ねば故人で「じん」と言い方が変わるのは何故だろう．芸人は「にん」で芸能人は何故「じん」なのか．そこで，思いつくままに，「にん」と「じん」を挙げてみた．

　まず「にん」．人間，犯人，管理人，芸人，仲買人，弁護人，人気，人形，人情，人参，人数，人相，人束，人非人，人夫，人別帳，調理人，弁護人，病人，苦労人，死人，非人，罪人，職人など．

　次は「じん」．新人，人為，異邦人，人位，人員，軍人，芸能人，文化人，人煙，人屋，人家，人界，人海戦術，人格，人権，人絹，人件，人口，人工，人国記，人骨，人後，人災，人才，人材，人事，人種，人証，真人，神人，人心，人臣，人身，人生，人性，人税，人跡，人選，人造，人体，人智，人知，人畜，人道，人頭税，人道，人徳，人品，人物，人文，人糞，人望，人脈，人民，人命，人名，人面，人毛，人力，人倫，人類，狂人，故人，読書人，変人，貴人，奇人，宇宙人，日本人，外国人，原始人，偉人，老人など．

　さて，「にん」と「じん」では法則性があるのだろうか．「にん」には一時的な役割を示す傾向があるのかも知れない．「病人」はいつか治ることが多いので，一時的な現象と捉えることができる．「悪人」はいつかは「善人」に，善人はいつかは悪人になる．でも，「人間」はいつまでも人間だし．どうも一般的な傾向を見つけるのは難しい．

　一方，これに対して「じん」には一生つきまとう傾向がないだろうか．「故

人」は末永く，永久なものを意味するのではないか．「狂人」は死んでも，とことん狂人．「変人」はいつまでも変人．でも，本人はそれに気がつかない．「日本人」は永久に日本人．「人骨」はイヌの骨にはなれない．「人徳」は，どうしても獲得できない生まれながらのもの．でも，「新人」はいつか「旧人」になるから，必ずしもそうではないのだろうか．こまった．

「ひと」は人に何かをつければいくらでも成立しそうだ．人あしらい，人当たり，人集め，人熱れ，人一倍，人怖じ，人買い，人垣，人影，人型，人形，人柄，人聞き，人嫌い，人斬り，人斬り包丁，人食い，人臭い，人気，人恋しい，人声，人心地，人事，人込み，人事，人差し指，人里，人様，人攫い，人騒がせ，人触り，人質，人死に，人知れず，人少な，人擦れ，人それぞれ，人集り，人助け，人頼み，人魂，人違い，人使い，人疲れ，人付き合い，人手，人出，人でなし，人手不足，人通り，人泣かせ，人懐かしい，人懐っこい，人波，人並みなど．

ほかにも，助っ人，一人，盗人など「人」さまざまだ．外国人にとって，日本語はいたく難しいだろうと人事（ひとごと：じんじ，ではない）ながら思い至った．どなたか法則性を発見された方は，教えてください．

・・・

－コラム：告朔の餼羊（こくさくのきよう）－

　本学の学位記授与式（卒業式）が全て終わった．獣医学部，海洋生命科学部保健衛生専門学院，看護専門学校，薬学部／医学部／看護学部／理学部／医療衛生学部にまたがるすべての式に参加する機会に恵まれた．「君が代」あり「学生歌」あり「楽団」あり「謝恩会」あり「後輩の歓待」あり「父母への感謝」ありで，学生時代の思い出が彷彿として甦る．壇上には「国旗」あり「北里柴三郎博士の遺影」ありで，式典はそれぞれの学部の歴史にふさわしい特色に満ちている．

　戦後，形式や式典が無視される傾向が続いた．北里大学の姿は知らないが，大学のなかには式典にネクタイをしない教授がいて，「俺は自由人」だとうそぶいていた．ネクタイが人や式典に敬意を表するものとしてあるのも知らな

いで，自分のためにだけあると思っていたのだ．単なる無知と，浅くて質の悪い個人主義にすぎない．

　貝塚茂樹は，正月は門松を立てるのがいい．立てなければ正月はこない．門松は虚礼ではないと書いたという．貝塚は「告朔の餼羊」を引いてこれを論じたという．

　「告朔の餼羊」は，むかし中国で毎月朔日（ついたち）に羊を生け贄にした祝儀であった．孔子の弟子がむだである，形式である，羊がかわいそうである，止めようといった．これに対して，おまえは羊を惜しむか，私は「礼」の廃れるほうを惜しむと，孔子は言った．

　もともとニュートンの絶対時間にはけじめがないから，古人の豊かな知恵がそれをつけた．それがさまざまに催される式典であり，正月の門松だ．式典を笑う者は，歴史の豊かさが理解できない寂しい人だ．

　未来を夢見て卒業する学生．これを見守る教師．歓びと感謝を秘めた父母の姿．この式典は不滅でありたい．「仰げば尊し」の歌詞が聞ければ，わが感性はさらに潤ったであろう．学問と研究の祖，大学よ永遠なれ．

・・・

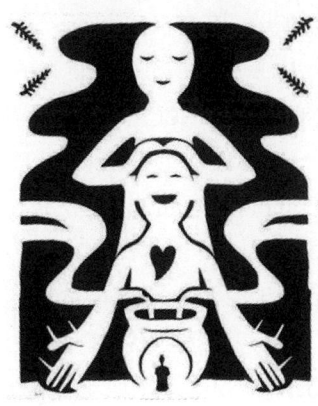

第6章
代替医療と代替農業

はじめに

　生命を対象にする医療と農業には，いずれも接頭語に代替（alternative）がつく代替医療と代替農業がある．農業に関わっている人びとには代替医療という言葉になじみが薄いと同じように，医療に関わる人びとには代替農業なる言葉は目新しいであろう．英語では，alernative medicine と alternative agriculture である．

　わが国においては，代替農業といえるさまざまな農法が普及している．はっきりと代替農業と題して翻訳した冊子に，久馬一剛・嘉田良平・西村和雄監訳の「代替農業－永続可能な農業をもとめて－」がある．アメリカでは，「American Journal of Alternative Agriculture」と題した雑誌が刊行されている．また久馬一剛らが訳した原本は，全米研究協議会リポート「Alternative Agriculture」である．

　一方，わが国における代替医療については，1998年に設立された「日本補完代替医療学会」がある．また，上野圭一著の「補完代替医療入門」，渥美和彦・廣瀬輝男の「代替医療のすすめ」やキャシレス著・浅田仁子・長谷川淳

史訳の「代替医療ガイドブック」などの著書が普及している.

　アメリカでは,「The National Center for Complementary and Alternative Medicine (NCCAM)」などの団体がある. また, 上述した浅田仁子らが訳した本は, Cassileth, Barrie R.著の「The Alternative medicine handbook: The Complete Reference Guide to Alternative and Complementary Therapies」である.

　もともと Complementary and Alternative Medicine (CAM) は, 西洋医学を中心とした近代医療に対して, それを補完する医療をさした. また, 国により CAM は伝統医学と同義に用いられている. しかし, 欧米で CAM に分類される漢方・和漢薬・鍼灸などは, 日本や中国, 韓国などで歴史上, 脈々としてすでに継続しているもので, 日本では「代替」ではなく現代医療の中で正式な医療として位置づけられている伝統医療である. 先進国では慢性疾患や生活習慣病の増加に対し, 治療だけでなく予防対策の重要性も認識され, CAM への要請も高まっている. その具体的対応策として, 米国では1994年に栄養補助食品健康教育法 (Dietary Supplement Health and Education Act: DSHEA) が制定され, ハーブの有効性を食品領域でも積極的に活用する道が開かれている.

　しかし CAM の領域は, 近代西洋医学に比べると未だ科学的検証が伴わない混沌とした状況にある. そこで最近では, この混沌とした領域に evidence-based (証明を伴った) 秩序を導入することを目指した eCAM: Evidence-based Complementary and Alternative Medicine の考え方が登場している.

　これに関して, Oxford Journals から国際雑誌が出版されている. そこには, 次の注が記載されている.

　Evidence-based Complementary and Alternative Medicine (eCAM) is an international, peer-reviewed journal that seeks to understand the sources and to encourage rigorous research in this new, yet ancient world of complementary and alternative medicine.

　なお「代替医療」という語は,「代替医療のすすめ」の著者の一人である廣

瀬輝夫が論文執筆の際に英語の「Alternative Medicine」を訳したものである．また，「代替農業」という語は，全米研究協議会リポート「Alternative Agriculture」を訳した久馬一剛らが初めて使った言葉である．

代替医療

1．代替医療とは

　一般的に代替医療とは，科学的に効果の証明された西洋医学，または医師による科学的根拠に基づいた医療ではない治療をまとめた総称である．また，補完医療または相補医療（Complementary Medicine）とも呼ばれる．最近では医療に代替医療を取り込んだ統合医療なる言葉も現れている．日本における実際医療的な行為のうち，医療保険適用でない治療方法，日本の医科大学で教えていない治療方法が，代替医療と呼ばれている．

　一方，漢方薬はわが国では1976年に医療保険に適用されている．わが国の医学部および薬学部においては，漢方薬の教育がコアカリキュラムに加えられている点で，代替医療とは明確に区別されている．しかし，欧米ではこれらは代替医療に分類されている．

　代替医療についての定義や考え方はさまざまである．たとえば金沢大学医学部の鈴木信幸氏は，代替医学・医療を次のように解説している．

　「代替医学・医療とは，わが国において未だなじみの少ない用語であるが，アメリカでは，近年急速に脚光をあびている医学分野であり，alternative medicine（代替医学）または complementary and alternative medicine（CAM）（補完・代替医学），integrative medicine（統合医学）という用語が一般的に使われはじめている」．

　また，最近では専門のジャーナルもいくつか刊行されている．日本代替医療学会では，代替医学・医療を「現代西洋医学領域において，科学的未検証および臨床未応用の医学・医療体系の総称」と定義している．

　世界には中国医学，アーユルヴェーダ，ユナニ医学，シッダ医学をはじめいろいろな伝統医学がある．人口比率からみると，わが国のように現代西洋

医学の恩恵にあずかっている人達は意外に少ない．国連世界保健機関（WHO）は，世界の健康管理業務の65から80％を「伝統的医療」と分類している．つまり，これら伝統的医療が西洋社会において用いられた場合は，すべて代替医療の範疇に含まれるわけである．

　心臓外科手術で先端医療の最前線で活躍してきた「代替医療のすすめ」の著者の一人である廣瀬輝夫氏は，渥美和彦氏との対談で代替医療をわかりやすく次のように説明している．

　「代替医療というのは，わかりやすく言えば，『西洋の医学を補完し，またそれに替わる医療』といったような意味です．ですから，私たちが「医療」と言ったときに思い浮かべる，いわゆる『西洋医学』とはまったく異なる医療だといえます．民間医療なども含めて，広い範囲のものがそこに含まれるのです」．日本補完代替医療学会では，代替医学・医療を次のように定義している．

　「代替医学・医療とは一般の方には，なじみの少ない言葉です．また，その定義についてもいろいろ議論されていますが，日本補完代替医療学会では，『現代西洋医学領域において，科学的未検証および臨床未応用の医学・医療体系の総称』と定義しています．アメリカでは，alternative medicine（代替医学）または alternative and complementary medicine（代替・補完医学）という言葉が使われています．また，ヨーロッパでは，complementary medicine（補完医学）という言葉が好んで使われることが多いようです．しかし，なかには現代西洋医学と同等かあるいはそれを凌駕する医療が存在する以上，当学会は alternative medicine（代替医学）という用語を用いることとしました．いずれにせよ，通常の医学校では講義されていない医学分野で，通常の病院では実践していない医学・医療のことです」．

　アメリカのハーバード大学の疫学教授であるアイゼンバーグは，1993年に代替医療を，
　・アメリカの伝統的な医学校で教えられていない療法
　・病院によって供給されている基準の医学的治療の一部ではない医療
　・アメリカの多くの生命保険会社によって償還されていない療法，と定義

している.

　米国国立衛生研究所（National Institute of Health：NIH）の代替医学調査室（Office of Alternative Medicine：OAM）の定義は次のとおりである.
- 代替，相補あるいは非通常的な治療法は，幅広い治療の哲学やアプローチを包含している.
- あるアプローチは西洋医学の生理学的な理論とは一致しないで，全く独立した治療システムを作り上げている.
- ある治療は，医学の理論や実践の分野から，はるか離れたものである.

　その他，さまざまな研究者や研究機関が代替医療の定義をしているが，一言で言えば，従来の西洋医学の枠を超えたところで行われる医療といえるであろう.

　日本代替・相補・伝統医療連合会議（JACT：Japanese Association for Alternative Complementary and Traditional Medicine）を創立した初代の理事長の談話は，興味深くわかりやすい.

　「代替医療がなぜ興味深いかというと，今までの西洋医学の発想とはまるで違う発想であるため，玉石混淆といいますか，科学的でないものもたくさんある点です．そのため，新しい科学を作り出すという意識で取り組まなければならないことがわかります．最先端医療に携わってきたからこそ，この代替医療が見えてきたともいえ，これこそ必要な分野だと判断しました．私は，この代替医療にこそ未来の新しい医学があると思っています」.

2. なぜ代替医療か？

　なぜ代替医療か？という質問には，「代替医療ガイドブック」の著者キャシレスの解説が分かりやすい．まとめると次のように表現できる.
- いつの世でも広く行われていたセルフケア（どんな地域のどんな人も，軽い病気はたいてい自分で何とかしてきた）が高く評価されるようになり，以前より広範囲にわたる軽い病気の治療法として望まれているから.
- 健康維持機構（HMO）の思惑や医療費の個人負担が大きい事情によって，適切なセルフケアが奨励され必要とされるようになってきた.

- 伝統に従うこと，有史以来盛んに行われてきた慣習に従うことに人間は安らぎを覚える．同じ慣習を受け入れ，同じ儀式に参加することによって，束の間，栄誉ある伝統に自らを連ねることができるからだ．
- 代替医療は実は代替宗教であり，そういう治療法を受けたいと思うのは，ある種の精神的飢餓を満たそうとすることだという者もいる．
- 現代人は，健康と幸福の維持管理についてこれまでになく関心を抱くようになり，病気の予防と治療テクニックを広く捉えることの利点に気づきつつある段階だ．非主流医学の施術者の立場に惹かれている．

3．代替医療の分類

　「代替医療ガイドブック」の著者キャシレスは，代替医療を7つに分類している．この本では，分類がそのまま目次を構成している．第一部は，古くから伝わる伝統的な治療法，とくにスピリチュアリティ（霊性）やライフスタイルという観点からアプローチする治療法．第二部は，食餌療法と薬草療法．第三部は，心に積極的に働きかけることで体を癒そうとする治療法．第四部は，生物学的治療法で薬理学などを使った立証に至っていない薬物療法．第五部は，ボディワークであり筋肉や骨格に施す手技療法．第六部は，五感に働きかけて幸福を高める治療法．第七部は，外在エネルギーによって健康回復を目指す治療法である．

　代替医療の分類は，視点によってさまざまである．次に廣瀬輝夫氏の考え方と分類を紹介する．氏は代替医療を伝統医学と民俗医学と新興医学の三つに大別する．

　伝統医学には，5000年前からの食養生や薬草を活用するインド密教に由来するアーユルヴェーダや，3000年前から温浴や薬草を活用するアラブのユナニ医学や，気功や鍼灸や薬草による中国伝統医学などが含まれている．

　民俗によってそれぞれの医学がある．世界の人口のうち，実際に近代医療といわれる西洋医学の恩恵にあずかっている人口は5〜6億人にすぎない．結局はその土地独特の民俗医学を行っている．民俗医学には，500年前から続いている指圧や砂浴などを行うタラソ療法（海洋），2500年前からある湿布

を活用したアロマ療法（香料），250年前からある光や色彩を活用したオーラソーマ（色覚）などがある．

　新興医学には，ホメオパシー（homeopathy：同種療法），カイロプラクティック（chiropractic：脊椎療法），ナチュロパシー（naturopathy：自然療法），オステオパシー（osteopathy：整骨），バイオフィードバック（biofeedback：暗示療法）などがある．これらはいずれも，「新興」と呼ばれるように，どんなに古いものでも100年程度の歴史しかない．

　アメリカでは，代替医学または代替・補完医学という言葉が使われ，ヨーロッパでは，補完医学という言葉が使われていることはすでに述べた．西洋医学は病気の原因を取り除くための薬剤や手術を中心としたもので，急性の感染症や早期の癌などの治療に優れている．これに対して，代替医学・代替医療は，健康保持やストレスに対して，心身医学や中国医学などが優れている．また，保健・予防を目的として，自然治癒力の向上や人間のライフスタイルの改善を図ったりする．代替医学・代替医療の中には，癌，エイズ，各種難病に効果があるといわれているものもある．

　代替医療は，通常の病院で行わない医学，医療のことを指すこともすでに述べた．わが国では具体的には，健康食品，アロマテラピーなどが含まれる．最近，癌の治療において一部の健康食品が取り上げられることがあるが，これらを科学的に調査，評価することが求められている．

　近年，新聞，雑誌，テレビ，インターネット等をはじめとする高度情報化時代の情勢もあって，これら代替医療を求める患者がわが国でも急増している．一方，他の先進国においてもほぼ同様な状況が見られ，代替医療が世界的に新しい医学の潮流となりつつある．

　代替医学・代替医療の分類が国により異なることは，すでに述べた．次に，「病気のはなし・病気辞典・病気」からの分類を一部改編して具体的に紹介する．

　（1）古くからある伝統的療法や民間療法（一部は日本では正式な医療に分類される）
　（2）カイロプラクティック療法

(3) 心理療法（サイコセラピー）
(4) 食餌療法
(5) 健康食品療法
(6) 薬用・香料植物（ハーブ）療法
(7) 徒手療法：指圧療法・マッサージ療法・リフレクソロジーなど
(8) 電気療法：電気ばり・遠赤外線療法など

　これらの具体的な内容は，すべてのものが無秩序に包含されている．非科学的であり西洋医学を実践する医師にとっては受け入れ難い内容のものもある．しかし，なかには作用機構や有効性が科学的に証明されているものもある．

4．代替医療への対応

　近年，代替医学・代替医療を求める患者が各国で増加している．米国では，1992年に米国国立衛生研究所（NIH）に，代替医療事務局が設立され代替医療を科学的に研究するための代替医療事務局が設立された．また，ハーバード大学をはじめ医学部に「代替医療研究センター」を持つ大学が20校以上もあり，診療や教育・研究が行われている．
　事務局の目的は，次のとおりである．
　○代替薬物医学治療の評価を促進する．
　○代替療法の効果を調査し，評価する．
　○代替医療に関して一般市民と情報を交換する情報集散センターを創設する．
　○代替医療の治療におけるリサーチトレーニングを支援する．
　CAMが関連する研究の大部分は，西洋の科学者にすでに広く受け入れられている分野，すなわち抗酸化剤や食餌療法または行動療法に向けられている．鬱病の治療にオトギリソウの全抽出液を試す無作為化臨床試験などがよい例である．
　米国内13カ所の大学などの代替医療研究センターでは，CAM関係の研究に大きな予算をつけサポートをしている．内訳は，スタンフォード大学（老

化関係），ハーバード大学（内科関係），カリフォルニア大学（喘息，アレルギー），テキサス大学（癌関係），コロンビア大学（女性の健康一般），バスチール大学（HIV,AIDS），ミネソタ大学（薬物中毒），メリーランド大学（疼痛関係），アリゾナ大学（小児科関係），ミシガン大学（心血管系疾患）などである．

OAM の設立をきっかけに，全米の医科大学，医学研究センターなどの代替医療研究に国費の補助が行われつつある．一方，医学校の学生の強い要望に応え，現在全米の医学校125校のうち少なくとも75校で，代替医療に関する講義も始まっている．

米国医師会の機関誌である The Journal of the American Medical Association（JAMA）は，1998年に代替医療の特集（Vol.279-280）を組んだ．1998年度に米国医師会が最も力を入れて取り上げたいトピックの一つに代替医療が入ったことになる．ちょうど，キャシレスの「代替医療ガイドブック」の原著が出版された年である．JAMA の特集で最も関心を引いたのは JAMA Patient Page である．これは JAMA と AMA の公共サービスのためのページで，医師が自分の患者にコピーして配るために作成されているものである．題名は「alternative choices：what it means to use nonconventional medical therapy」で，代替医療の安全性・効果・質・費用などについての注意事項とともに，医者に必ず相談するよう勧めている．またその中には，医師は通常の医学はもちろん，患者が利用しているいかなる代替医療についても熟知しておく必要があると記載されている．このページに記載されている代替医療としては，ハーブ療法，鍼，アロマセラピー，カイロプラクティック，家庭医学などが挙げられている．

米国の癌学会でも代替医療が大きく取り上げられた．ASCO（American Society of Clinical Oncology）の第35回年次総会のサテライト・シンポジウムで「Alternative and Complementary Therapies and Oncologic Care」と題した ASCO と ACS（American Cancer Society）の連携シンポジウムが，1999年にアトランタで開催された．

わが国では，日本補完代替医療学会（旧：日本代替医療学会）が1996年に設

立され，活動を続けている．また，日本代替・相補・伝統医療連合会議があり，総合的な医療の流れがさまざまなところでみられる．

5．問題点

　欧米の視点からの代替医療の中には，経験的に医療効果が見込め，一部に科学的なエビデンスが与えられている療法もある．しかし，代替医療には近代の西洋医学が根拠のないものとして受け入れず，しばしば科学的根拠のない迷信ものと見なされるものも多い．

　しかし，一部の伝統医療にも証拠（evidence）を必要とする考え方が生じてきている．1996年，WHOが鍼灸における適応疾患を起草したり，1997年，NIHの鍼治療の合意形成声明書が発表されるなど，西洋医学の補完代替医療への接近が進んでいる．一方，補完代替医学の看板を掲げていても，はじめから患者を騙し金銭を巻きあげようとする悪徳な行為を行っているものも少なからずあるといわれる．

　代替医療は正しく行わないと，さまざまな問題が起こる．中国で伝統的に用いられている麻黄という薬草は，肺うっ血の患者に短期間使用されてきた．一方，米国ではこの薬草がダイエットの補助剤として市販された．しかし，これは伝統薬として用いられてきた使い方とは異なる誤った目的で長期間使用されたために，心臓発作や脳卒中による死亡者がでて，このため麻黄を配合した漢方薬は，米国での使用が禁止される結果を招いている．

6．eCAMの創刊

　このような問題点を背景に，新たに補完・代替医学を再構成する流れが出てきた．CAMを把握するための代表的視点は，免疫・神経・内分泌の三つであるといわれる．基礎研究を積み重ねてきた免疫学の研究者から端を発し，再構築を目指した雑誌の発刊が5年がかりで実現した．オックスフォード・ジャーナル，オックスフォード大学出版局から発刊されている「eCAM」の創刊である．

　西洋医学を中心とした近代医療に対して，それ補完する医療をさすのが

CAM であることは，すでに述べた．一方，漢方・和漢薬・鍼灸として脈々と続いてきた伝統医学はすでに現代医療で用いられているもので，「代替」ではなく「伝統」といった方がふさわしいであろう．

この雑誌の創刊号は，カリフォルニア大学統合医療センター（CCIM）が全面的に支援している．Hononary Founder Emeritus に免疫学者で東京大学名誉教授の多田富雄氏を迎え，Founding Managing Editor and President に Edwin L. Cooper 氏（UCLA 医学部教授：免疫学）と石川自然医学研究センター長の山口宣夫氏をおいている．また，欧米の研究者に加え，伝統医学に関しては長年の伝統と実践を有するアジア諸国の研究者を Editorial Board に迎え，東西医学の架橋となることをめざしている．その証として，本誌の表紙のデザインは"橋"について画かれた浮世絵で飾られている．また，日本からは前出の多田富雄氏のほか，山口宣夫氏，山田陽城氏をはじめ11人の編集委員が名を連ねている．詳細はホームページを参照されたい．

7．残された課題

「代替医療ガイドブック」の著者キャシレスは，「この本は，空約束を繰り返す治療法と信頼できる治療法とを見分ける道しるべである.」，と「はじめに」で書いている．さらに，人は健康と幸福を維持するため，代替療法や補完療法を用いる．本当に具合が悪くなると，主流医学の治療も同時に受ける，と続く．

さらに，なぜ主流以外の治療法が使われるのかを解説する．それは，軽い病気が治療できること，医療費の個人負担の大きいこと，安らぎを覚えること，精神的飢餓を満たそうとすること，病気の予防と治療テクニックを広く捉える利点に気づいたことなどを挙げている．

このような背景のもとで，米国医師会では，代替医療をきちんと科学的に調査するべきであるという考え方に変わりつつある．また，受け持ちの医師は自分の患者がどんな代替医療を行っているかという情報を得，医師が代替医療についての教育を受け，科学的裏付けのある評価をしながら患者治療に当たらなければならなくなっている．さらに，実際の治療を行う施設や，安

全性と治療の効能についての情報をいつでも入手できる準備も始まっているという．

一方，わが国には代替医療に取り組む政府機関がない．欧米に比べて遅れているとみる向きもあるが，実は伝統医学を現代医療に最もよく活用している国は日本だとも考えられる．日本では古来より，中国伝統薬用植物療法を取り入れ，日本的にアレンジされた「漢方薬」を使用してきた歴史がある．また，世界に先駆けて漢方薬を保険薬と認めている数少ない国の一つである．さらに，鍼灸，柔道整復などの東洋医学も保険が適用され，漢方とともに多くの患者が日常的に利用しており，代替医療とは明確に区別されている．わが国の代替医療は，いわゆる健康食品が主流となっており，これらの中には科学的な裏付けが十分でないものも多くありしばしば問題が生じている．

医療制度にさまざまな問題点が顕在する今日においても，わが国が最新・最鋭の現代西洋医学を実践している国であることに変わりはない．しかし，代替医療は概して毒性が少ない治療法であり，これまで諦められていた難病の患者にも朗報をもたらすものがある．また，薬品による副作用や環境汚染が少ない．今後，代替医療は21世紀に果たさなければならないさまざまな医学の問題点の一部を解決し，かつ医療の質の向上に大いに貢献するものと期待される．

わが国において漢方医学は伝統医学として発展し，欧米と異なり代替医療としてでなく，現代医療の中で正式な医療として重要な役割を果たしている．漢方薬や健康食品として用いられる薬用植物を保全・栽培・育成するための農と，これを患者に活用する医療との連携はますます重要になってくるであろう．

最後に，最近出版された代替医療に関する本「代替医療のトリック」を紹介する．著者であるサイモン・シンと共著者のエツァート・エルンストは，それぞれ科学史の大家および代替医療に造詣の深い医学者である．この本の中で，著者はハーブ療法を除く他の療法について，1）代替医療の効果はきわめて微々たるものである，2）確証されないものもある，3）多くのリスクを持つ，4）一見効果があるように見えるものもその大半はプラセボ効果

である，と結論している．この意味からも，タイのハーブ栽培と療法は代替農業と代替医療の連携の例として広く発展することが期待される．

代替農業

1．代替農業とは

　今，世界は個人や団体が一つの農業へ到達するシステムを研究したり，これを発展・普及するための努力をしている．そのシステムの目的は，土壌の生産性を高め，自然環境を保全し，土地や資源を効率よく利用し，そのうえ生産費を低減させることにある．

　この目的の背景には，農業活動が環境に負の影響を及ぼす事実が厳然としてあった．この影響は，政策を立案する者，農業者および消費者にきわめて重要な事項である．なぜなら，農薬，化学肥料および畜産廃棄物が環境資源である土壌と河川水と地下水と大気を汚染し，作物や食品中へ農薬などが残留し，食への安全が保証されないからである．加えて，一部の地域では土壌侵食，塩類集積および灌漑用地下水源の枯渇の問題などが現実に起こっているのである．

　これらのさまざまな問題に対応して，全米研究協議会は1989年に「代替農業：Alternative Agriculture」を発刊した．代替農業とは，次の目標を体系的に追究するための作物と繊維の生産に関わるあらゆる体系をさしている．

　○空中窒素の固定などの養分循環，害虫と捕食者との関係のような自然のプロセスを農業生産過程に徹底して取り入れること．
　○環境や，農民および消費者の健康に害を及ぼす可能性の高い，農地に投入する資材の使用量を削減すること．
　○植物および動物の種が持っている生物的および遺伝的潜在能力をより積極的に農業生産に利用すること．
　○現在の生産水準を長期的に持続可能にするために，農地の潜在的な生産力や自然的特性に作付様式を適合させること．
　○農地管理方法の改善と土壌，水，エネルギーおよび生物などの資源の保

全に重点をおいた収益性の高い効率的な生産.

2. 代替農業体系の方法や原理

　代替農業とは，ひとつの農作業体系を指すものではない．そこには，合成した化学物質を一切使用しない有機的な農業体系から，特定の病害虫防除にあたって農薬や抗生物質を慎重に使用する農業体系まで，さまざまな体系が含まれている．生物学的とか，低投入的とか，有機的とか，再生的，あるいは持続的といった名を冠したものである．さまざまな形態を有し，限定されたものではない．
　たとえば，
　○害虫の総合防除（integrated pest management：IPM）
　○集約度の低い家畜生産方式，輪作体系（病害虫による被害の軽減，作物自体の健康の増進，土壌侵食の軽減，マメ科植物による窒素固定などをねらいとしたもの）
　○土壌侵食を軽減したり雑草防除を兼ねた耕耘方法や採食方法，といった一連の農業技術もそのなかに含まれる．
　したがって，代替農業とは，上述した技術を農作業体系のなかに組み込んでゆくことを目指す農業といえる．そして，代替農業に成功する農業者は，常に優れた管理者が共通に持つ特徴である，コストの軽減，効率の改善および生産レベルの維持などのために，あらゆる管理技術と情報を取り入れているのである．代替農業体系が重点化している方法と原理には，次のような要素がある．
　○雑草，病害，虫害などの被害を軽減し，土壌の可給態窒素を増加させることによって化学肥料の購入量を節減し，保全耕耘と組み合わせて土壌侵食を軽減するような輪作．
　○輪作，予察，気象観測，抵抗性品種の利用，栽植時期の調節および生物的な病害虫の防除によって農薬の必要性を軽減する総合防除法．
　○雑草を防ぎ，作物を健康にすることによって病害虫抵抗力を増進する管理体系．

○土壌と水の保全を目的とした耕耘方法.
○家畜の健康を維持することによって，病気を予防することに重点をおく生産体系．それによって抗生物質の必要性を軽減．
○病害虫に対する抵抗性を高め，養分をより効率的に吸収利用させるための作物の遺伝的改良.

3．代替農業体系の多様性

　代替農業は常に多様性を維持している．多様性を維持する体系は，柔軟性に富み安定している．さらに，経営リスクが軽減され，干ばつや病害虫などの生産を制限する自然の要因に対して抵抗性がある．また多様性があるゆえに，農薬，化学肥料などの投入資材の価格上昇による経済的な圧迫を軽減できる．農産物価格の下落を防ぎ，ある種の農産物の市場への出回りを制限している規制措置を緩和する.

　代替農業体系は，農場の大小に関係なく導入できる．また，さまざまな様式の農業機械にも適合するが，気象や土壌の違いを配慮しないと生産コストや生産性に影響が及ぶ．つまり，その農地や地域の生物学的，自然的条件に注意深く適応させなければならない.

4．例：わが国の環境保全型農業

　代替農業がひとつの農作業体系を指すのではなく，合成した化学物質を一切使用しない有機的な体系から，特定の病害虫防除にあたって農薬や抗生物質を慎重に使用する体系まで，さまざまな体系を含むことはすでに述べた．したがって先に述べたように，代替農業は生物学的とか，低投入的とか，有機的とか，再生的あるいは持続的といった名を冠した農業ということになる.

　その一つの例として，ここではわが国の「環境保全型農業」について紹介する.

　わが国の農林水産省ではこの種の農業体系が早くから導入されており，省内にすでに生産局農業環境対策課がある．そのホームページには，環境保全型農業について次の定義がある.

「農業の持つ物質循環機能を生かし，生産性との調和などに留意しつつ，土づくり等を通じて化学肥料，農薬の使用等による環境負荷の軽減に配慮した持続的な農業」

この対策室は，平成1年に「有機農業対策室」として設置されたが，平成4年に環境保全型農業対策室と改名された．この対策室では，わが国全般にわたって農業生産活動を通じて国土を保全し，環境を守るという観点から，環境保全型農業の確立をめざしている．

一般的に言えば，環境保全型農業とは可能な限り環境に負荷を与えない農業および農法のことである．農業の持つ物質循環機能を生かし，土づくりなどを通じて化学肥料や農薬の投入を低減し，環境負荷を軽減するよう配慮した持続的な農業生産方式の総称といえる．

農水省では，平成11(1999)年に持続農業法を制定し，認定農業者に対する農業改良資金の貸付や農業機械の課税に対する特例措置などを設けて支援を行っている．同法では「持続性の高い農業生産方式」について「土壌の性質に由来する農地の生産力の維持増進その他良好な営農環境の確保に資すると認められる合理的な農業の生産方式」と定義し，具体的には，

○たい肥などの有機質資材の施用に関する技術で土壌改良効果の高いもの
○肥料の施用に関する技術で化学合成肥料の施用を減少させる効果の高いもの
○雑草・害虫等の防除に関する技術で化学合成農薬の使用を減少させる効果の高いもの，を挙げている．また，環境保全型農業を広く全国規模で推進するため，全国環境保全型農業推進会議がある．これは，農林水産省が全国農業協同組合中央会に助成して設置した機関で，生産者はもとより，消費者，食品産業，学識経験者，行政機関など24名の委員から構成されている．委員長は東京大学名誉教授の熊澤喜久雄氏である．

この会議は，これまで環境保全型農業推進憲章の制定や環境保全型農業推進コンクールの実施などを通じて，環境保全型農業を国民に向けて幅広く宣伝し，理解を呼びかけてきた．「持続農業法」に基づく認定農家の愛称名である「エコファーマー」も，この会議で決まったものである．この「エコ」は，

エコロジー（生態学）と仏教用語の依怙（頼りにするもの）を兼ねた意味である．もちろん，ファーマーは農業者を意味する．

環境保全型農業の理念，環境保全型農業における「環境」と「保全」，農業における環境汚染と環境浄化，地域環境保全型農業の確立については，熊澤喜久雄氏の「岐阜を考える：特集21世紀の岐阜を考える－団塊世代の課題－」の「環境保全型農業と地域環境保全」に詳しいので，関心のある方は参照されたい．

また，「環境保全型農業の課題と展望－我が国農業の新たな展開に向けて－，大日本農会叢書4，大日本農会（2003）」20）と題するする冊子がある．大日本農会は，わが国がこれから環境と調和した持続的な農業を確立するために，どのような対応をするべきか，平成11年から15年にわたって環境保全型農業研究会を開催して考えてきた．その研究会は，21回の会合と6回の現地調査を足かけ5年にわたり行い，平成15年4月に終了した．本書はこれをとりまとめた大著である．さらに最近では，西尾道徳氏が環境保全型農業レポートと題して農山漁村文化協会のホームページに国内外の情報を提供している．

代替医療と代替農業の連携

1．土壌と健康な世界

ノーベル医学生理学賞を受賞したアレキシス・カレルは，地球がほとんど回復できないほど病んでいることを，今から95年前の1912年に明確に認識していた．

「人間－この未知なるもの」の中でカレルは，次のような警告をしている．土壌は人間生活全般の基礎だから，近代的な農業経済学のやり方によってわれわれが崩壊させてきた土壌に再び調和をもたらす以外に，健康な世界がやってくる見込みはない．土壌の肥沃度（地力）に応じて生き物はすべて健康か不健康になる．すべての食物は，直接的であれ間接的であれ，土壌から生じてくるからである．この文章は，ピーター・トムプキンズとクリスト

ファー・バードの著書「土壌の神秘」の序論の冒頭に記されている.

　これまで多くの土壌は，酷使され，さらに消耗され続けてきた．そのうえ多くの土壌には，さまざまな化学合成物質が添加されてきた．したがって，土壌全般が必ずしも健全な状態にあるとは言い難い．そのため，その地で生産される食物の質は損なわれ，それが原因となって，われわれの健康も損なわれかねない状況にある．カレルの言うように，栄養失調も栄養のアンバランスも土壌から始まっているといって過言ではない．

　笑顔の幼児のはずむような健康は，その子どもたちの体が健全な食物と良好な環境に依存しているであろうことに疑いない．土壌の成分が植物，動物，人間の細胞の代謝をコントロールしているとも，カレルは言う．微生物やウイルスを除くほとんどの病気は，空気や水や土壌や食物のなかにある人間が生きていくうえで必要な元素間の調和が崩れることによって生じる．なかでも食の基となる土壌のなかの元素のバランスが最も重要なのである．

　ここには農医連携の原点がある．環境保全型農業であれなんであれ，健全なバランスのとれた土壌から生産された作物を人間が摂取することによって，健康が維持されるのである．

2．われらは畢竟（ひっきょう）土との共同体

　一方，わが国には「身土不二」という言葉がある．この言葉の語源は，古い中国の仏教書「廬山蓮宗寶鑑」（1305年）にある．本来の意味は，仏心と仏土は不二であることを示したものである．食と風土と健康に強い関心を抱くかぎられた人たちの間で，いわば内輪の規範としてこの言葉は用いられていたが，近年一般の人たちの間にも広がりつつある．土が人の命，命は土，人間は土そのものと解釈される．これは，上述したアレキシス・カレルの言葉と同様な意味あいを持つ．

　広く解釈すれば，「医食同源」なる言葉もこれらの範疇に属するであろう．「医食同源」という言葉は，病気を治すのも食事をするのも生命を養い健康を保つためで，その本質は同じであることを意味する．人びとが積み重ねてきた生活から培われた一種の知恵である．この言葉が最初に見られるのは，丹

波康頼（永観2年：984）によって著された最古の医書（医心方：いしんぽう）といわれる．また，大辞林によれば，「病気の治療も普段の食事もともに人間の生命を養い健康を維持するためのもので，その源は同じであるとする考え方．中国で古くから言われる」とあるが，言葉の出典については，どうもそうではなさそうである．詳しくは，北里大学ホームページ「情報：農と環境と医療」を参照されたい．

　明治・大正の小説家，徳冨健次郎（蘆花）の著書,「みみずのたはこと」の中にも同様な意味の文章がある．「土の上に生れ，土の生むものを食うて生き，而して死んで土になる．我等は畢竟土の化物である．土の化物に一番適当した仕事は，土に働くことであらねばならぬ．あらゆる生活の方法の中，尤もよきものを撰み得た者は農である」．

3．われらは畢竟化学合成物質との共存体

　カレルは,「文明が進歩すればするほど，文明は自然食から遠ざかる」とも言っている．いまでは，われわれが飲む毎日の水，常に呼吸する大気，種子や苗を育む土壌，日夜欠かすことのできない食品のいずれにも，何らかの化学合成物質が共存している．食品には，そのうえ加工，着色，漂白，加熱，防腐，保存のために化学合成物質が添加されている．もちろんこれらの化学合成物質の多くは，人間の健康に影響を及ぼさない．しかし，いくつもの化学合成物質による複合影響についての証左は今なお未解明な状況にある．

　われわれは肥料を含むこれらの化学合成物質のお陰で，増加しつつある人口に多くの食料を提供し文明を謳歌している．さらに，まだ世界には多くの貧民や難民がいるとはいえ，これらの化学物質は多くの人びとの飢餓と貧困を克服し，文明を維持してきた．20世紀は技術知の勝利であった．

　しかし，思い起こせば，われわれの生活には19世紀の半ばからさまざまな化学合成物質が取り込まれ続けてきたことは歪めない．

　たとえば，無機栄養説で著名なユスタフ・フォン・リービヒの化学肥料，人造染料で名を馳せたウイリアム・ヘンリー・パーキンの染料，夢でサルが手を繋いでいたというフリードリッヒ・フォン・ケクレのベンゼン環を持つ

化学物質，化学肥料の源のフリッツ・ハーバーとカール・ボッシュのアンモニア，殺虫剤のきわめつきであるパウル・ミュラーのDDT，そして，その延長上にはクロルデン，ヘプタクロル，ディルドリン，アルドリン，エンドリンといったDDTと同様な塩化炭素系の殺虫剤とパラチオンやマラチオンなどの有機リン系農薬があった．そのうえ近年では，ダイオキシン類の化学合成物質が大気から混入する．

このような化学合成物質との共存のもとで，将来はたして幼児の弾けるような笑顔に出会うことができるのであろうか．

4．連鎖：土壌・河川・海洋－作物・家畜・魚－食品－人

食う・食われるの関係をたどると，ある一定の場所に生息している生物の間に，ある種の鎖状の関係を見いだすことができる．これらの繋がりを食物連鎖と呼ぶ．このような関係が結ばれるためには，関係する生物が類似した場所に所属していなければならない．つまり，食物連鎖は生物群集の中の構造ということができる．食物連鎖では，植物と草食動物の関係をのぞけば，通常食う側の方が食われる側よりも大きい．

地形連鎖という言葉もある．ある一定の空間の森林，草地，樹園地，畑，水田地帯などの土地利用を一繋がりの鎖としてみたとき，これを地形連鎖という．ある物質の循環や流れをみるときに用いられる概念である．

土壌から作物・家畜を経て獲得された食物，河川・海洋から魚介類を経て獲得された食物，あるいはこれらを加工して作られた食品を人びとは食用に資する．これらは一定の空間や場所に所属してはいないが，俯瞰的な視点からすれば，これも一繋がりの鎖としてみることができる．土壌・河川・海洋の成分と人が摂取する成分は繋がっているのである．

このような視点からすれば当然のことであるが，カレルの言うように土壌・河川・海洋の健全さは，即，人の健康と同じことになる．土壌・河川・海洋における過剰な重金属，廃棄物，農薬，肥料などは，土壌・河川・海洋の不健全な養分バランスや呼吸をもたらし，そこに生育する生物の健康を害する．

ここに説明するまでもなく，われわれはこれらのことを塩化メチル水銀による水俣病，カドミウムによるイタイイタイ病から学んだ．工場から排出された水銀による海底土や海草の汚染は，魚介類の汚染に繋がる．魚介類を食する人はこれらの過程でメチル化された水銀によって毒される．カドミウムを含む鉱山から汚濁物質は，河川を汚染し水田に流入する．水田で生育したイネには，土壌を通してカドミウムが集積する．カドミウムを過剰に食した人は健康を害される結果になる．

　土壌の汚染防止や地力増進は，人の健康の維持や増進でもある．また，土壌の正常な呼吸は人の健全な呼吸でもある．さらに，地力を増進させるための土壌の休閑は，人の健康を維持させる休息の時期にも相当するのである．

5．農医連携における正の影響と負の影響

　代替医療と代替農業の視点から農医連携の科学を追う場合，その影響を正と負の視点から眺めることができる．

　正の影響要因として，アニマルセラピー，サプリメント，森林浴，薬草類の活用，環境保全・緑化，アロマセラピー，医食同源，身土不二，安らぎ緑空間などが考えられる．

　負の影響要因として，スギ花粉，鳥インフルエンザ，重金属など有害物質，窒素，マラリア，畜産廃棄物，BSEなど感染症，ファーストフード，家畜や養魚の抗生物質，耐性菌などが取り上げられる．

　これらの正負の影響要因を促進したり抑制・制御するための研究や教育が，今後環境を通してますます必要になってくるであろう．

6．代替医療と代替農業の科学をめざして

　カレルの指摘した土壌と人の健康の関わりは，すでに現実として在るが，この問題を克服しようとする国際的な試みが現れてきた．

　1924年に設立され82年の歴史を持つ国際土壌科学会議が，第18回目の国際会議を－土壌・安全食品・健康－をモットーに2006年7月9日から7日間，アメリカのフィラデルフィアで開催された．今回の土壌科学会議は次の4部

門から構成されている．1）Soil in Space and Time, 2) Properties and Processes, 3) Soil Use and Management, 4) The Role of Soils in Sustainig Society and Environment.

上述した4番目の部門は5分野からなる．このうち，4-2) Soils, Food Security and Human Health が新たな分野である．この4番目の部門は，3人の演者を立て「土壌と健康」と題するシンポジウムを開催した．またこの4-2) 分野は，「食物と健康の栄養分に影響する土壌の質」と題したポスターシンポジウムを開催した．

招待講演は，Science for Health and Well Being（健康と幸福のための科学），From Aspergillis to Timbuktu: African Dust, Coral Reefs and Human Health（遠くまで運ばれるカビ：アフリカのダスト，珊瑚礁および人の健康）およびSoil and Geomedicine（土壌と地質医学）であった．

上述した国際土壌科学会議の動向を見るまでもなく，現在のわれわれ社会が直面しているさまざまな事象，すなわち鳥インフルエンザ，ニュートリゲノミクス，動物媒介感染症，気候変動と健康影響，機能性食品，環境保全型農業，残留性有機汚染物質（POPs），環境・植物・動物・人間と過剰窒素，コーデックス（Codex），動物介在療法などは，いずれも農と環境と健康に関わっている．

これらの関わりは，われわれ社会が直面している現在のさまざまな問題を解決するには，次のことの必要性を示唆する．すなわち，人びとが農と環境と医の連携が必要であることを認識・自覚し，そのうえ連携を達成するための教育，研究および社会の構造を構築し，さらにはそれらの成果を得るための良好なシステムを創出する必要性である．

ところで，農と医はかつて同根であった．そして現在でも類似した道を歩いている．医学には代替医療があり，農学には代替農業がある．すでにこれまでも述べてきたが，前者は西洋医学を中心とした近代医学に対して，それを代替・補完する医療である．後者は，化学肥料や農薬を中心とした集約的農業生産に対して，これを代替・補完する農法である．いずれも生命科学としての特徴を共有している．21世紀に入って医学はヒトゲノムの，農学はイ

ネゲノムの塩基配列を解読する全作業を完了している．農と医が連携できる素地はすでにある．

また，日本学術会議は1年前に従来の7部制から「人文科学」，「生命科学」および「理学及び工学」の3部制に移行した．農学と医学はいずれも「生命科学」に属する．いまこそ，農医連携の名の下に，それぞれの学問分野で獲得した技術知や生態知を統合知に止揚する時代が来たのである．その際，忘れてならないことは，これまでもそしてこれからも両方の学問が環境を通して展開されていることである．環境を通した農学と医学の連携が，この分野の原論と研究と教育にとって今ほど求められている時代はない．

「身土不二」やカレルに代表される言葉の意味を考えるとき，それらの先駆性にしばしば驚愕させられる．その言葉やカレルは，いまもなおわれわれの前方をゆっくりと歩みながら，われわれの遅れた到着を待ちわびている．彼らが開拓してきた道は，いまではすっかり夏の雑草に覆われてしまっているようにみえる．その雑草を早く切り払い，われわれはもう一度，その道を歩みなおさなければならない．農医連携の研究や教育を促進させるために，われわれに残された時間は多くない．

代替農業と代替医療の連携の実践：タイの例

2010年2月7日から11日にわたって，タイにおける農医連携に関わる病院や職業訓練センターを視察する機会と，タイ国衛生省代替医療局主催「農業・環境・健康（農医連携）」のセミナーで講演する機会を得た．その内容の一部を以下に紹介する．これにより，タイにおける衛生省や病院において農医連携の運動が推進されている姿を見ることができる．

1）ワットポ伝統医学・マッサージ学院
2）ダムナンサドウアック郡立病院（ラーチャンブリ県），タイは，県・郡（市）・町・村
3）チャオ・プラヤー・アバイブベ病院（プラチンブリ県）
4）タイ国衛生省代替医療局主催「農業・環境・健康（農医連携）」セミナー
5）文部省特別教育局チョンブリ県職業訓練センター

参考：タイ国総理府の基本方針
参考：「2007-2011年・第10次タイ国家健康開発計画」概要（抜粋）

1. ワットポ伝統医学・マッサージ学院（WATPO TTM, バンコック市内）

タイ国における最初の医学校で，1）一般タイマッサージ課程，2）足マッサージ課程，3）タイ医学マッサージ・セラピー課程，4）オイルマッサージ・アロマセラピー課程，5）乳幼児課程がある．

2. ダムナンサドゥアック市立病院（Damnoensaduak Hospital ラーチャンブリ県）

300床を有する地域の中核的な総合病院である．スラート（Surat Lekutai）病院長は，タイでも評価の高いマヒドン大学の医学部で近代医学を学んだ医学博士である．氏は農医連携への関心が高く，病棟の間に菜園を設け，自然農法で栽培した作物を患者に提供している．さらに，元気が回復してきた患者には，その農地で野菜を作ることを勧めている．

院内は代替医療を主体としたシステムが完備されており，ハーブ療法，タイ式指圧，タイ式エクササイズ，祈り，ヨーガ，中国式エクササイズなどが行われている．食べ物は，大地・水・風・火の産物，環境は平和と緑，社会貢献には仏陀に関わる儀式への参加などをキャッチフレーズにして，患者の治療にあたっている

3. チャオ・プラヤー・アバイブベ郡立病院（Chao Phya Abaibhubejhr Hospital プラチンブリ県）

タイの地方医療センターとして1941年に設立された．当時は，国内にある19病院のひとつであった．当初はプラチンブリ県の病院として，とくに病院名はなかったが，1966年に，チャオ・プラヤー・アバイブベ（本名：シュム・アバイフォン閣下）が病棟を設立し，これにちなんで病院名がつけられた．病院の敷地内には，タイの伝統的医療博物館がある．

タイ特有の「文化的・伝統的」医療法であるハーブ治療法が，1983年から推進されている．世界保健機関（WHO）とタイ国衛生省からの支援を受け，一次医療インフラ設備が開発されている．またハーブなどの品質は，化学肥料や農薬を使用しない13軒の農家と契約し，タイの有機農業認証機関（ACT）のもとで厳重に管理されている．治療には，漢方薬，マッサージ，ハーブ，オイルなどが活用される．マッサージ技術を習得するための学校が併設されている．

今日では，チャオ・プラヤー・アバイブベ病院（500床）は，最新技術を取り入れた総合医療センターである．利用者は，病院の公共医療，タイの伝統的薬や代替医療を含むさまざまなサービスを選び合わせて，治療を受けることができる．このように伝統的治療法を促進することによって，地域および国全体の健康基準を向上させてきた．

タイの公共保健制度と基本的な医療システムは，主に米国や欧州諸国のものを基本としてきた．チャオ・プラヤー・アバイブベ病院は，タイ特有の"文化的・伝統的"医療法の重要性を認識し，1983年から，ハーブを使用した治療法に力を入れてきた．

上述したように，世界保健機構（WHO）からの支持も受け，タイ国衛生省は2000年までに地域に根付く，一次医療インフラ設備の開発を目標とした．それにより，一般家庭で伝統的とされたハーブ治療法が推進されたのである．国際機関の厳しい審査を乗り越え，ハーブ製品は国際的にも幅広い支持を受けてきた．それにより，医療機関という枠を超えて，ハーブ開発に力を注ぐ活動を円滑にするために，チャオ・プラヤー・アバイブベ病院財団が2001年に設立された．非営利組織である．

財団は，タイの伝統医学（TTM）をタイ人のみでなく国外の人にも使用できる運営を行っている．財団は，現在115人の人員を有している．年間収入は100万バーツで，収入の70％は病院へ，残りは漢方薬の開発と社会発展のためのプログラム資金として活用している．毎日，ハーブのカプセル：500,000，ティバッグ：2000，ボトル飲料：5000，個人医療製品：3000，ハーブ抽出物：1000リットルを製造している．品質管理は，オーガニック農業運動国際連合

（IFOAM）で正式許可された組織であるタイ国有機農業保証（TAT）で保証された安全な過程での農場から始まる．

開発された製品に，Garcidine 消毒剤，カプサイチンクリーム，ハーブの目元ジェル，咳止めドロップ，若返り石けん，犬のシャンプー，ハーブ薬（29品目），栄養補助食品，ハーブ化粧品（31品目），歯磨き粉，ハーブ飲料（8品目）などがある．筆者はハーブの歯磨き粉を購入して使用した．品質は良いが，茶色なので，白い歯磨きを使用してきた人には違和感があるかも知れない．販売元は，国内の小売り雑貨屋，薬局，政府や私的病院などである．外国では，日本（公式代理店：福岡「moonbow」店，東京「アバイブーベ青山」，ドイツ，アメリカ，ベトナムに輸出している．

療法には次のものがある．タイマッサージ（タイ王室マッサージとタイの伝統マッサージが一体化したスタイル：すべての筋肉痛と筋硬直の痛みを治療する），熱いハーブの湿布（筋肉痛や痛みの治療にハーブのボールを使う．ハーブのボールは新鮮なハーブの束を清潔な布で包んだ物である．捻挫や筋硬直にもよい）．ハーブのサウナ（血行をよくする．肺と鼻詰まりを治す．喘息，風邪，インフルエンザによい）．足つぼマッサージ（炎症を減少し，マッサージやハーブ製品で足やふくらはぎの痛みやうずきをなくす．打撲，こわばり，腫れの治療にはプレイスオイルとクリーム．パヤヤ香油が抗炎症に効く．ガランガル足スプレーで，抗菌作用，臭気抜き，血行が改善される）．美容治療（顔と頭を一緒にマッサージする．頭痛やストレスのすべての緊張を取り除く．健康で美しくある）．

アバイブベタイ伝統医療大学がブラハ大学との協力で2006年に開設された．生徒数は130人．最初の2年間はブラハ大学で，後の2年間はチャオ・プラヤー・アバイブベ病院で学ぶ．

先にも紹介したサイモン・シンの「代替医療のトリック」では，ハーブ療法を除く他の代替医療の効果は微々たるものか，大半はプラセボであると結論されている．このことからもタイのハーブ栽培と療法は，代替農業と代替医療を連携させる重要な例として広く展開させていく必要がある．

4．タイ国衛生省代替医療局主催「農業・環境・健康（農医連携）」セミナー

　平成22（2010）年2月10日，衛生省代替医療開発局会議室において，110名の参加者（タイ国衛生省職員，タイ国衛生省管轄病院12カ所の医師・看護師ほか医療関係者，永続的農業ネットワーク，一般市民）のもとで，著者は「温暖化と農医連携」について講演した．内容は概略以下の通りである．

　『大量生産と経済効率をめざした農業は，農地に化学肥料，農薬および化学資材を加え，集約的なシステムへと変わった．その結果，増加しつつある人口に多くの食料を提供することができた．一方，大量生産のために投与された膨大な資源とエネルギーは，重金属汚染にみられる点的な，あるいは窒素やリンによる河川や湖沼の富栄養化にみられる面的な，またメタンや亜酸化窒素による温暖化にみられる空間的な環境問題を起こした．さらに最近では，ダイオキシンのような世代という時間を超えた環境問題を生じせしめ，人間の健康と地球の環境に多くの問題点をもたらした．

　医学においては，微生物学，免疫学，臨床医学，薬学などが発展する中で，栄養学の進歩とともに多くの人びとが病気を克服することができ，さらには健康の増進に励むことができた．一方，そのために発明・発見されたさまざまな化学物質による，たとえばサリドマイドに代表される薬原病などの問題が浮上し，臨床医学をさらに進化させることへの洞察が生まれた．さらには，生態知の一つとも考えられる「人の癒し」などのついても未解決の問題が残されている．

　21世紀の予防医学が掲げる目標には，リスク評価・管理・コミュニケーション，疾病の発生予防，健康の質の増進などの課題がある．これらの医学分野における課題と，農学がどのように連携できるかという現代的な問題の解決に取り組むことは，社会の要請に応えるうえできわめて重要である．

　20世紀の技術知が生んだ結果は，われわれが生きていく21世紀の世界に，農医連携の科学や教育が必要不可欠であることを示唆している．病気の予

防，健康の増進，安全な食品，環境を保全する農業，癒しの農などのために，すなわち21世紀に生きる人びとが心身ともに幸せになるために，農医連携の科学や教育の必要性は強調されてもされすぎることはないであろう．医食同源や身土不二という言葉があるにも関わらず，これまで農医連携の科学や教育がそれほど強調されなかったように思われる．

今の世のなかの大きな問題のひとつに「分離の病」がある．人と人の絆がり，生徒と先生の絆がり，土や自然とヒトの係がり，事実と事実の縛がり，文化や歴史と現在の維がりなど，枚挙に暇がない．

これらを整理すると分離の病は四つある．「知と知の分離」，すなわち専門主義への没頭，専門用語の迷宮，生きていない言葉の使用などが挙げられる．「知と行の分離」，すなわち理論を構築する人と実践を担う人との分離，バーチャルと現実の分離などがある．「知と情の分離」，すなわち客観主義への徹底，知と現実との極端な分離がある．「過去知と現在知の分離」，すなわち文化の継承や歴史から学ぶ時間軸の分離，不易流行とか温故知新などの言葉でも表現できる．このような「分離の病」は，農と医の間にも存在するであろう．分離の病を克服するためにも，俯瞰的で総合的な視点に立った農医連携の研究や教育の必要性が強調されなければならない．このことは，われわれが生きる21世紀の大きな課題の一つでもある．

著名なフランスのノーベル生理学・医学賞受賞者，アレキシス・カレルは，1912年に「人間−この未知なるもの」と題する本の中で警告している．以下に示す言葉は「農医連携」の原点になるであろう．

土壌が人間生活全般の基礎なのであるから，私たちが近代的農業経済学のやり方によって崩壊させてきた土壌に再び調和をもたらす以外に，健康な世界がやってくる見込みはない．生き物はすべて土壌の肥沃度（地力）に応じて健康か不健康になる．

すべての食物は，直接的であれ間接的であれ，土壌から生じてくるからである．

講演会への参加者は，農医連携を国の方針として進めていくことを決定し

た．具体的には，まず農医連携を実施している病院と，有機農法を実践している農家を調査する．また，現在実際に農医連携を実践している病院の職員をはじめ，患者などの健康状況を検査し，これをデータ化する．農医連携を国の方針として提案するため，上述したデータを活用し，国家健康委員会に提出することが重要な課題であることが明確になった（衛生省代替医療局最高顧問プラポッチ；Prapoj Petrakard 医師）．

5．文部省特別教育局チョンブリ県職業訓練センター（Watyannasangwararam Agricultural Training and Development Center）

タイのプーミポンアドウンラヤデート国王は，東部海岸沿いのチョンブリ県バングラムーン区ハウヤイ町ワットヤンナサンワララームを1982年に訪問した．この地域は日照りが続き農作物の生育が悪かった．そこで国王は，土地の肥沃度を回復する開発事業を進めることを推奨した．1985年，ワットヤンナサンワララーム農業訓練開発センターが設立され，国王陛下主導プロジェクトが開始された．センターの任務は次のように規定された．
　a．自然農法を実施する．　b．若者・農家・関心ある人の訓練をする．
　c．自然農法ネットワークを広げる．　d．自然農法について調査研究する．
　e．自然農法に適した育種の研究を進める．
　自然農法の利点は，農家が満足し，環境（とくに土壌と水）が保全され，生産物が消費者と農家に安全で健康によく，次世代に資源が継承でき，農家の共同体が満足感を得る，などにある．この利点は，環境の保全を通して農と健康を維持しようとする農医連携の考え方に適合するものである．

参考：タイ国総理府の基本方針（情報）
　グローバライゼーションと世界資本主義の潮流のなか，これまで約10年間の均衡とルールを失したタイの発展の方向は，タイを重要な社会的危機に直面させることとなった．国の運営は物質的な発展が重視され，資本主義システムが最優先されたことから，経済方面には不平等が広がり競争が蔓延し，

他人を押しのける者が幅をきかせ，また社会方面では社会道徳が弱体化し相互扶助の精神が失われた．家族の絆が弱まり子どもや老人，機会に恵まれぬ者，障害者や貧民が置き去りにされるとともに，各種各様の矛盾が顕在化した．

環境方面では天然資源が破壊されて各種の汚染が数々の問題を発生させ，社会的な健康ならびに国民の健康と衛生の開発の障害となった．しかし同時にまた健康・タイ伝統医学・タイ土着の健康知識・健康の増進・健康システムの改革・社会の健康の拡大が見直され，重視され，覚醒される風潮が起こってきた．

さらに健康に関する新たな展望・意識・文化が生まれ，健康システムのルールが形成されてきた．それゆえ健康の開発，すなわち第10次国家健康開発計画のスパンに当たる現在の開発の展望はここに新たにプロセスの改革を見るに至った．すなわち第10次国家健康開発計画の中において諸要素が完備した均衡のある発展により，人間が開発の中心になること，良き社会より良き健康が生まれること，が目指されることになった．

良き健康・良きサービス・良き社会のための十分な健康システム，十分な幸福に満ちた生活を実現し，充足経済哲学のもとに相互に幸福感を共有する社会の実現につなげることが志向されることになったのである．社会の各層におけるパワーの結集によりよくまとまった社会が形成されなければならない．

上述したように定められた目標に，社会および健康システムを変革し移動させていくためである．すなわち政府・地方・民間・民間公益団体・コミュニティー組織・社会・国民が，国家レベル・地域レベル・世界レベルで，それぞれが連合しつつ堅固かつ真剣に行為において協力し責任を分担して，相互に幸福感を共有する社会の根幹を形成するのである．

参考：「2007-2011年・第10次タイ国家健康開発計画」概要（抜粋）

　第10次タイ国家健康開発計画は，国内企業およびグローバライゼーションによる急激な変化により起こった健康に影響を及ぼす経済・社会面の資本と

しての環境要因および天然資源と環境の変化に連動したタイの健康システムの問題と傾向に対する分析・合成から生まれたものである．

　本計画における開発の方向は過去の計画からの内容を引き継ぐ一方，また意見の総合・新たな健康概念の構築を重視するとともに，より明瞭な目的を持つタイの健康システムを形成するための連合を打ち出している．肉体的・精神的・社会的・霊的などの要素を総合した健康の開発を進めるためである．健康を堅固にするために社会の力を結集すること．充足経済哲学を理論の基盤として，各地方の各層の各次元における健康面の管理と開発，生活の実践に具体化させていくこと．もとよりそれは第10次国家経済社会開発計画の方向とも一致するものである．2007-2011年第10次タイ国家健康開発計画の概要は以下のようなものとなる．

1）タイの健康システム開発の哲学と考え方

　タイの健康システム開発の哲学と考え方は，「充足経済哲学を健康開発の指針とする」ものである．また「良き健康は良き社会の結果」という原則を堅持する．そこから二つの基本的な考え方が生まれる．

　(1) 第1の基本的な考え方：充足経済哲学から充足健康システムの実現へ

　これには七つの原則がある．a．中道を行くこと，b．適度な均衡があること，c．足るを知ること，d．正当な理由のあること，e．免疫システムがあること，f．世界に遅れないこと，g．徳義と倫理のあること．この場合，充足健康システムにはめざされる目的として以下の特性と資格条件を持つ．

- 家族レベル・コミュニティーレベルでの十分な健康が堅固な根幹になること．
- 各レベルにおける健康を維持するために正当な理由のある財務金銭面の数量を知り周到に対処すること．たとえば，医療機器または設備の購買に注意深くあること．
- 現状に対処するに足る適度な技術を使用すること．この場合，タイの土着の智慧と自律を尊重する．
- 健康の増進・病気の予防・医療・リハビリ・消費者保護を完備させる．

・健康を保証しカバーする免疫システムを維持すること．
・徳義と倫理とは誠実・貪らぬこと・足るを知ることである．
(2) 第2の基本的な考え方：良き健康は良き社会または幸福な社会の結果

　これは公正な社会，相互扶助があり叩き合い潰し合いのない社会，平等な人間としての尊重，自分や他人を抑圧することなく，自然を抑圧することのない状態である．

2) タイの健康システムのビジョン・関連活動・開発目標

　上述した考え方からタイの健康システムのビジョン・関連活動・開発目標を以下に定める．

(1) ビジョン

　上述した考え方からタイの健康システムのビジョン・関連活動・開発目標を以下に定める．

(2) 関連活動

　充足健康システムを形成するためのタイの健康システムを実現するための開発は，各方面が協力すれば可能である．この場合，開発における重要な関連活動として以下のものがなければならない．・考え方の連合の構築・新たな健康観念の構築・透明な運営システムの構築・開発に参加させるメカニズムの構築

(3) 開発目標

　充足健康システムの実現を目指すタイの健康システムを開発する基本目標として以下の10項目を定める

　　a　均衡のある安定した健康システムの運営における連合とルール．
　　b　良き健康を生み出す基礎になる要素を形成させる実際的な健康増進業務．
　　c　健康文化および十分に幸福な生活を構成要素とする．
　　d　コミュニティー健康システムと初期医療サービス・ネットワークを堅固にする．
　　e　正しく適切な学術的基礎を持つ技術の使用による効率的な健康と医療のサービスシステムにより，サービス受益者に暖かくサービス提供者を幸

福にする．
- f 公正・普遍的・品質のある健康保険．
- g 病気の衝撃に対応可能な免疫システムと準備態勢，現実に即応可能な健康の免疫．
- h タイ伝統医学と他国の伝統医学の両方を知り，その混合による多様かつ自律できる健康の選択肢．
- i 知識の管理による知識ベースの健康システム．
- j 苦労の多い貧民を捨てない社会，貧民・困難な人・チャンスに恵まれない人を人間としての価値・神秘性において尊重し面倒を見る社会．

3）タイの健康システム開発の戦略

相互に幸福感を共有する社会における充足健康システムを構築する方向として，以下の六つの基本的な開発戦略を挙げる．

(1) 健康システムの運営における連合とルールの構築

業務システム・運営管理構造・健康政策面のメカニズムとプロセスを改革し，連合とルール化を進め，公正さ調査可能な透明さを増進させる．すなわち短期的には不正や汚職を制圧するとともに良き組織文化を形成して長期的なルール化を確立させる．

(2) 幸福な社会における健康文化と幸福感のある生活の構築

日々の生活における十分な安全の保証を形成するため，食品・薬品・健康用品・専門職の営業・環境面の実際的な健康行政の業務を急ぐこと．あわせて健康文化の構築と良き健康の維持ないしは各層において幸福感のある社会を創造するために家族・コミュニティー・社会の役割を増進させる．

(3) サービス受益者に暖かくサービス提供者を幸福にする健康サービスシステムの構築

サービス受益者・サービス提供者ともに困難に遭遇している人を思いやる健康サービスシステム開発を重視する．すなわち公正な管理システムを構築して相互に思いやり，当面の健康保険を構築する政策のもとに協力するサービスの品質と効率に誇りと満足を抱くこと．

(4) 健康を脅かす病気と災害からの衝撃を減らす免疫システムの構築

病気の予防とリスク要因ならびに各種の変化がもたらす健康への衝撃を管理する堅固なシステムを構築する．同時にまた災害や病気の一般への激しい伝染に対処する準備を怠らない．

(5) タイ伝統医学と他国の伝統医学の混合による多様な健康の選択肢の構築

薬草・タイ伝統医学・土着の地方医療・代替医療により，健康面における自律の可能性の開発を重視する．とともに安全な医療面の科学技術の開発を進める．

(6) 知識管理による知識ベースの健康システムの構築

薬健康面の各レベルにおける知識の管理と研究により文化を形成させ，知識が判断のベースとなるような管理システムを構築する．

以上の各戦略には，それぞれ適合する目的・目標・方法・対策が定められ，充足健康システムの開発におけるビジョンと基本目標の達成に導入される．

4) 戦略計画の社会的実践への変換

戦略を実施する指針を定め，各レベルにおける各側の開発における役割を提案し，協力して戦略を実施に移す．ないしは既定の充足健康システムのビジョンと開発目標を達成するために監督・追跡・査定をする指針を定める．

参考資料

AJAA ホームページ：http://eap.mcgill.ca/MagRack/AJAA/ajaa_ind.htm

ASCO ホームページ：http://www.annieappleseedproject.org/ascocam.html

渥美和彦・廣瀬輝男：代替医療のすすめ－患者中心の医療をつくる，日本医療企画 (2001)

バリー・R・キャシレス，浅田仁子・長谷川淳史訳：代替医療ガイドブック，春秋社 (2001)

病気のはなし・病気辞典・病気ホームページ：http://homepage3.nifty.com/mickeym/simin/66daigae.html

Dr.Nagasato's Office 代替医療ホームページ：http://www.nsknet.or.jp/~nagasato/daitai.html

大日本農会，持続可能な農業への道：大日本農会叢書3（2001）
大日本農会，環境保全型農業の課題と展望－我が国農業の新たな展開に向けて－：大日本農会叢書4（2003）
第1回「健康食品」に係る制度のあり方に関する検討会ホームページ：http://www.mhlw.go.jp/shingi/2003/04/s0423-6b9.html，厚生労働省
サイモンシン・エツアートエルンスト，青木薫訳：代替医療のトリック，新潮社（2010）
Foreign Office The Government Public Relations Department, Thailand ホームページ：
http://thailand.prd.go.th/ebook_bak/story.php?idmag=9&idstory=83，The Secret Medicine Cabinet
Health Net Media ホームページ：http://www.health-station.com/
JAMA ホームページ：http://jama.ama-assn.org/
JACT ホームページ：http://jact.umin.jp/，日本認知療法学会
久馬一剛・嘉田良平・西村和雄監訳：代替農業：全米研究協議会リポート，自然農法国際研究開発センター・農山漁村文化協会（1992）
カムネット／代替医療利用者ネットワークホームページ：http://ja-jp.facebook.com/pages/CAMUNet%E3%82%AB%E3%83%A0%E3%83%8D%E3%83%83%E3%83%88%E4%BB%A3%E6%9B%BF%E5%8C%BB%E7%99%82%E5%88%A9%E7%94%A8%E8%80%85%E3%83%8D%E3%83%83%E3%83%88%E3%83%AF%E3%83%BC%E3%82%AF/194349000591648
熊澤喜久雄：環境保全型農業を巡って，北里大学農医連携学術叢書第2号（陽　捷行編著），養賢堂，77-103（2007）
北里大学ホームページ：http://www.kitasato-u.ac.jp/daigaku/noui/newsletter/noui_no57.html
北里大学学長室通信：「情報：農と環境と医療 57号」，15-21（2010）
陽　捷行：代替医療と代替農業の連携を考える，北里大学農医連携学術叢書第2号（陽　捷行編著），養賢堂，1-24（2007）
陽　捷行：農医連携の視点から肥料を考える，季刊肥料，平成19年冬号（2007）
西尾道徳：農文協ホームページ：http://libnews.ruralnet.or.jp/nishio/

日本補完代替医療学会ホームページ：http://www.jcam-net.jp/
NCCAM ホームページ：http://nccam.nih.gov/
生産局農業環境対策課ホームページ：http://www.maff.go.jp/j/seisan/kankyo/hozen_type/，農林水産省
タイの病院，病院の各種パンフレット
ピーター・トムプキンズ，クリストファー・バード，新井昭廣訳：土壌の神秘，春秋社（1998）
徳冨健次郎：みみずのたはこと，岩波書店（1938）
上野圭一：補完代替医療入門，岩波アクティブ新書64，岩波書店（2003）
ウイキペディアフリー百科事典：代替医療，ja.wikipedia.org/wiki/
山下惣一著：身土不二の研究，創森社（1998）

・・

－言葉の散策：農と環境と医療－

　漢字研究の泰斗，白川　静博士が亡くなられて6年近くの歳月が経過した．明治43（1910）年生まれ．享年96歳．白川氏の学問は漢字というものの成り立ちを分析し，漢字が生まれた殷（商）という時代の精神を解明する研究であった．漢字の中には，神とか鬼とか霊とかいったものへの深い畏れの精神が宿っている，というのが白川氏の信念であった．「漢字は文化」「国語力の根底は漢字にあり，漢字を復権しなければ，東洋は復権しない」が口癖だった．幼稚園から英語を学ばせましょうなどという今流の考え方とは，隔絶の感がある．軽佻浮薄でなく重厚である．

　漢字は，王と神とをつなぐ欠くことのできない方法の一つとして生まれたと，白川氏は語る．ほとんどすべての漢字を，神の世界との関係で解釈する．白川氏は，生命力と自然への畏怖を漢字教育を通じて明らかにしてきた．

　したがって，この「言葉の散策」でも，生命に関わる「農」，「環境」および「医療」の漢字について「そもそもこの漢字の成り立ちは……」と，白川氏の解釈を拝借してきた．これらの言葉が生命力と自然への畏怖に満ちているからである．

いくつかの例を挙げる．「道」は「首」に「しんにゅう」で表現される．「しんにゅう」は道を表すが，古代中国では異族の国に行くときには，その異族の首を持っていくので，「道」という字ができたという．

　神と人をつなぐ「ㅂ（さい）」の例である．従来，「ㅂ」は「口」と誤って主張されてきた．「ㅂ」は祈りの文が収められている箱なのである．たとえば「悦」．偏の兄は神への祈りの文である祝詞（のりと）をいれる器を頭上にのせて祈る人の形で，神に仕える祝（はふり）をいう．その祝の上に神気がかすかに降ることを八の形で示したのが，兌（だ：よろこぶ・かえる）である．神が反応して乗り移り，うっとりとした状態になっている祝の心を悦といい，「よろこぶ」の意味がある．

　「古」は，十と口とを組み合わせた形．十は干（たて）を省略した形．口は○で，神への祈りの文である祝詞をいれる器の形．この器の上に聖器としての干を置いてで守り，祈りの効果を長い間保たせることを「古」といい，「ふるくからのもの，ふるい，むかし，いにしえ」の意味となる．

　「陽」の「こざとへん」は，神が天を陟り降りときに使う神の梯子の形．旁は台上に霊の力を持つ玉（日）を置き，その玉光が下方に放射する形．玉光には，人の精気を豊かにする魂振りの働きがあるものとされた．

　こんな感じの流れを認識しながら，「農」と「環境」と「医療」に関わる言葉を整理して以下にまとめてみた．

　「農」．金文の字形は田＋辰（しん）．辰は蜃器（しんき）．古くは蜃（はまぐり）など貝の切片を耕作の器に用いた．耨（じょく）は草切ることをいう．説文に「（のう）は耕す人なり」とある．卜文の字形は林と辰とに従い，もと草莱（草はら）を辟（ひら）くことを示すものであろう．のち林の部分が艸になり，田になり，曲はさらにその形の誤ったものである．

　訓義は，1）たがやす，たづくり，たはたをたがやす，2）のうふ，たはたをつくる人，たに，3）つとめる，はげむ，いそしむ，4）あつい，てあつい，こまやか．古訓は，ナリハヒ．

　「環境」の「環」は，「たまき」という和訓があり，玉（ぎょく）で作った円環形の装飾品のこと．若者がよく腕に着けているブレスレットもその一種

だ．「環境」は，自分を取り巻く円環を想定して，その周辺や外側を指すと思えばよい．

『新唐書』王凝（おうぎょう）伝に，こんな記事が見える．王凝が長江下流地域の行政監督官となったとき，周囲には盗賊が出没して，治安が悪かった．その状況が，「時に江南の環境は盗区と為（な）る」と書かれている．この「環境」は，今の言葉でいえば，周辺である．

また，『元史』には，余闕（よけつ）という高官が，任地の周辺が賊軍に包囲されて身動きのとれない状態にあったことから「環境に堡塞（とりで）を築き」，防備を固めて治安を維持しながら，その内側で農耕に取り組む持久戦術を取ったことが記されている．この場合の「環境」も，周囲の地域一帯を指している．

この「環境」が，エンバイロンメントの訳語として採用された．中国語でも，日本語経由で，「環境」を同じ意味に用いている．ところで，「環境」の古い字義による用例は，辞書にはたいてい上記の二つが挙げられるが，それ以外の例となると，あれこれと探してみても，なかなか見つけられない．つまり，それほど使用頻度の多い語ではなかった．ヨーロッパ語のエンバイロンメントも近代に生まれた概念らしいが，その訳語に「環境」を当てた人の着眼はみごとだ．

中国での環境破壊の教訓としていえるのは，人が何かの行動を起こすとき，自分を中心にした円環をどこまで広げてものごとを考えられるかということだろう．「環」の内側に，自分の企業や地域や国を置くだけでなく，隣国や東アジア，さらには全世界にまでその輪を拡張できるかどうか．いわゆる環境問題の原点はそこに尽きる．

「医」．旧字は醫．医＋酉．医は医（えい）を（う）つ形．矢を呪器（じゅき）としてこれを殴ち病魔を祓う呪的行為を殹（殴）という．またそのかけ声をという．酉は酒器．その呪儀に酒を用いる．古代の医は巫医（ふい）であった．ゆえに字はまたに作る．

医（えい）と醫とはもと別の字．医はうつぼ（矢を入れる袋）．は秘匿（ひとく）のところに呪矢を収め，かけ声をかけて祓う呪術で，その声をいう．

醫・はその声義を承（う）ける．

　澄んでいる酒の意．ひいて，昔，清酒を薬の補助として使ったところから，病気を治す，また，病気を治す人，「くすし」の意に用いる．別体字（毉）は，巫女が祈祷（きとう）して病気を治す意．教育用漢字はもと別字だが，俗に醫の省略形として用いられていたものによる．

　「医療」とは，医術を用いて病気を治すこと．治療．療治．出典は，中国の後漢の「韋彪伝」に，「骨立異常なり．医療すること数年，乃ち起つ．学を好み洽聞（こうぶん），雅より儒宗と称せらる．」とある．また続日本記に，「勅曰，如聞，天下諸国疫病者衆，雖加医療猶未平復」とある．

参考資料
日本国語大辞典：小学館（1979）／大字源：角川書店（1993）／大字源：角川書店（1993）／字統：白川　静，平凡社（1994）／字通：白川　静，平凡社（1997）／常用字解：白川　静，平凡社（2003）／興　膳宏：日経新聞，漢字コトバ散策，環境，2005年12月18日

・・・

－コラム：蛍雪の功－
　若い読者のなかには，「蛍雪の功」の内容をご存じない方がおられるやもしれない．蛇足ではあるが，その意味と語源と由来について簡単に触れる．「蛍雪」は苦労して勉学に励むことを，「功」は成し遂げた仕事や功績を意味する．語源と由来は，以下のような中国の史書の故事による．

　中国の晋（65-419）の時代に，車胤（しゃいん）と孫康（そんこう）という貧乏な青年がいた．官吏になることを望んでいたが，夜に本を読むための油を買う金もない．そこで車胤は夏の世に蛍を数十匹捕まえて絹の袋に入れ，蛍の光で勉学に励んだ．孫康は冬の夜の窓辺に雪を積み上げ，雪の明かりで勉学に励んだ．二人の努力は報われ，後に高級官吏へと出世した．

　毎年満開の桜のもとに，新しい学生を迎える．新たな年を迎える元旦のと

きと同じように，心の底から喜びが湧いてくる．「時間」には，新しいも古いもないことを十分わかっていながらも毎年抱くこの思いは，新入生が学舎に学び，巣立ち，そして新しい堅固な日本を創造してくれるであろう期待と願望がなせる業であろう．

「論語」にある．「吾れ十有五にして学に志し，三十にして立つ」．七十歳をすぎた孔子（前551-479）が，ある弟子に告白した言葉である．十五歳で学問をしようと思い立ち，三十歳でその基礎が固まった．これで，これからの人生はやっていけるという自信を持ったというのである．

この言葉の内容は容易でない．学んで基礎固めをするのに，十五年の歳月が必要というのである．学ぶということは，これほどの覚悟がいるものだと読むことができる．ゆめゆめ，装飾品を身につけるような軽い気持ちで大学の門に入ることはできない．もちろん，この言葉は七十歳になったときの孔子の言葉であるから，若い人に簡単に分からないだろうが，学びはじめる前にしっかりと頭に入れておくべき言葉であろう．

再び「論語」である．「学びて時に之を習う，亦説（よろこ）ばしからずや」．この「習う」はおおむね復習することであると解釈されている．もう少し考えれば，学んだことをしっかり練習しろ，と読むこともできる．さらには復習や練習なんか誰だって説ばしくないだろうから，学んだことがあとからたいそう役に立ったことを「習う」の意味だと解釈すれば，そのあと出てくる「亦説ばしからずや」が本当に生きてくる．そうでないと，筆者のような復習や練習をよろこびと思わない輩には，この「習う」はどうも実行できない．

続いて吉田松陰（1830-1859）である．松陰は，読書についていくつかの言葉を残している．そのなかの一つに印象的な言葉がある．「志を立ててもって万事の源となす，書を読みてもって聖賢の訓（おしえ）を考がう」．何事をするにも志（心のゆくところ，心ばせ）がなければ，なんにもならない．志しを立てることがもっとも重要である．その志を達成するためには，聖賢の書いたあらゆる書物を読んで，その内容を理解する．その後，教えに従うのではなく，聖賢の教えを参考にして自分の考えをまとめることが大切であると解釈できる．

次は発明王のトーマス・エジソン（1847-1931）である．"Genius: one percent inspiration and 99 percent perspiration." この世の中に存在しなかったなにかを発明するためには，汗をかくほどに多くの事象を学び，そのことを理解し，素直に真似る．そうすると，Aという事実とZという事実が繋がり，すばらしい思いつきが現出し，新しい発見がある．これを天才という．

　言葉は真似ることで憶える．覚えた言葉を脳が記憶し，考えることがはじまる．すなわち，思考は模倣からはじまるのである．アメリカを訪れたら，乞食でも英語をしゃべっていた，という冗談ともつかない感想は，模倣の必要性を明確に語っている．赤ん坊がだんだん覚えていく言葉は，模倣以外の何ものでもない．

　独創的な思想や言葉を持って，この世に生まれた者などいるわけがない．しかし，生まれてから死ぬまで模倣を続ける人と，エジソンのように模倣から何かを創造して，社会に遺産を残す人とわかれることだけは確かである．しかし，このことと人生の失敗と成功，幸福と不幸はほとんど関係ない．まったく別の話である．だから，生きていることに妙味がある．

　「来し方行く末」という言葉がある．模倣するとは「来し方」をしっかりと把握することであり，創造するとは「行く末」を切り開くことである．しかし，「行く末」がみえても成功や幸福がそこに生まれるとは限らない．成功や幸福は自分自身にあるからである．

　社会で生きていくために大きな影響を及ぼすと考えられる知識や教養は，両刃の剣であることが往々にしてある．己を損うこともある．それは，学ぶことへの意識に依存する．学問を経世済民のためにやるのか，趣味でやるのか，生きるための縁（よすが）としてやるのか，食べるためにやるのか，自分を装う装飾品ためにやるのか，などによって人の勢いが異なるからである．

　学校や本のなかだけで得られた知識や教養から抜け出られなければ，それらは幻想にすぎない．知識や情報が横溢した現代の社会は，幻想のなかにいるのと同じことなのかも知れない．こうした眩惑に侵されず，自分の目で見て，自分の皮膚で感じて，自分の頭で考えて，自分の体で行動できる人間になってもらいたい．孔子も松陰もエジソンも，同じようなことを違う言葉で

言っているような思いがする．
　模倣する自己と，創造する自己をはっきりと自分の中で確認しながら，二度とない大学生活を満喫できる学生に育て上げたいものである．
　温暖化の影響で，入学式には桜の花がすでに散っているかも知れない．しかし，咲くも散るも桜の花は，はるかなる古代から蜻蛉洲（あきつしま）に生ける人びとの心を騒がす．

・・

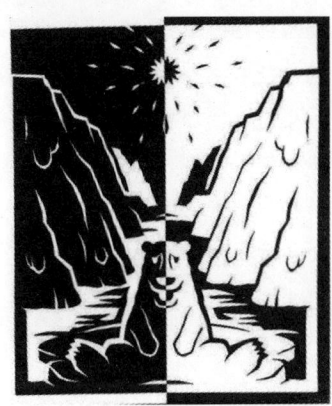

第7章
農医連携各論

鳥インフルエンザ

1．世界史を変えた土壌崩壊と感染症

　かつて筆者は，文明の崩壊は土壌の侵食や劣化が原因であると考えていた．しかし橋本雅一の「世界史の中のマラリア」を読んで，考えが少し変わった．文明の崩壊は，土壌の浸食や劣化はもとより，これらの現象に伴いマラリアが流行する沼や湖沼など蚊の発生する温床の増加により加速されたと考えるようになった．かつての土壌の侵食や劣化は，農業生産にきわめて密接に関連していたことから，その生業がマラリアの流行を加速したとなれば，次に記す文明の崩壊の事例は，農と医がまさに同床にあることを示すものでもあろう．

1）土壌と文明の崩壊

　「土と文明」の著者，カーターとデールは序文の冒頭で語る．「文明の進歩とともに，人間は多くの技術を学んだが，自己の食糧の拠りどころである土壌を保全することを修得した者は稀であった．逆説的にいえば，人類の最も

すばらしい偉業は，己の文明の宿っていた天然資源を破壊に導くのがつねであった」．

また「遥かなる楽園」の著者，セイモアーとジラルデットは「第1章：人類とその影響」の中で語る．「当時は気がついていなかったが，いま私は，われわれは土の生きものなのだということを知っている．人間はミミズと同じように土壌の生きものなのだ．もし海洋のプランクトンも陸上の土壌と同じとするならば，われわれの体を構成する全てのものは土壌からきたものなのである．たとえ科学者が石油か天然ガスから食べられるものを造り出し得たとしても，石油も天然ガスも遠い昔の土の産物である以上，われわれはやはり土の生きものなのである．人類はまだ光合成に成功していないし，そうなる見通しも立っていない．そう考えれば，足下の大地が流れさってしまうのを見るのは身の毛のよだつ思いである」．

土壌と文明と環境を主題にしたこれらの書を参考にして，土壌の崩壊の歴史を振り返ってみる．土の崩壊が文明の崩壊であったことは，世界の歴史が教えている．ギリシャ人がそのすばらしい知的努力を，彼らの文明を可能にしたと想われる土壌保全に向けなかったことは，歴史の悲劇ともいえる．ギリシャ人のような輝かしい民族が，なぜ短い期間に没落したのであろうか．

彼らも，ほかの民族と同じように糊口の道を農業に依存していた．しかし，人口の増加と地力を収奪し，土壌侵食を助長する商品作物の需要が急速化したため，土壌資源の枯渇と生態系の破壊が進んだ．ギリシャの力が強かった時代は，それでも植民地の土壌を借用してその繁栄を維持できたが，その植民地をどこかほかの国に奪われると，ギリシャ文明は急速に没落の一途をたどることになる．このことは，文明の進歩の限界が，自然からの土壌資源の収奪の上限であることを示唆している．

ギリシャの土壌が失われることに対する懸念は，プラトンの本「クリティアス」にも書かれているという．アッチカの森林伐採と農耕の影響に関する彼の記述は，今日でもわれわれの心を打つほどの強烈な文章である．

ローマやほかの文明も同じようなパターンをたどった．戦争や人口増加によって土壌侵食が起こり耕地が減り，商品作物であるオリーブ栽培に多くの

土地が使われた.国力が強固なうちは,領有地からの輸入で食料をまかなっていたが,土壌の荒廃に伴う農業人口の減少はさらに国力の衰退にと繋がった.

またメソポタミア文明の衰退も,塩分蓄積による土壌の劣化であることが明らかになっている.チグリス・ユーフラテス川の利用による灌漑で農業生産をまかなっていたが,適切な灌漑が行われなくなると,地下水位の上昇が起こった.その結果,作物の根は酸素飢餓を起こし,生育は低下した.

乾燥気候での灌漑は,地表近くまで上昇した地下水が大気に蒸発し,地表に塩分を残す.その結果,作物の収量は低下する.そこに残されたのは,生産能力のきわめて乏しい塩類化した土壌だけとなる.当時,メソポタミアを支配していたシュメール人が直面した土壌の塩分濃度の上昇は,人類史上初めての塩類集積による土壌汚染といえるかもしれない.

フェニキア文明の顛末は,クレタ島のミノス文明のそれに似ている.雨水に依存した農業を基盤に文明を発達させた最初の人類といわれるミノス人は,ブドウとオリーブをギリシャに広めたことで有名であるが,クレタ島の土壌資源をことごとく収奪してしまった.フェニキア人は,レバノン杉を主要農産物として糊口を潤していた.また,丘陵を耕作する技術を持っていたが,山羊の放牧によって山羊が下草を食べ尽くした.森林伐採と山羊の放牧によって土壌の大部分を流亡させ,文明を滅ぼした.フェニキア文明の崩壊もまた,地力の消耗と土壌侵食によるものであった.

このように世界の文明の盛衰は,土壌の侵食や土壌からの養分の略奪ときわめて深く関わりあっている.文明が輝かしいものであればあるほど,その文明の存在は短かった場合が多い.古代文明と土壌の関係を表7.1に示した.

人間は,単に食物を食べるだけではない.われわれは大地をも食べている.土壌を酷使した結果,流亡や侵食などの作用によって裸地化した斜面から洗い流される土のひと粒ひと粒が,われわれの消費のありさまを示している.砂漠に変わってしまった森や草地はすべて,われわれの代謝作用の総合的な結果にほかならない.

表7.1 古代文明と土壌の崩壊

メソポタミア文明	BC4000年, 灌漑による土壌の塩類化
ミノス文明	BC3000年, 地力の消耗・生態系の崩壊
フェニキア文明	BC1500年, 地力の消耗・生態系の破壊
ギリシャ文明	BC900年, 地力の収奪・土壌浸食
ローマ文明	BC500年, 土壌の荒廃・土壌浸食

2）マラリアの流行と文明の崩壊

　マラリアがいつからどこで，どのような状況のもとに発生し，人びとを苦しめ，世界の文明に大きな影響を与えたかを知るには，橋本雅一の「世界史の中のマラリア」は最適な書物である．そのうえこの書には，マラリアの起原，症状，原因，4種の病型，伝播の仕組み，原虫の生殖，マラリアの発見，疫学的優位性などが手短にまとめられている．

　文明が発達する初期の段階は，さまざまな病気が顕在化する過程と一致するところがある．農耕や牧畜，都市の発生，交易，戦争などは，人と人や民俗と民俗が高密度に接触する場である．それも大河の畔に沿って，これらの文明は進展する．いずれも病原体が人間と接触する機会が増大し，その伝播に有利な条件を与えることになる．病気はしばしば流行という形で人間の集団を襲う．その結果，病気は共同体の存続を左右する．ひいては文明の崩壊とも関わってくる．

　シュメール人がメソポタミア南部に定住したのは，紀元前3500年頃とされている．彼らはここに農法，成文法，天文学，土木，政治，経済などあらゆる分野の文明の基を開花させた．とくに大河の畔の水利事業の完成は，この地を豊かな大地に変貌させた．

　それに付随して，膨大な労働力の管理統制をはじめ水利権や境界線をめぐる争いなどが生じた．その解決には，強力な統率力が求められる．そのため都市国家が誕生することになる．大河の畔に誕生した都市文明は，疫病の流行を受忍しなければならなかった．灌漑農耕によるメソポタミアの文明は，マラリアのほかにも数多くの原虫類，細菌，ウイルスなどに起因する人獣共

通感染症をもたらした.

　メソポタミアの昔の人骨にマラリアの証拠を見つけ出すことができる．熱帯熱マラリアは，防御のために獲得された遺伝因子鎌状赤血球との関連において，骨髄の拡大，耳下骨形成過多症を惹き起こし，その病痕は頭蓋骨に著しい変形をもたらすのである．

　エジプトでは，古代医術のありさまもより明確になる．神殿に奉仕する僧医たちは，初期王朝時代（前3,000年頃）から素朴な診断法と有効なあるいは無効な処法をとりまぜて雑多な処方を伝承する習慣を持っていた．「医学パピルス」と総称される文書には，マラリアの三大症状として知られる発熱，貧血，脾腫についての記載が含まれており，マラリアの存在が認められる．

　ギリシャ文明の衰退とマラリアとの関係を綿密な考証によって解き明かした「マラリアとギリシャ文明」という書があるという．それによると，ギリシャ人の祖先がこの地に定着する以前からマラリアが存在した可能性はある．ペルシャ戦争（前492頃～前479）を経てペロポネソス戦争（前431～前404）のさなかにアッチカに大流行し，紀元前400年頃には，全土に風土病としてはびこるに至った．

　乳幼児の大部分はマラリアに罹患する．死を回避できても心身の発育が阻害される．運良く成人に達しても，再三再四発病をくり返す．慢性疾患につきものの衰弱，無気力，倦怠感に取り憑かれたままの生涯になる．このため，文明を支える活力は精神と肉体の両面から失われた．かつてペルシャ軍を撃破した時代のギリシャ人の面影は，もはやそこには見出せなかった．こうして紀元前338年，ギリシャはマケドニアの軍旗に従うことになる．

　マケドニア・ギリシャ連合軍を従えて東方遠征の途に就いたアレクサンドロス大王は，紀元前334年，北インドからバビロンに凱旋したあとマラリアと思われる熱病で死亡した．マラリアは英雄も一介の兵士も差別しない．そして，文明そのものをも崩壊させる力を持つ．

　伝承によればローマの建国は紀元前753年に当たるが，実際には紀元前600年頃ではないかと言われている．それからおよそ300年間は，マラリアの流行はさほど目立たなかった．これは，初期のローマ人の水に対する意識の持

ち方が功を奏したものと考えられる．彼らは先住民のエトルリア人から人体に及ぼす水の重大さを学び，紀元前6世紀という早期にローマ市街を貫く大排水路を建造し，紀元前4世紀の初めには最初の上水道を完成させている．これらの施策がマラリアを媒介する蚊の発生源を狭い範囲に閉じこめる働きをしたのである．

　しかし，紀元前264年の第1次ポエニ戦争（前264〜前241年）の勃発が，ローマにマラリアを蔓延させる走りになるのである．この戦争の結果，ローマは旧来名だたるマラリアの蔓延地シチリアを初の海外領地にするのである．

　ところが，この紀元前2世紀に始まるマラリアの急増には別の原因が絡んでいるという説もある．エルスワース・ハンティントンによれば，この時期のローマの疫学事情の悪化には，地球規模の気候の変化が大きく作用しているという．その変化とは，「蚊が勢いよく繁殖することができる地域を非常に増加させるような類の変化であった」．

　彼はこの現象が起きた時期を紀元前250年から紀元650年の間と推定し，それがローマの農業を疲弊させると同時に，マラリアという「ローマ人の生物的衰退におけるもう一つの重大な要因」を生み出したと指摘する．すなわち，気候の変化である．乾燥の進行と降雨量の減少は，森林の破壊と地力の消耗を促進させ，マラリアの発生要因を作り出す．彼はその様を次のように推論する．

　「紀元前300年間のイタリアで好ましい気候が一般に続いていた時期を通じて，山々にはおそらく木々が十分に生い茂り，泉が豊かであったろう．流れは大部分，年中絶えることがなかったに違いなく，おそらく渓谷に沿い，それゆえ流れは明瞭に特定しうる水路を流れた．すでに見たように，しだいに乾燥してくると，山々はだんだん不毛になっていったであろう．その結果，流れには泥や砂利が重く混ざり込んだであろう．これは農地を破壊するばかりでなくマラリアを増加させる重大な要素となるであろう．自然地理学者なら誰でも知っているように，沈泥の重く混ざった流れは山から出て平野に注ぎ込むとき，その沈泥の一部を沈殿させる．こうして本来の水路が一杯になると，流れは向きを変えて新しい水路をとり，しだいに多くの支流に広がる

表7.2　古代文明と感染症（マラリアなど）の流行

メソポタミア文明	BC4000年，大河の都市文明の疫病，人獣共通感染症，マラリア，原虫類，細菌，ウイルスなど．
エジプト文明	BC3000年，マラリア三大症状，発熱，貧血，脾腫の記載あり．
ギリシャ文明	BC400年頃全土に風土病．
ローマ文明	BC200年，気候の変化と森林の破壊

のであるが，この支流が広大な地域のここかしこを流れて，しばしば沼沢地を作るのである．このような流れが，乾燥した夏の間に水量を減少させると，たいていの水路は単なる一続きの淀んだ水溜まりとなり，蚊の棲息に絶好の場所となる．さらに夏の乾燥が激しければ激しいほど，それだけますます灌漑が必要となり，これがまた淀んだ水溜まりの原因となるのである．（中略）マラリアによる惨害が増えたのはおそらくこのためであり，このマラリアの惨害が，ローマ人の自制心や活力を破壊するのに一つの役割を果たしたのである」．

　病気は流行という形で人間の集団を襲う．その結果，共同体の存続を左右する．ひいては文明の崩壊につながる．古代文明とマラリアの流行との関係を表7.2に示した．

3）世界史を変えたその他の感染症

　人類の来し方を見るに，ある時代には必ずその時代を特徴づける感染症が存在し，その時代の文明に影響を及ぼす．

　たとえば，もともとは熱帯地方の病気であるハンセン病は，アレキサンダー大王（BC356-323）のマケドニアからペルシャ帝国，さらにインドのパンジャブにまで及ぶ大遠征に端を発する．ハンセン病が中世初期にヨーロッパで流行したのは，十字軍の遠征がきっかけであったといわれる．

　中世で黒死病といって恐れられたのは，ペストの大流行であった．540年にエジプトに始まり，1348年ヨーロッパで大流行したペストは，15世紀に7回，16世紀にも7回，18世紀にも8回やってきた．グリム兄弟の「ドイツ伝説集」（1816）に収められている「ハーメルンの笛吹男」は，ペストの大流行と関係があるとされている．

その他，1495年頃ヨーロッパで，1498年インドで，1505年中国広東で，1512年日本で流行った梅毒や，18世紀後半から19世紀にかけた産業革命期の都市に流行った結核なども世界史を変えた感染症である．

4）現代・未来社会が招き入れる新興・再興感染症

熱帯雨林に潜む致死的ウイルス（マールブルグ病・エボラ出血熱），家畜により増殖するウイルス（ヘンドラウイルス・ニパウイルス），近代畜産の副産物（牛海綿状脳症・Bovine Spongiform Encephalopathy：BSE），海を渡るウイルス（ウエストナイルウイルス），薬剤耐性菌およびその院内感染症などは，われわれの現代および未来社会が招き入れる新興および再興感染症であろう．これらへの対策がますます重要な課題になることは間違いないであろう．

ことに，鳥インフルエンザ（Avian Influenza Virus：AIV）が問題である．H5N1型ウイルスは鳥型インフルエンザウイルスであるため，ヒトなど他の動物には感染しないと考えられてきた．しかし，後述するが，1997年に香港でヒトに初めて発生した．世界で起こった過去3回（スペインかぜ，アジアかぜ，香港かぜ）の新型インフルエンザウイルスは，すべて鳥の世界から人間の世界に進入したウイルスである．ヒトからヒトへの感染が可能なH5N1変異株は，いつかは出現するであろう．21世紀の重大な感染症にならないであろうか．誰にも否定することはできない．H5N1型が人間社会に定着したら，世界史を変える事態にもなりかねない．

5）21世紀の危機：土壌浸食と感染症

世界の食料生産はこの30年間に倍増した．それを維持するために，耕地を険しい傾斜地にまで広げ，土壌浸食の起きやすい起伏地にもトウモロコシや小麦などを連作した．このため侵食は加速し，現在では先進国も発展途上国もこの問題で等しく悩んでいる．

土壌侵食は世界の至る所で生じている．年間のha当たりの土壌浸食量は，アフリカで5〜10トン，EU，北アメリカやオーストラリアでは10〜20トン，アジアでは30トンに及ぶ．ha当たりの年間生成量は多くても1トンにすぎないから，土壌浸食量は驚くべき値である．

ちなみに，ha当たり年間1トンの土壌生成量は，土壌の厚さでたかだか0.1mmにすぎない．すなわち，1cmの土壌が生成されるのに百年から千年の歳月が必要なのである．われわれは土壌浸食の時代に生きているのである．しかし，現代の文明も古代の文明と同様に，土壌の崩壊に関わるであろうことを認知する人は少ない．

一方，どんな時代に生きていようとも，その時代に居合わせた人間にとって，その時代の疫病からは逃れがたい．現代を生きるわれわれにとって逃れがたい21世紀の疫病とは何であろうか．それは間違いなく上述した新型インフルエンザであろう．

農業は環境を通した人の営みである．環境や生態系を無視した人の営みはあり得ない．その生態系は，大きな生命の交響楽団と捉えることができる．鳥インフルエンザウイルス（Avian Influenza Virus：AIV）や牛海綿状脳症（Bovine Spongiform Encephalopathy：BSE）の問題は，無数の生き物がさまざまな環境の中で作り上げている生態系の持つ秩序やネットワークを人間が崩していると見ることもできる．

過去におけるBSEなどの問題，今回のAIVの問題，そして現代および未来社会が招き入れるであろうこれらの新興・再興感染症の問題については，環境や生態系の在り方とともに真剣に取り組むことが必要であろう．これらの問題は，常に農業と環境と医療に密接に関わっているのである．いつの時代でも，三者の関連を切り離して問題の解決はない．

かつて，筆者らは農と環境と医療の視点から新型AIVを取り上げた書籍を出版した．ここで紹介した内容はその一部を改変したもので，鳥インフルエンザの概要を主として農と環境の立場から紹介した．この書籍では，続いて農，環境，医療の専門家に具体的な内容を解説してもらっている．はじめに「動物由来のウイルス感染症の現状と問題点」「高病原性鳥インフルエンザ感染と対策」と題して農の立場から，続いて「野鳥の渡りや生態と感染の発生」「野鳥の感染とその現状」と題して環境の立場から，終わりに「新型インフルエンザの脅威－鳥のインフルエンザとヒトへの影響－」「高病原性鳥インフルエンザとワクチン対策」と題して医療の立場からの解説が続く．さらに詳

細を知りたい読者は，この本を参照していただきたい．

2．インフルエンザの流行

1）小さなインベーダー

　Life Out of Bounds（1998）という題名の冊子がある．この書は，著者のクリス・ブライトが環境問題の記者や雑誌編集を経験した後，ワールドウォッチ研究所の「ワールドウォッチ」主任編集者として活躍中に執筆されたものである．日本では「生態系を破壊する小さなインベーダー」と題され，1999年に「家の光協会」から出版されている．

　著者のブライトは，冒頭の謝辞で次のように書いている．「人間の活動がウイルスであれ雑草であれ，地球の生命体をどのように"撹乱"しているか，生物種の混合が人間社会と自然界になぜ害を及ぼすことになるのか，という問題だ．一般の人びとに私たちと一緒にこの問題を考えてもらいたいと思った．本書はその延長線上にある」．

　また，ワールドウォッチ研究所の所長であったレスター・ブラウンは，この書の日本語での出版に寄せて，次のことを指摘している．

　「みなさんがこれから読もうとしている本は，この生命体の移動と，それがもたらす生態学的な被害について明確な確認をしていただくために書かれたものである．その被害は，外来種が異常繁殖する生物進入という形でもたらされる．外来種とは，原産地以外の生態系，つまり自身が進化を遂げてきた生態系とは別の生態系に入り込んだ生物のことである．外来種が新しい場所で定着すると，個体数の急増が起こりうる．その過程で，生存に欠かせない資源をめぐる争いで在来種を圧倒し，その繁殖を妨げる可能性がある．それが微生物であれば，伝染病のきっかけになりうるし，捕食動物であれば，在来種を捕食し，駆逐してしまうかもしれない」．

　「世界の生態系を保全する必要性と貿易活動のバランスをどう保つか．これが，本書が提示する基本的な問いかけである．経済の健全さは，明らかに高度な国際貿易に依存している．しかし，生態系の健全さが，この惑星の生物の大半を，自然に発生した場所にとどめておけるかどうかにかかっている

ことも確かである．この二つの必要性のバランスを取ることは，新しい世紀の環境分野の大きな課題の一つになると思われる」．

2001年9月にわが国においてBSEが発生した．牛の脳組織に空胞ができ，中枢神経が障害を受ける病気である．BSEに感染した牛の，とくに危険部位といわれる脳・神経組織および回腸遠位部などを食べると，きわめて稀であるが，人間に感染し，痴呆化し死亡するといわれる．「インベーダー」の仕業である．

近年，世界が過去に何度か経験した不気味で新たな心配事が生じている．ここ数年，アジアで流行していたAIVが，欧州でも確認されている．今年（2007年）になっても新たに韓国の忠清南道や，わが国の宮崎県・岡山県でN5H1型の高病原性鳥インフルエンザが発生している．韓国では2003年12月から04年3月にかけ，養鶏場などで19件のH5N1型の鳥インフルエンザが大発生し，合計530万羽の鶏やアヒルが死んだり処分されたりした．京都府での発生において，鶏などの処分に従事した作業員と府職員4人がウイルスに感染したことが抗体検査で明らかになった．

このような感染が繰り返されることで病原体のウイルスが変異し，人間社会で爆発的な流行を引き起こす新型インフルエンザ発現の可能性が高まっている．これもまた，「インベーダー」の撹乱である．

世界保健機関（WHO）をはじめ多くの国が，大流行に備え臨戦態勢に入っている．日本も例外ではない．厚生労働省は2005年の11月，近い将来に出現する危険性が高まっている新型インフルエンザが国内で流行した場合，厚生労働省が非常事態を宣言することなどを定めた行動計画を公表している．この行動計画は，WHOが各国に示したチェックリストを基に作成されている．平常時から大流行までを1～6段階に，各段階を国外発生（A）と国内発生（B）に分けて対策を示している．これについては，後述する．

2）最近の鳥インフルエンザの拡大

毒性力の強いAIVH5N1型が，2004年から世界的に流行する恐れが強まってきた．それまでは，アジアにとどまっていた鳥への感染地域が欧州やアフリカに拡大しはじめた．国際的な感染対策の重要性が叫ばれる中，アジア地

域での対策は完璧ではなく，昨年の暮れから今年の初めにかけて，また韓国とわが国での感染例が見つかっている．

毒性力の強いAIV-H5N1型は，アジア以外ではアゼルバイジャン，ジブチ，エジプト，イラク，イラン，ギリシャ，トルコ，ルーマニア，クウェート，ロシア，モンゴル，カザフスタン，チベット，クロアチア，イタリア，マケドニア，カナダ，スウェーデン，英国，北米などで見つかっている．ドイツでもハクチョウで見つかっている．アヒル，七面鳥，カモ，ハクチョウ，オウム，鶏，フラミンゴ，ハヤブサなど，さまざまな鳥類がインフルエンザウイルスに感染している．

3）ヒトと鳥のインフルエンザ

高齢者や別の病気がある場合などを除けば，ヒトがインフルエンザで死に至ることは稀である．しかしインフルエンザは，過去のスペイン風邪，アジア風邪，香港風邪でパンデミック（世界的大流行）を起こし，多数の死者を出してきた．

これは，インフルエンザウイルスに赤血球凝集素（HA）とノイラミニターゼ（NA）の抗原性によりさまざまな亜型があるためである．ふだん流行しているウイルスに対しては，ある程度の防御免疫を持っている．ところが，新しい型のウイルスが出現したり，しばらく流行していなかったものが再び出現したりすると，それに対する防御免疫はない．そのため，症状は重くなるし，感染しやすくなる．

1889年から現在に至るインフルエンザ流行の小史を表7.3に示した．パンデミックを予感させる事件が1997年に起きた．ニワトリなどの家禽の間でインフルエンザが流行していた香港で，AIVに18人が感染し，うち6人が死亡した．ヒトには感染しないと信じられていたAIVが，家禽から直接ヒトに感染したのである．さらに，そのウイルスは高病原性のA型H5N1亜型であった．

4）鳥インフルエンザウイルスの感染者および死亡者数

1997年以後，毎年のようにAIVのヒトへの感染が報告されている．発生年，亜型，国別，発生者数（死亡者数）を表7.4に示した．

表7.3 1889年から現在に至るインフルエンザの流行小史

1889〜90	流行からインフルエンザ菌を分離（当時の流行は，実は菌ではなくH2N2型ウイルス）．
1918〜19	スペインかぜ．5億人がかかり，当時の世界人口の約1％の2500万人が死亡（ウイルスはH1N1亜型）．わが国で2300万人が感染，うち39万人死亡．4000万人以上とする研究もある．
1933	初めてA型インフルエンザウイルスを分離（B型は1940年，C型は1947年に分離）．
1943	米国で発育鶏卵でA，B型ワクチンを作成．
1946	イタリアかぜ（H1N1亜型）が欧州で流行．
1948	WHOはロンドンにインフルエンザセンターを設立，のちに各国に支部を置いて流行と分離ウイルスの情報交換を行う．
1951	わが国でワクチン試作，1962年より大量生産，1972年よりコンポーネントワクチンを生産．
1957〜58	アジアかぜ（H2N2亜型）の大流行．わが国で98万人感染，7000人以上が死亡．
1968	香港かぜ（H3N2亜型）の流行．わが国では14万人が感染，2000人が死亡．
1977	ソ連かぜ（H1N1亜型）の流行．
1997	香港で家畜間にH5N1ウイルスが流行，感染者に高い致死率を示したがヒトからヒトへの流行なし．
2003〜04	日本を含むアジア各国の家禽にH5N1ウイルスが大流行．タイ，ベトナムなどで犠牲者が報告されたが，ヒトからヒトへの流行なし．1997年以降毎冬，H3N2，H1N1，B型ウイルスのいずれかが主力となる流行が持続．
2005〜現在	中国青海湖の野鳥の間でH5N1ウイルスが大流行．その後ヨーロッパならびにアフリカにも伝播

表7.4 鳥インフルエンザウイルス別の感染者数

発生年	亜型	国	感染者数（死亡者数）
1997	H5N1	中国（香港）	18(6)
1998	H9N2	中国	9
1999	H9N2	中国（香港）	2
2003	H7N7	オランダ	89(1)
2003	H9N2	中国	1
2004	H7N3	カナダ	2
2004	H10N7	エジプト	2
2003〜2011	H5N1	15か国	565(331)

表7.5 国別年次別の鳥インフルエンザA（H5N1）感染者数の変移：2003～2007
（A：症例，B：死亡）

	2003		2004		2005		2006		2007	
	A	B	A	B	A	B	A	B	A	B
アゼルバイジャン	0	0	0	0	0	0	8	5	0	0
カンボジア	0	0	0	0	4	4	2	2	1	1
バングラデシュ	0	0	0	0	0	0	0	0	0	0
中国	1	1	0	0	8	5	13	8	5	3
ジブチ	0	0	0	0	0	0	1	0	0	0
エジプト	0	0	0	0	0	0	18	10	25	9
インドネシア	0	0	0	0	20	13	55	45	42	37
イラク	0	0	0	0	0	0	3	2	0	0
ラオス	0	0	0	0	0	0	0	0	2	2
ミャンマー	0	0	0	0	0	0	0	0	1	0
ナイジェリア	0	0	0	0	0	0	0	0	1	1
パキスタン	0	0	0	0	0	0	0	0	3	1
タイ	0	0	17	12	5	2	3	3	0	0
トルコ	0	0	0	0	0	0	12	4	0	0
ベトナム	3	3	29	20	61	19	0	0	8	5
合計	4	4	46	32	98	43	115	79	88	59

　2003年から2011年8月19日までに，WHOから報告されているH5N1-AIVのヒトへの感染者数（死亡者数）の累計と死亡率を国別に示した（表7.5，表7.6）．合計すると，これまでの感染者は565人，死者は331人である．ここに挙げた数字は報告・確認された数字で，実際の感染者や死亡者はさらに多いことが予想される．カンボジア，中国，インドネシア，タイなど患者数や死亡率の高い国には，注目しなければならない．2003年から2011年8月19日現在までの国別感染者数をみると，インドネシア，エジプト，ベトナム，中国，タイの順に多い．

　AIVの感染者および死亡者数は，インドネシアが最も高い．世界の患者を平均した死亡率が59％であることは，注目に値する．それにしても，インド

表7.6　国別年次別の鳥インフルエンザA（H5N1）感染者数の変移：2003〜2007（A：症例，B：死亡）

	2008		2009		2010		2011		合計		死亡率
	A	B	A	B	A	B	A	B	A	B	%
アゼルバイジャン	0	0	0	0	0	0	0	0	8	5	63
カンボジア	1	0	1	0	1	1	8	8	18	16	89
バングラデシュ	1	0	0	0	0	0	2	0	3	0	0
中国	4	4	7	4	2	1	0	0	40	26	65
ジブチ	0	0	0	0	0	0	0	0	1	0	0
エジプト	8	4	39	4	29	13	32	12	151	52	34
インドネシア	24	20	21	19	9	7	7	5	178	146	82
イラク	0	0	0	0	0	0	0	0	3	2	67
ラオス	0	0	0	0	0	0	0	0	2	2	100
ミャンマー	0	0	0	0	0	0	0	0	1	0	0
ナイジェリア	0	0	0	0	0	0	0	0	1	1	100
パキスタン	0	0	0	0	0	0	0	0	3	1	33
タイ	0	0	0	0	0	0	0	0	25	17	68
トルコ	0	0	0	0	0	0	0	0	12	4	33
ベトナム	6	5	5	5	7	2	0	0	119	59	50
合　計	44	33	73	32	48	24	49	25	563	331	59

*）2011年1月から2011年8月19日の合計

ネシアにおけるAIV発生時（2005年7月）から現在（2011年6月）までの死亡率が，すべて世界平均を超えて，それぞれ65，82，88，83，90，78および71％であるのは驚異的である．

3．環境におけるウイルス

1）水禽がウイルスの起原

　鳥のインフルエンザとヒトのインフルエンザの関係が提唱されたのは，1970年代に入ってからである．ウェブスターは，1957年のアジアかぜと1968年の香港風邪のウイルスにAIVが関与していたことを指摘した．彼は，AIVとヒトインフルエンザウイルスをブタに同時に感染させると，両者のRNA

分節が混じり合ったハイブリッドウイルスができることを証明した．同じ1970年代に，スレモンズはAIVがカモやハクチョウなどの水禽類に由来することを発見した．

この二つの発見と，ウェブスターの各種インフルエンザウイルスの遺伝子解析により，インフルエンザの自然宿主は野生の水禽類であり，そのウイルスが変化しながらさまざまな動物に広がった，と考えられるようになった．これまで90種類以上の野鳥からAIVが分離されているところから，ほとんどの鳥類がウイルス感染に感受性があると考えて差し支えないであろう．

1970年代に入って，世界各地の水生鳥類，とくにカモ，ガチョウ，ハクチョウ，シギ，チドリ，カモメ，アジサシなどの健康な渡り鳥から，AIVが高い確率で検出された．なかでもカモからのAIV検出率が高いことから，現在では野生の水禽類が生態系におけるウイルスの自然宿主と考えられている．

AIVの検出確率がとくに高い水禽は，渡りを前にした晩夏のマガモの若鳥や，初冬に池や川にいるカモ類である．わが国には，シベリアや中国地方から毎年多くの水禽類が飛来してくる．その3％からAIVが検出されたという報告がある．また，シギ，チドリからもウイルスが検出されている．

2）自然界のさまざまな宿主と感染経路

自然界にはA型インフルエンザウイルスの宿主となる動物が数多くいる．もともとの宿主は上述したように水禽類である．水禽類にはHAの全ての亜型（H1～H16）のウイルスが見られるが，ウイルス感染しても症状は現われない．

水禽の腸内でウイルスは増殖する．ウイルスの入った糞は，池や湖沼に排泄される．ウイルスは水に混入し，それを飲んだほかの鳥に感染する．水禽類のウイルスがニワトリに感染し，ニワトリの体の中で繁殖を繰り返すうちに，病原性を持つものが生まれる．1997年には，家禽からヒトへの感染が確認されたことは上述したが，ウマからイヌへの感染，家禽からネコやトラへの感染も確認されている．

家禽（ニワトリ，シチメンチョウなど）は，H1～H7，H9～H10，ヒトはH1，H2，H3，野鳥（カモメ，シギなど）はH1～H16，アザラシはH3，H4，H7，

クジラはH3, H4, H13, ブタはH1, H3, H4, H5, H9, ウマはH3, H7型のウイルスを宿主とする．

3）渡り鳥の主要な飛行ルート

高病原性AIVは，流行地において感染した渡り鳥によって世界中に運ばれる可能性がある．したがって，渡り鳥によるわが国へのウイルス伝播の詳細を明らかにすることは，家禽の流行のみならずヒトの流行においても対策を練るうえで，きわめて重要な事項である．

「ウイルス伝播に関与する野鳥飛来ルートの調査とそれら野鳥における病原体調査及びデータベース構築」は，府省間の壁を超えた科学技術連携施策群の平成17年度採択補完的課題として実施されている．この研究では，ウイルスを運ぶと想定される野鳥に発信器を装着し，その飛行ルートを人工衛星で追跡するなどユニークな研究が行われおり，その成果が期待されている．

現在，渡り鳥のルートとしては，東アジア・オーストラリア飛行ルート，中央アジア飛行ルート，東アフリカ・西アジア飛行ルート，黒海・地中海飛行ルート，東大西洋飛行ルート，大西洋アメリカ飛行ルート，ミシシッピアメリカ飛行ルート，太平洋アメリカ飛行ルートが知られているが，AIVの感染とこれらのルートの関係は明らかにされていない．

4）新型インフルエンザウイルスの生成メカニズム

現在考えられている新型ウイルス発生のメカニズムは，次のとおりである．このいずれかにより，高病原性でヒトからヒトに感染しやすいウイルスが発生すれば，過去のパンデミックと同等か，それを上回る可能性がある．

a）水禽類のウイルスとヒトのウイルスがブタに同時に感染し，ヒトに感染するハイブリッドウイルスができる．

b）水禽類のウイルスがブタで増殖を繰り返すうちに変化し，ヒトに感染するウイルスができる．

c）水禽類のウイルスがニワトリ間で感染を繰り返すうちに変化し，ヒトに感染するが，ヒトからヒトへの感染力は弱いウイルスができる．

d）水禽類のウイルスがニワトリ間で感染を繰り返すうちに，ヒトに感染するウイルスができる．

4．人間の介在

　自然界への人間の介入は，これまで生態系にいくつもの大きな変動をもたらした．生態系がこの変動を容易に復元できる範囲であるとき，その介入は許された．われわれはどうやらその範囲をとっくの昔に超えてしまったようだ．

　これまで自然界において，AIV は水禽類やシギやチドリの間で保存されてきた．しかし，われわれが良しとして創出した国際商取引，新たな文化，養鶏の産業化などによって，ウイルスの生態系，分布域，宿主範囲および病原性などが大きく変化した．ペット野鳥の国際流通，水禽類農場，屋外飼育農場，生鳥の流通販売，愛玩鶏・闘鶏の流通，養鶏場の大規模化などが，その例だ．

　インコなどに見られる輸入愛玩鳥は，捕獲された後，一カ所に集められ輸出される．その際の感染の恐れと拡大は，想像に難くない．ウイルス検出率は国や地域や季節やロットの形態で大きく異なるだろう．

　屋外の農場で飼育されているアヒルやガチョウからは，鶏よりも高率に AIV が検出される．水禽類の飼育に必要な池は，屋外にあることが多いため，野鳥や渡りの水禽類が飛来して農場が汚染されることになる．

　カナダやアメリカでは七面鳥が屋外で飼育されていた時期があった．当時，渡りの水禽類が農場に侵入することによって，弱毒ウイルスによる汚染が起こった．その結果，HPAI が発生したと考えられている．室内飼育に切り替わった現在では，汚染の機会は少なくなっている．

　東アジアでは，弱毒ウイルス (H9N2) によって広い地域が汚染されていることが知られている．東南アジアやニューヨークなどでは，鶏，ウズラ，アヒルなどが生鳥マーケットで販売されている．ここが弱毒ウイルスに汚染されていることも知られている．鶏からウイルスが検出される頻度は，鳥類，地域，飼育形態，衛生管理状況などによって大きく異なる．

　先進国にある集約化された養鶏システムでは，鳥インフルエンザウイルスが検出されることは稀だ．しかし，このシステムにウイルスが一旦侵入すれ

ば，短期間に系列農場へ汚染が拡散され，被害は甚大になる．生鳥マーケットの汚染が養鶏場の汚染につながったケースに，米国東海岸の諸州（H7N2：1996-1998, 2004），香港（H5N1：1997, 2002），イタリア（H5N2：1997）の例がある．

5．ヒトへの感染と予防

　冬になると毎年，高熱と喉の痛み，咳，頭痛，下痢，全身の倦怠感，それに合併症の肺炎で人びとが苦しめられるインフルエンザの原因ウイルスは，すべて鳥インフルエンザウイルスに由来したものだった．鳥インフルエンザウイルスが，ブタやヒトの細胞内で，既存のヒトのインフルエンザウイルスと混ざって遺伝子の再集合を起こす．そうすると，それは新たなヒトインフルエンザウイルスに変異する．これが新型インフルエンザである．この新型に対し，ヒトは抗体（免疫）を全く持たないからすぐに感染する．

　1957年のアジア風邪（H2N2）と1968年の香港風邪（H3N2）は，ブタの体内で発生したことが確認されている．ヒトの体内でもブタと同じことが起こる．ところが，1918年に大流行して2,000万人から5,000万人が死亡したスペイン風邪は違っていた．CDC（米国疾病対策センター）と米軍病理学研究所が，アラスカの永久凍土に埋葬された感染者の肺からこのスペイン風邪ウイルスの遺伝子を回収した．このウイルスを再生して解読を進めた結果，スペイン風邪は，単に遺伝子の一部が置き換わったことにより鳥型からヒト型に変わったものであることが判明した．

　ここが今回の鳥インフルエンザの重要な点である．スペイン風邪のもとになった鳥インフルエンザH1N1は，鳥に対して弱毒であったが，今回の鳥インフルエンザH5N1は鳥に強毒で，鶏は鶏冠や足に皮下出血を起こして死ぬ．ヒト型に変異した場合，ヒトにも強毒である可能性が高い．

　鳥インフルエンザはヒトのインフルエンザに変異しない限り，通常ではヒトには感染しない．だがH5N1ウイルスは，1997年に香港で18人が感染し，6人が死亡した．その後の2003年以降の経過は上述した通りである．感染したニワトリと濃厚な接触があったからだと，感染症の専門家はみている．

新型インフルエンザが一度出現すると，世界中の人びとが感染するのは時間の問題である．ワクチンは，新型インフルエンザのウイルスをベースに作らないと効果がない．頼みの綱の抗ウイルス剤は備蓄が少ないうえ，製造にも時間を要し，供給が追いつかなくなる．予防はどうすればいいか．まず，現在あるインフルエンザワクチンを打つことである．新型には効果がない．しかし，既存のインフルエンザとの重複感染は防ぐことができる．次に大切なのは手洗い，うがいの励行，マスクの着用である．ウイルスは手を介して鼻や喉に付着することが多いので，手洗いはとくに必要である．十分な睡眠と休養，適度な運動，暴飲暴食を避けた栄養バランスのある食事も，人の体に備わっている免疫力を十分機能させるためには欠かせない．

6．新型インフルエンザ対策

　強毒型のH5N1型新型インフルエンザが出現しないような対策には，仮に出現したらどのような対策をしたらいいのか，あるいは新型インフルエンザにどう備えるべきか，ワクチン株の選定や抗インフルエンザウイルス薬の製造は，などさまざまな問題が散在している．

　これらについては，第6章および第7章で，岡部信彦氏および中山哲夫氏が詳しく紹介される．またワクチンについては，北里大学学長室の「情報：農と環境と医療11号」も参照されたい．

　WHOでは，新型インフルエンザの警戒レベルを次の六つの局面でとらえ，パンデミック（世界的大流行）間期とパンデミック警告期を設定している．

1. ヒトへの感染リスクは低い：パンデミック間期
2. ヒトへの感染リスクは高い：パンデミック間期（動物に新ウイルス）
3. ヒトからヒトへの感染は全くみられないか，ごくまれにみられる：パンデミック警告期
4. ヒトからヒトへの感染が増加している証拠がある：パンデミック警告期（新ウイルスによる人への感染発生）
5. ヒトからヒトへの感染が増加している多くの証拠がある：パンデミック警告期（感染集団は大きくなる）

6．人から人へ効率よく持続的に感染する：パンデミック期
　現在，WHOの警報フェーズはすでに「3」であり，「4」の段階への検討もされている．

　このほかにも，医療を超えた国家危機管理の問題，危機管理と個人主義の問題，メディアの役割，リスク評価とリスク・コミュニケーションの問題，家庭での備蓄など，数多くの問題が残されている．新型インフルエンザが発生した場合の対策として，「首都直下型地震の被害想定」と同じレベルの総合防災対策が必要であろう．これについては，第6章で岡部信彦氏が触れられる．

　また，新型インフルエンザが発生し，国の内外で流行が始まった場合の行動と備蓄品リストなどの検討が必要であろう．これについては岡田晴恵の著書「強毒性新型インフルエンザの脅威」（藤原書店）が参考になる．

　渡り鳥でもある水禽類の糞便中に含まれるインフルエンザウイルスは，いつどこに伝播されるか分からない．地震を予防することができないように，渡り鳥による鳥インフルエンザの伝播を予防することはできない．しかし，天災であるが，備えが無ければ拡大し人災となる．天災であるが，拡大・拡散の防止は可能である．

おわりに

　新型のインフルエンザが出現しないことを，心から願うものである．そのためには，われわれはもう一度フランシス・ベーコンやレイチェル・カーソンの言葉に立ち戻り，技術や自然の在り方を再認識し，内省しなければならない．

　「人間の知識と力とは一つに合する．原因が知られなくては，結果は生じないからである．というのは，自然は服従することによってでなくては征服されないのであって，考察において原因にあたるものは，制作においては規則である．制作にあたって，人間は自然物を結びつけたり切り離したりするだけであって，それ以外のことは自然がその内部でなしとげる．」（ベーコン：ノブム・オルガヌム）

　これが後に格言化されて，「知は力なり．自然は服従することによってで

なければ，征服できない」となった．

　「アメリカの奥深く分け入ったところに，ある町があった．生命あるものはみな，自然と一つだった．町のまわりには，豊かな田畑が碁盤の目のようにひろがり，穀物畑の続くその先は丘がもりあがり，斜面には果樹がしげっていた．春がくると，緑の野原のかなたに，白い花のかすみがたなびき，秋になれば，カシやカエデやカバが燃えるような紅葉のあやを織りなし，秋の緑に燃えて目に痛い．丘の森からキツネの吠え声が聞こえ，シカが野原のもやのなかをみえつかくれつ音もなく駆けぬけた．……

　ところが，あるときどういう呪いをうけたのか，暗い影があたりにしのびよった．いままで見たこともきいたこともないことが起こりだした．若鳥はわけのわからぬ病気にかかり，牛も羊も病気になって死んだ．どこへ行っても死の影．……

　自然は沈黙した．うす気味悪い．鳥たちはどこへ行ってしまったのか．みんな不思議に思い，不吉な予感におびえた．」（カーソン：沈黙の春）

　生態系は，大きな生命の交響楽団なのだ．無数の生き物がさまざまな環境の中で作り上げている生態系の持つ秩序（むしろ調和というのが正しい）は，目をこらしてみても見えない無数の環境資源と生物の相互が依存しているネットワークと言える．生態系に生きる生物とこのネットワークそのものは，調和が崩れても，自動的に調和が取り戻されるように仕組まれている．だから，自然世界の調和は，永遠に終わることのないハーモニーを奏で続けることができるのだ．その永遠とは，期限付きの永遠なのか？鳥インフルエンザの問題は，われわれに悲壮な現実を突きつけている．

参考資料

Chris Bright: Life Out of Bounds-Bioinvasion in a Borderless World: Worldwatch Environmental Alert Series（1998）

クリス・ブライト，福岡克也監訳，環境文化創造研究所訳：生態系を破壊する小さなインベーダー，家の光協会（1999）

ヴァーノン・ギル・カーター，トム・デール，山路　健訳：土と文明，家の光協会（1975）

鳥インフルエンザに関するQ&A：FAO日本事務所ホームページ：http://www.fao.or.jp/ai/qa.html#8,

橋本雅一：世界史の中のマラリア，藤原書店（1995）

国立感染症研究所・感染症情報センターホームページ：http://idsc.nih.go.jp/disease/avian_influenza/2007who/67who12.html，高病原性鳥インフルエンザ

北里大学ホームページ：http://www.kitasato-u.ac.jp/daigaku/noui/newsletter/noui_no08.html

北里大学学長室通信：「情報：農と環境と医療8号」，鳥インフルエンザ，2-11（2005）

北里大学ホームページ：http://www.kitasato-u.ac.jp/daigaku/noui/newsletter/noui_no11.html

北里大学学長室通信：「情報：農と環境と医療11号」，続鳥インフルエンザ，ワクチン，7-13（2006）

河合義裕：イリューム Vol.18, No.2, 36号, 4-21（2006）

陽　捷行：土壌から考える農と環境，イリューム，33号，41-56（2005）

陽　捷行編著：鳥インフルエンザ－農と環境と医療の視点から－，北里大学農医連携学術叢書　第3号，養賢堂（2007）

岡田晴恵：感染症は世界史を動かす，ちくま新書（2006）

岡田晴恵：強毒性新型インフルエンザの脅威，藤原書店（2006）

ジョン・セイモアー／ハーバード・シラルデット，加藤　迪／大島淳子訳：遙かなる楽園－環境破壊と文明－，日本放送出版協会（1988）

山口成夫：高病原性鳥インフルエンザの感染と対策，鳥インフルエンザ－農と環境と医療の視点から－，北里大学農医連携学術叢書　第3号，陽　捷行編著，養賢堂，51-82（2007）

重金属：カドミウムとヒ素の例

All substances are poisons: there is none which is not a poison. The right dose differenciates a poison and a remedy.

> あらゆるものは毒である：毒がないものはない．
> あらゆるものを毒でなくするのは，その用量だけである．
>
> Paracelsus（1493–1541）

はじめに

　われわれが生活している近代文明は，大量の重金属に依存しなければ成立しない．歴史をふりかえってみても，人類の発展と重金属の使用量との間にはきわめて深い関わりあいが認められる．

　銅はすでに紀元6000年前に，鉛は紀元5000年前に，亜鉛や水銀は紀元500年前に人びとによって使われていた．ローマ皇帝の時代には，鉛の使用量がきわめて多かったことも確認されている．

　19世紀に入って産業革命が始まり，それ以後，重金属は近代社会にとってますます不可欠なものになってきた．その結果，地殻から採掘される重金属の種類と量は増加し，必然的に土壌，植生，海洋，大気への揮散の度合いは指数関数的な増加を示した．このことによって，重金属の生物地球化学的な循環が乱されることになる．

　産業革命以後，重金属は近代社会には不可欠なものになった．Tiller(1989)が推定した地殻から大気へのCd, Cu, Ni, Pb, Znの膨大な放出量（表7.6）は，これまでも，そしてこれからも地球上のあらゆる場所にふりまかれていく．土壌と大気と海洋にふりまかれた金属は，必然的に食物や人間の体に吸収される．

　重金属の生物地球化学的な循環が乱されるとは，何を意味するのか．これまで順調に循環していた重金属が，大気に土壌に海洋に過剰な負荷を掛けることになる．土壌に入った過剰な重金属は作物に吸収される．海洋に拡散した重金属はそこに生息する魚介類に摂取される．

　その結果，それらを食する人間や動物は，通常より過剰な量の重金属を体内に蓄積する．さらに，その重金属は次の世代の人間や動物に引き継がれることにもなる．食物連鎖による蓄積，世代を超えた人間への重金属の集積である．重金属汚染は，時間と空間を越えた問題なのである．重金属の汚染は

表7.7 重金属の自然および人為放出量
（×1000t）

放出源	期間	Cd	Cu	Zn
自然	年	0.83	18	44
人為	年	7.3	56	310
人為	全体	316	2180	14000

農医連携の科学の代表的な事例である．

　ノーベル生理学・医学賞を受賞（1912年）したアレキシス・カレル（1873-1944）は，すでに100年近くも前に次のような指摘をしている．「地球は病んでいる—それもほとんど回復できないほどに—．土壌が人間生活全般の基礎なのであるから，私たちが近代的農業経済学のやり方によって崩壊させてきた土壌に再び調和をもたらす以外に，健康な世界がやってくる見込みはない．生き物はすべて土壌の肥沃度（地力）に応じて健康か不健康になる」．

　さらにカレルは，「文明が進歩すればするほど，文明は自然食から遠ざかる」とも言っている．今日われわれが毎日飲む水，常時呼吸する大気，種子を植え付ける土壌，毎日食べる食品のいずれにも何らかの合成化学物質が共存している．さらに食品には，着色，漂白，加熱，保存加工のために合成化学物質が添加されている．

　農業および農学の目的は，食料や衣類などに利用する生物資源を人びとに安全かつ十分に供給することである．そのためには，環境が保全されなければならない．医療および医学の目的は，人びとを病気から救い，人びとの健康を守ることにある．そのためにも，農業および農学と同じように環境が保全されなければならない．環境を無視した食料生産も健康もありえない．

　食料や生物資源の生産を阻害する要因，さらには人びとの病気や健康に影響を及ぼす要因にはさまざまなものがある．その中の重要な要因の一つに有害金属による環境汚染が挙げられる．

　有害金属のなかには，カドミウムのように植物の生育が阻害されない濃度レベルでも，人を含む動物には有害となる金属もある．したがって，有害金属による環境汚染の問題は農業および農学，さらには医療および医学にとっ

て避けて通ることのできない課題である．

　局在的にではあるが，われわれは不幸にもこのことをすでに十分経験している．カドミウムによるイタイイタイ病や，水銀による水俣病，ヒ素による慢性ヒ素中毒がそれである．将来，この現象は潜在的ではあるが地球上のいたるところで起こる恐れがある．

　すでに，FAO（国連食糧農業機関）およびWHO（世界保健機関）により設置されたコーデックス委員会は，食品の国際規格を作成し，食品中のカドミウムなどの重金属の規制を法律化している．

　この地球にあまねく生存する生命にとって，とくに動物や人間が消費する食物にとって，適切な重金属濃度で生体を維持することは，きわめて重要なのである．地殻から自然界に拡散された重金属は，最終的には土壌・海洋・河川から植物・魚介類・動物を通して人間の体内に蓄積される．このような重金属の問題を解決するためには，農と環境と医療の研究を連携させることが必要なのである．

　「北里大学農医連携学術叢書第4号：農と環境と健康に及ぼすカドミウムとヒ素の影響，養賢堂（2008）」では，カドミウムとヒ素を中心にそれらの元素の挙動を生物地球化学，土壌，植物，臨床環境医学および法律の視点から追い，農医連携の科学における重金属の重要性をカドミウムとヒ素の視点から紹介した．ここでは，生物地球化学の視点からこれらの元素の解説をする．

1．文明の進歩に伴う重金属の拡散

　地球規模での環境問題が注目されはじめて久しい．重金属もその例外ではない．誤解を恐れずに金属の流れを手短に言えば，人類は，文明の進歩とともに地殻から大量の金属を採掘し，地上にそれを拡散させてきた．とりわけ産業革命のため，重金属の必要性は空前の勢いで高まった．それまで，重金属類は太古の昔から地下で静かに眠っていたのである．

　歴史を振り返ると，人類の発展は重金属に負うところがきわめて深い．現代文明は，大量の重金属に依存しなければ成立しない．堆積物や北極の氷床のコアや泥炭に含まれる重金属の分析から，重金属の環境へのインパクトが

明らかにされている.

　ローマ帝国の時代，高級な生活をするためには大量の重金属が必要であった．とくに鉛は年間8～10万トン，銅は1万5千トン，亜鉛は1万トン，水銀は2トン以上が使われた．錫なども同様に必要であった．当時，鉱山の経営は小規模であったが，大量の原鉱を制御せずに開放系で精錬していたので，大気中にかなりの量の微量金属を揮散させていた．産業革命の頃になると，金属の必要性は空前の勢いで高まった．その結果，先にも述べたように重金属の地殻からの採掘量と種類は増加し，必然的に土壌，植生，海洋，大気への揮散が増大した．

　世界人口の増加とそれに伴う重金属の使用量の増大は，必然的に自然界に重金属をふりまく結果となり，さまざまな生態学上の問題を起こしている．土壌，水，生物などに含まれている重金属は，過剰な濃度になれば生命のシステムに毒性影響を与えるけれども，多くのものは健全な生命を営むためには不可欠なものである．したがって，自然界に生存するそれぞれの生命にとって，また動物や人間が消費する食物にとって，適切な重金属濃度を知ることがきわめて重要なのである．自然界に放出された重金属は，最終的には土壌－植物－動物を通して人間の体内に蓄積されることからも，岩石が風化した土壌中での重金属の挙動についての知見を蓄積することはきわめて重要である．まさに，「農業と環境と医療」の連携研究が必要な課題なのである．

2．過去と現在の重金属の分布比較

　具体的な数字を紹介する．Hongら(1994)の研究は，500BCと300ADの間に北西グリーンランドで沈積した氷床コアの鉛含量は，バックグランドの約4倍であったことを示している．このことは，ローマの鉱山と精錬から揮散によって鉛による北半球の汚染が広がったことを意味している．

　鉛の含量は，ローマ帝国が没落すると，もとのレベル（0.5pg/g）になって，それからヨーロッパの鉱山ルネッサンスとともに少しずつ上昇しはじめ，1770年代には10pg/gに，1990年代には50pg/gに達した．1970年代から，北極の雪の鉛含量が減少するが，これは北アメリカやヨーロッパで無鉛ガソリ

ンを使用するようになったからであろう.

　拡散した大気の鉛汚染は北半球に限らない．Woff and Suttie（1994）は，1920年代に北極の雪に堆積した鉛の平均含量（2.5pg/g）は，バックグランド（0.5pg/g 以下）に比べて5倍高いことを報告している．北極に比べて南極の鉛レベルが低いのは，南半球での鉛の発生が少ないためである．

　ほかのタイプの堆積物の研究から，古代の地球規模での鉛の汚染が明らかになった．スウェーデンのさまざまな場所の湖の堆積物の分析によれば，紀元前2千年あたりに鉛の堆積のピークがあり，紀元前千年ころから少しずつ増えはじめ，産業革命の初めにバックグランドの10から30倍に達し，19世紀の間にさらに加速し，1970年代にピークになっている（Renbergら，1994）．

　スイスの湿地の記録は，紀元前2千年の鉛の堆積が，最大で最近の堆積物と同じ値を示すことを明らかにしている．鉛の堆積のピークで同じような値が，ローマ時代でもヨーロッパの泥炭の沼で報告されている．これは，イングランドのブリストール近郊の狭谷と沼地である．

　このように，世界はさまざまな重金属で汚染されつつある．次世代に健全な環境を残すという倫理を持つには，現実は実に厳しい．

3．地理医学（Medical Geology, Geomedicine）の興隆

　Medical Geology および Geomedicine という言葉がある．Medical Geology と Geomedicine 同義語である．とくに北欧の国々では Geomedicine，国際的には Medical Geology と称されている．

　Medical Geology または Geomedicine の簡単な定義は，「The branch of medicine dealing with the influence of climate and environmental conditions on health.」である．「気候や環境条件が人や動物の健康に及ぼす影響を扱う医学部門」と訳しうる．わが国では，地質汚染－医療地質－社会地質学会（The Japanese Society of Geo-Pollution Science, Medical Geology and Urban Geology）が2004年12月に設立され，ここでは Medical Geology を医療地質と訳している．またこの問題に関連する論文などをみると，地理医学的などとも訳されている．

そもそも Medical Geology は，国際地質学連合における環境地質学委員会 (COGEOENVIRONMENT) のなかにある Medical Geology 作業部会が，1998年に立ち上げた新しい部門である．内容は次のとおりである．英語の原文および詳細は，ホームページで見ることができる．

　地理医学は，自然界の地質学上の要因と人間や動物の間の健康について取り扱う科学で，通常の環境要因が健康問題に及ぼす影響を理解することにある，と定義される．そのため地理医学は，提案された問題が理解され解決されるために，さまざまな科学分野からの統合的な寄与を必要とする広くて複雑な学問であるといえよう．

　天然に賦存する金属や非金属を過剰に摂取すると，健康に有害な影響が及ぶ．金属は常に存在し，永遠に存在し続けるので，すべての人間や動物は環境中の金属によって影響を受けざるを得ない．

　ある金属はわれわれの健康に必要であるし，ある金属は有害である．あまねく自然の現象と人間の活動は，人間や植物や動物に害が生じない所から害が生じる所へ，また必要である所から必要でない所へ金属を移動させることになる．

　この問題は，たとえば酸性雨とそれに伴う酸性化により重金属が生じるような過程が促進されたり，食物連鎖の中で重金属がさまざまなところに容易に結合・吸着されたり，ある場所や動植物に特異的に重金属が集積されたりすることに観られる．酸性化により，セレンのような必須微量元素が生き物に吸収されなくなる例などもある．

　土壌や岩石に含まれる毒性元素は，自然な状態であろうが汚染を含んだ人為的な事象であろうが，食物や飲料水を経由して間接的に摂取され，人の健康に影響を及ぼす．地球上の多くの場所は，通常その地域で生産された食物にのみ依存しているが，近代的な工業化された社会においては，地理的に異なる地域で生産される食物をも消費するので,消費形態はさらに多様である．

　しかし，飲料水は通常その地域のものが使われるので，地域の地球化学に強く影響を受ける．飲料水から過剰に元素を摂取する問題が，現実にいくつかの無機化合物で生じている．たとえば，アフリカやインドでのフッ素，ア

ルゼンチン，チリ，台湾のある地域でのヒ素，アメリカ，ベネズエラ，中国のセレン多量地域のセレン，肥料を大量に施用する農業地域の硝酸などである．

　重金属だけが，地理医学の話題になる唯一の元素ではない．昔から国際的に認知され，地理的な要因と関連している病気の例にバセドー氏病（ヨウ素欠乏）がある．この病気は，フッ素やセレンのような元素の過剰や欠乏によって生じるものである．地理的な背景で制御される水の硬度にかかわる心臓血管に関する死亡数や罹病率も，またひとつの研究対象である．

　多くのタイプの岩石が高いウラン含量を有している．たとえば，頁岩（けつがん），花崗岩（かこうがん），巨晶花崗岩がある．これらの岩石に含まれる天然放射線源からもたらされる放射性ガスのラドンを異常なレベル吸入または摂取すると，公衆衛生の立場から危険であることが最近になって認められようになった．

　ラドンが関係する肺ガンが，かなりの多くの国で増加しつつある．ウラン含量に富んだ明礬頁岩（みょうばんけつがん：alum shale）から造られた軽コンクリートの使用や，建物の空気循環の調整のような現在のビル方式（エネルギー消費の視点からの法的規制）が，多くの場合この問題を悪化させている．

　さらに最近では，照射防止問題の可能性として家庭水におけるラドンに焦点が向いている．これまでのリスクアセスメントは，家屋内の大気のラドンに加えて，家庭で使う水に由来するラドンにも焦点が向けられていた．最近の研究から，ラドンに富む水の摂取が，とくに子どものような臨界グループに対して危険と考えられるようになった．水に含まれるラドンの含量は，その地域の地質の状態に直接関係しているのである．

　また，最近（2005）出版されたスウェーデンのOlle Selinusによる著書「Essentials of Medical Geology（地理医学要説）」の目次は，次の31章からなる．ここに示した各章から，地理医学がどのような学問であるかがおおよそ理解されよう．

　1．地理医学：展望と将来，2．自然の背景，3．人為起原，4．元素摂

取の化学的視点，5．元素摂取の生化学的視点，6．元素の生物学的機能，7．養分に関わる地質の影響，8．元素の欠乏と毒性，9．火山噴火と健康，10．大気と水のラドン，11．地下水と環境のヒ素，12．天然水中のフロン，13．硬水と健康影響，14．土壌の微量元素と主要元素の生物有用性，15．自然環境：セレンの欠乏と毒性，16．ヨードの地球・土壌科学およびヨード欠乏，17．食土と土の摂取，18．天然のエーロゾル粉塵と健康，19．土壌由来病原菌の生態学，20．動物と地理医学，21．環境疫学，22．環境医学，23．環境病理学，24．毒性学，25．微量元素の特徴：方法と公衆衛生，26．健康のためのGISデータベースの活用，27．リモートセンシングとGISの動物媒介病研究への活用，28．バイオアパタイトの鉱物学，29．有機・無機地球化学技術，30．地理医学における歴史科学と微細精密分析，31．地下水の流量と水質のモデリング．

　いずれにしても，人と動物に関わる健康を，病理，毒性，地質，重金属，地理，地形，土壌，水質，食物，食品などあらゆる環境要因から追求する学問である．農業と環境と医療に関わる重要な学問であることに違いはない．Geologyは地質であって，決して地理（Geography）ではないが，Medical GeologyとGeomedicineが同義であること，上述の各章から判断して，ここでは地理医学と訳し今後この言葉を使用していく．

　今後，この分野の学問はますます発展していくであろう．農医連携の科学を展開するためにも欠くことのできない分野である．とくに重金属に関わる健康や病気の問題を考えていく上で，この学問はますます重要性を増していくであろう．地理医学に関わるその他の冊子を参考試料として文末に紹介する．

4．土壌と重金属と健康

　すでに述べたカレルの指摘した問題は，すでに現実としてある．この問題を克服しようとする試みが，国際土壌科学会議にも現れてきた．国際土壌科学会議の計画と内容を以下に紹介し，農医連携の必要性をさらに強調したい．

　1924年に設立され84年の歴史を持つ国際土壌科学会議は，第18回目の国際

会議を2006年7月9日から7日間,アメリカのフィラデルフィアで開催した.18回目の土壌科学会議は次の4部門から構成されている. 1) Soil in Space and Time, 2) Properties and Processes, 3) Soil Use and Management, 4) The Role of Soils in Sustaining Society and Environment.

　4番目の部門は5分野からなる.このうち,4-2) Soils, Food Security and Human Health がここで紹介する分野である.この4番目の部門は,3人の講演者を招待し「土壌と健康」と題するシンポジウムを開催した.またこの4-2) 分野は,「食物と健康の栄養分に影響する土壌の質」と題したポスターシンポジウムを開催した.詳細は以下のホームページでみることができる.
http://www.colostate.edu/programs/IUSS/18wcss/index.html

　シンポジウム「土壌と健康」では,「健康と幸福のための科学」,「遠くまで運ばれるカビ：アフリカのダスト,珊瑚礁および人の健康」および「土壌と地理医学」の3題の招待講演があった.その中で,「土壌と地理医学」を以下に紹介する.

　地理医学とは,ある地域に住む人間と動物がその地域の自然から受ける影響を明らかにする学問分野である.人間と動物の健康については,潜在的に土壌汚染が最も危険性に富んでいる.自然において,化学物質が過剰か不足かという問題は古くから知られているが,今後,地球的な観点からさらにこの問題は重要になるかも知れない.

　注目すべきは,必須微量要素または有害微量要素に関わる視点である.とくに,土壌の微量要素欠乏に関わる課題は,家畜の繁殖にも農作物の耕作にも影響することが何年にもわたり数多く報告されている.植物に欠乏する元素には,ホウ素,マンガン,銅,亜鉛およびモリブデンがあり,家畜に欠乏する元素には,コバルト,銅,ヨウ素,マンガンおよびセレンに関連したものが知られている.動物が過剰に毒性物質を摂取した例として,銅,フッ素およびセレンなどがいまも報告されている.畜牛へのモリブデン過剰供給による銅欠乏のような特異的な問題が,ときに要素間の相互作用を引き起こすかも知れない.

　近代の集約農業では,作物と家畜の微量要素欠乏については,化学肥料あ

るいは動物飼料中にこれらの微量要素を添加することで対応してきた．土壌pHの調整は，作物への摂取量の規制が有益かも知れない．

　獣医学における必須微量要素の問題は，先進国においては大部分が解決された．しかし，家畜の微量要素欠乏の問題に有機農業がある．だから，家畜の飼料がある地域に限定され，農作物のなかの微量要素のバランスがそこの土壌に依存しているのであれば，家畜に見られるような問題が人類にも現われそうである．

　先進国では，人間の集団はさまざまな地域から食料を集めているから，土壌の元素についての地理的な違いによる影響を受けにくいと考えられる．しかし，アフリカ，アジアおよびラテンアメリカの大部分では，人びとはその地域で育った食物に依存しており，それゆえ，ヒトの現在の地質医学的な問題は，主に世界のこの地域に限定される．

　有名な例は，セレン欠乏による中国のKeshan病，バングラデシュおよびインドの隣接地域における大規模なヒ素中毒である．発展途上国における多くの問題が地質学的な要因に関係しているから，まだその問題が見つかっていないことは当然とも言える．

　土壌のすべての必須元素が土壌鉱物だけに由来するとは限らない．ホウ素，ヨウ素およびセレンのような微量要素は，海洋から大気によって運ばれ，大陸の土壌にかなり供給される．したがって，これらの元素に関連した障害は，歴史的に沿岸地域ではそれほど一般的ではない．ヒトのヨウ素欠乏障害の発生は，主として海洋から遠いところに限られている．また，Keshan病と関係する中国内の地域も，主に海から遠く離れたところであることが注目に値する．

5．ヒ素とカドミウム

　ここでは人の健康に深く関わる重金属のうち，日本の公害病としてまた食品中の成分として，CODEX（国際食品規格の略称）で検討されてきたヒ素とカドミウムについて取り扱う．

　わが国には，ヒ素とカドミウムに関して環境省が認めた公害病に，カドミ

ウムによるイタイイタイ病（認定患者187人），ヒ素による慢性ヒ素中毒（188人），有機水銀による水俣病（2,995人），大気汚染による呼吸器疾病（53,502人）がある．

　ヒ素とカドミウムについては，これまで数多くのシンポジウムや研究や総説がある．しかしながら，生物地球科学，農学，土壌学，環境科学，臨床環境医学および法律の視点から，あるいは農医連携の視点からこれらの元素を統合知として捉えようとする試みは数少なかった．ヒ素とカドミウムの統合知については，参考資料「陽　捷行編著：北里大学農医連携学術叢書第4号，農と環境と健康に及ぼすカドミウムとヒ素の影響，養賢堂（2008）」に詳しいので，これを参照されたい．

　ここではヒ素とカドミウムについて，生物地球科学から農学および土壌学へのつながりの部分を紹介する．参考までに，以下に世界と日本におけるヒ素とカドミウムの農業および環境被害，さらには健康被害について整理しておく．

1）世界と日本におけるヒ素とカドミウム被害

（1）帯水層の地下水，鉱山および地熱水にかかわるヒ素問題の地域

　帯水層のヒ素の影響：アメリカ（ウエステム），メキシコ（北中央・ラグネラ），チリ（アントファグスタ），アルゼンチン（チャコ—パンペアン），ハンガリー・ルーマニア（グレイトハンガリアン），ネパール（テライ），中国（山西省・貴州省・内モンゴル・シャンシー・新疆ウイグル自治区），バングラデシュ（西ベンガル），インド（西ベンガル），ベトナム（レッドリバーデルタ），カンボジア（メコン川），ミャンマー（エーヤワディ川），パキスタン（インダス川）など．

　鉱山由来のヒ素の影響：アラスカ（フェアーバンク），カナダ（ブリティッシュコロンビア），アメリカの7地域（ダレーン・クラークリバー・レークオーエ・ヴィスコンシン・ヘリファックス・バジャ・ドンペドロ），メキシコ（ジマパンバレー），ブラジル（ミナスゲライス），ガーナ（アサンチ），ジンバブエ，イギリス（サウスウエスト），ポーランド（サウスウエスト），オーストリア（スチリア），ギリシャ（ラブリオン），韓国（グボン），タイ（ロンプブン），

インドネシア（サラワク）など．

地熱水のヒ素の影響：ドミニカ，エルサルバドル，アメリカ（アラスカ・ウエステム），チリ（アントフォガスタ），アルゼンチン（ノースウエスト），フランス（マシーセントラル），ニュージーランド（ワイラケイ），ロシア（カムチャッカ），日本（宮崎・島根）など．

(2) カドミウムによるわが国の農用地土壌汚染対策地域

環境省によれば，カドミウムによるわが国の農用地土壌汚染指定地域は，2006年3月現在で60地域，合計6,228haに及ぶ．指定地域とは玄米カドミウム濃度が，1.0mg/kg以上を汚染地域に指定している．北は秋田県から南は熊本県の22県に及ぶ．すでに，90％にあたる5,618haが対策事業を完了している．

(3) ヒ素によるわが国の農用地土壌対策地域

環境省によれば，ヒ素によるわが国の農用地土壌汚染対策地域は，2006年3月現在で7地域，合計面積164haで，以下のように全部解除・事業完了の措置がとられている．なお，対象となる土壌のヒ素含量は15mg/kg以上である．

次の地域が対策地域に指定された．青森県下北郡川内町（13.5ha，全部解除），島根県太田市（7.3ha，全部解除），島根県益田市（27.3ha，全部解除），島根県鹿足郡津和野町（66.1ha，事業完了），山口県美祢郡阿東町（8.4ha．全部解除），（大分県大野郡緒方町，27.7ha，全部解除），宮崎県西臼杵郡高千穂町（13.5ha，事業完了）．指定地域のうち，島根県と宮崎県には慢性ヒ素中毒患者が公害患者として，それぞれ21人，167人認定されている（環境省）．

2) ヒ素とカドミウムの生物地球化学

ヒ素とカドミウムに関する地殻圏，水圏，大気圏，生物圏および土壌圏などの様態を以下に紹介する．

(1) ヒ素

元素記号：As，英語名：Arsenic，原子番号：33，原子量：74.9216，融点（℃）：817，沸点（℃）：616，クラーク数：0.0005％（49位）の微量元素．ヒ素の荷電数は－3，0および＋3である．錯陰イオンであるAsO_2^-，AO_4^{3-}，

$HAsO_4^{2-}$, $H_2AsO_3^{3-}$ が通常の可動態ヒ素である.

　ヒ素は灰色の脆い半金族で, 地核に存在する. 古代エジプト時代から, 鶏冠石 (AsS) は赤い顔料として, 雄黄 (As_2S_3) は黄色の顔料として利用されている. 元素名 Arsenic はギリシャ語の aesenikon (雄黄) に由来する. 1250年頃, ドイツの錬金術師マグヌスによって分離されたと考えられている.

　ヒ素の主要な鉱石は硫砒鉄鉱 (FeAsS) で, 加熱するとヒ素は蒸発し, 精製することができる. ヒ素には毒性があり, かつて, ネズミの駆除剤や除草剤に使用されていた. 現在, ヒ素の最も重要な化合物はガリウムヒ素 (GaAs) である. 優れた特性がさまざまある. 発光ダイオードやレーザーなどハイテク分野で幅広く利用されている.

　Bowen (1979) によれば, ヒ素濃度は地殻1.5, 花崗岩1.5, 玄武岩1.5, 頁岩13, 砂岩1 mg/kg ある. 海水0.0037, 淡水0.005mg/L である. 土壌中の全ヒ素濃度の中央値 (範囲) は 6 (0.1～40) mg/kgDW である.

　陸上植物0.02～7 (～40), 可食野菜0.01～1.5, 哺乳動物の筋肉0.007～0.09, 哺乳動物の骨0.08～1.6, 海藻 1 ～30, 海水魚0.2～10mg/kgDW である.

　植物には0.02～7.5mg/L, 人間には5～50mg/日で有毒である. 致死量は100～300mg/日である.

　農林省農産園芸局 (1974) によれば, 全ヒ素濃度は, 水田一般地点2749の平均値が7.7mg/kgDW, 最大値が104.8mg/kgDW, 普通畑一般地点720の平均値が9.0mg/kgDW であった. 日本土壌協会 (1984) によれば, 水田, 畑, 隣地633地点の全ヒ素濃度の幾何平均 (範囲) は, 6.82 (0.9～46.3) mg/kgDW (除樹園地) であった. これらの値の最大値からあきらかなように, 上記データの中には汚染値土壌が含まれている.

　浅見の推定によれば, 土壌へのヒ素の全侵入量は最小値で52, 最大値で112, 中央値で82×10^6kg/年である. この中央値の示すヒ素量が, 世界の全農地 (1.47×10^9ha) に侵入したとして仮定して計算すると, 1年1 ha あたり農地へのヒ素の侵入量は56g/ha となる. 土壌の仮比重を1と仮定すると, 表層15cm へのヒ素の集積量は, 0.037mg/kgDW/年になる. このままの割合で

表7.8　土壌への有害重金属元素侵入量（浅見）

		ヒ素	カドミウム
全侵入量 （×10^6kg/年）	最小値	52	5.6
	最大値	112	38
	中央値	82	22
侵入量（g/ha/年）		56	15
表層15cmへの集積量（mg/kgDW/年）		0.037	0.010
非汚染土壌中濃度（mg/kgDW）		6	0.35
濃度が二倍になる年数		162	35

　土壌にヒ素が集積されれば，土壌のヒ素濃度は，162年で今の2倍になる（表7.8）．

　ヒ素はクラーク数0.0005％（49位）の微量元素であるが，古くからよく知られている．ヒ素の化合物の毒性や顔料としての用途は，古代ギリシャやローマ時代にすでに知られていた．ヒ素化合物には黄や赤系統の鮮やかな色を呈するものが多く，その化合物である雄黄（As_2S_3）は，黄色の葉片状の塊で産する軟質の鉱物で，黄色の顔料に用いられていた．石黄の英黄の英名はorpimentで，ラテン語の金色の絵の具から転化した物である．

　またヒ素の元素名のArsenic（As）は，やはり石黄を指すギリシャ語のarsenikonに由来する．「男らしい，生殖力のある，強い」などという意味である．これらの名前は，ヒ素化合物が顔料や強壮剤や毒薬に用いられたことを反映している．

　古来，ヒ素は殺人にも使用されている．体内に入ったヒ素は呼吸関連の酵素やタンパク質と結合し，それらの機能を失わせる．ヒ素は薬として，利用される場合がある．歯の治療の際，歯の神経を壊死させるのに，ヒ素化合物が使用されている．

　犬の病気，フィラリアの治療にも，ヒ素化合物が用いられている．中国では，蛇の毒の解毒剤として，雄黄（As_2S_3）が利用されていた．ヒ素の毒性で，蛇の毒（タンパク質の一種）が機能を失ったわけである．

　ヒ素化合物の急性あるいは慢性的な摂取によりさまざまな生体機能障害が

起こる．ヒ素は体内半減期が短いため，血中濃度の測定はあまり有効でないが，毛髪や爪に残留する．ヒ素の毒性は，有機ヒ素より無機ヒ素のほうが強い．なかでも，亜ヒ酸塩が最も強いといわれている．急性中毒は，ヒ素服用後数十分〜数時間で現れ，下痢，腹痛，嘔吐が起こり，さらに心臓衰弱などを引き起こし，全身痙攣で死に至ることもある．慢性中毒は，嘔吐，食欲減退，皮膚に発疹や炎症を生じ知覚障害や運動障害を起こすこともある．

ヒ素の生物圏への人為的発生源には，鉱山，金属精錬，鋼鉄製造，化石燃料燃焼，地熱エネルギー生産，リン酸肥料，農薬などがある．

(2) カドミウム

元素記号：Cd，英語名：Cadmium，原子番号：48，原子量：112.411，融点（℃）：320.9，沸点（℃）：765，クラーク数0.000％（00位）の微量元素．

カドミウムは銀白色の軟らかい金属である．1817年，ドイツのシュトローマイヤーは，菱亜鉛鉱（$ZnCO_3$）を加熱して，白色の酸化亜鉛を得ようとした．そのとき黄色の物質が生成た．その物質に未知の元素が含まれていることを発見した．ギリシャ語のkadmeia（亜鉛華：酸化亜鉛）の呼び名に因んで，カドミウムと名づけられた．

硫カドミウム（CdS）のように，カドミウムを主成分とする鉱物も知られているが，存在量が少ない．カドミウムは亜鉛と挙動をともにする傾向があり，亜鉛鉱石には1％程度のカドミウムが含まれている．大部分のカドミウムが，亜鉛を精製するときの副産物として得られている．

カドミウムのほとんどが，ニカド電池（ニッケル－カドミウムアルカリ電池）に利用される．繰り返し充電することができ，鉛蓄電池よりも長寿命で軽量なため，コードレスフォンやラジコンなどによく使われる．また，カドミウムの融点（溶ける温度）は約320℃と低いので，ハンダの材料への使用されている．硫化カドミウム（CdS）は，カドミウムイエローという黄色の顔料である．亜鉛よりもサビ止め効果が大きいので，メッキにも用いられる．

Bowenによれば，カドミウム濃度は地殻0.11，花崗岩0.09，玄武岩0.13，頁岩0.22，砂岩0.05，土壌0.35mg/kgある．海水0.00011，淡水0.0001mg/Lである．土壌中の全カドミウム濃度の中央値（範囲）は0.35（0.012）

mg/kgDW である.

植物には0.2～9 mg/L, 人間には3～300mg/日で有毒である. 致死量は1.5～9 g/日である.

浅見ら（1988）は北海道, 福島, 静岡および佐賀の水田土壌6点, 畑土壌7点（内4点は牧草地土壌）および森林土壌12点, 計25点の汚染されていない作土または表層土を採取し, わが国の土壌のカドミウム濃度を, 0.295（0.056～0.801）としている.

浅見（2001）の推定によれば, 土壌へのカドミウムの全侵入量は最小値で5.6, 最大値で38, 中央値で22×10^6kg/年である. この中央値の示すカドミウム量が, 世界の全農地（1.47×10^9ha）に侵入したとして仮定して計算すると, 1年1haあたり農地へのカドミウムの侵入量は15g/haとなる. 土壌の仮比重を1と仮定すると, 表層15cmへのカドミウムの集積量は, 0.010mg/kgDW/年になる. このままの割合で土壌にカドミウムが集積されれば, 土壌のカドミウム濃度は, 35年で今の2倍になる（表7.7）.

カドミウムは人体に有害な金属で, 体内に取り込まれると中毒を起こし, 嘔吐, 呼吸困難, 肝機能障害などの症状が出る. また, カドミウムには動植物内に蓄積される性質があり, 食物から汚染されることがある. 富山県の神通川流域で発生した公害病「イタイイタイ病」は, あまりにも有名なカドミウムによる障害である.

カドミウムの生物圏への人為的発生源は, 鉱山, 金属精錬, 化石燃料燃焼, 焼却, リン酸肥料, 下水汚泥, 自動車排気ガスなどである.

6. 土壌と人の健康

土壌の健康とヒトの健康の間には, 類似性がある. 土壌に過剰な重金属で汚染されると, 作物の生育に多大な悪影響を与える. ヒトは過剰な重金属摂取により, イタイイタイ病や水俣病を引き起こす. 土壌への廃棄物投棄は, ヒトへの食品添加物に匹敵するであろう.

土壌への過剰な肥料や農薬の施用は, 土壌の微生物活性を劣化させ不健全な土壌へと変える. これは, ヒトへの過剰医療や過剰栄養が, 薬漬けやメタ

ボリックシンドロームにみられるような不健全な肉体をもたらすのに類似している．

　土壌の塩基バランスが崩れると，作物に障害が起きる．ヒトも同様に栄養バランスが崩れると，健康にさまざまな障害が発生する．

　土壌は大気との間で健全なガス交換をしている．このガス交換の不健全さが，温暖化やオゾン層の破壊をもたらしたのである．そのことは，二酸化炭素やメタンや亜酸化窒素の例からも理解できるであろう．ヒトも呼吸が健全でないと，健康を維持することができない．

　地力の増進は，上述したことが総合的に維持されてはじめて可能となる．ヒトの健康維持や増進は，まことにこれに類似している．土壌はときとして休閑させ，次の作物のための準備をさせる．ヒトもときとして疲れを癒やすために，休息が必要である．

参考資料

浅見輝男：日本土壌の有害金属汚染，アグネ技術センター（2001）

Bowen, H.J.M: Environmental Chemistry of the Elements, Academic Press（1979）

Geology and Health -Closing the gap: Eds. H. Catheine et al., Oxford University Press（2003）

Medical Geology Newsletter: International Medical Geology Association

環境省ホームページ：www.env.go.jp/recycle/report/h17-02/02.pdf，我が国における有害物質管理の現状

国際地質学連合ホームページ：http://medicalgeology.org/

国際土壌科学会議ホームページ：http://www.colostate.edu/programs/IUSS/18wcss/index.html

Lennart Moller: Environmental Medicine,Joint Industrial Safty Council/Sweden（2000）

陽　捷行編著：農と環境と健康に及ぼすカドミウムとヒ素の影響，北里大学農医連携学術叢書第4号，養賢堂（2008）

Nriagu, J.O.: A history of global metal pollution, Science, 272, 223-224（1996）

Nriagu, J. O.: Arsenic poisoning through the ages, Environmental Chemistry of Arsenic,

W.T.

Frankenberger Ed., New York, Marcel Dekker, 1-26 (2002)

Nriagu, J.O.: Global inventory of natural and anthropogenic emissions of trace metals to the atmosphere, Nature, 279 (1979)

Olles Selinus et al.: Elsvier, Essential of Medical Geology, 263-299 (2005)

下川耿史：環境史年表　明治・大正，河出書房出版 (2004)

下川耿史：環境史年表　昭和・平成，河出書房出版 (2004)

ピーター・トムプキンズ／クリストファー・バード，新井昭廣訳：土壌の神秘－ガイアを癒す人びと－，春秋社 (1998)

Tiller, K.G.: Heavy metals in soils and their environmental significance, Adv. Soil Sci., 9, 113-142 (1989)

付表1：わが国におけるカドミウムおよびヒ素に関わる環境小史

わが国におけるヒ素およびカドミウムに関する環境小史について，以下に整理した．ほかにも数多くの史実があるが，ここでは「環境史年表：明治・大正・昭和・平成」を参考にした．

1) カドミウム

昭和44年 (1969)：カドミウム汚染防止のための暫定対策を通達，飲料水中0.01ppm，米0.4ppm 以下

昭和45年 (1970)：農林省大阪食糧事務所が黒部市のカドミウム汚染米の販売停止を指示．その後各県で黒部米の拒否が相次ぐ．

昭和45年 (1970)：厚生省，米の中のカドミウム濃度の安全基準を決定，精米で0.9ppm 未満．

昭和45年 (1970)：北海道伊達町の志村化工の工場排水からカドミウム検出，道が公害防止条例を初運用．

昭和45年 (1970)：鳥取県で松葉ガニの甲羅の「ミソ」から8.75ppm のカドミウムを検出．

昭和45年 (1970)：北海道伊達町・共和村，東京都昭島市・立川市，福井県九頭竜川流

域,大阪市東住吉区・生野区などでカドミウム汚染問題が発生.

昭和46年（1971）：富山地裁が,第1次イタイイタイ病裁判訴訟で原告の主張をほぼ全面的に認め,三井金属鉱業神岡鉱業所排出のカドミウムが主因と判決.大規模公害訴訟で初の住民勝訴.

昭和47年（1972）：環境庁,カドミウム汚染調査結果を発表.117の調査地区中28地区で安全基準を超えた汚染米を発見.

昭和47年（1972）：イタイイタイ病第1次訴訟で,名古屋高裁金沢支部が三井鉱山の控訴を棄却,一審の倍額1億4,280万円の支払いを命令.会社受諾.第2～7次訴訟も和解表明.

昭和47年（1972）：宮城県のカドミウム米約1万俵が,東京方面に出荷済と判明.

昭和48年（1973）：政府が最高3.40ppmの富山県産カドミウム汚染米を検査前に買い上げ,21 t を消費者に売り渡し済と判明.

昭和48年（1973）：環境庁,昭和47年度の水田のカドミウム汚染は37地域で基準を超えた.

昭和59年（1974）：昭和48年度にカドミウムを1 ppm 以上含有する玄米が発見された地域は19県36地区.

昭和49年（1974）：富山県が神通川左岸の647ha を土壌汚染対策地域に指定.最大規模.

昭和50年（1975）：富山県が神通川右岸約350ha を汚染地区に指定.両眼で1,004.1ha となる.

昭和53年（1978）：水質基準に関する厚生省令を改訂（カドミウムの基準追加など）.

昭和53年（1978）：水道の水質基準に関する厚生省令が改定,カドミウムの基準追加など.

昭和60年（1985）：富山市農協がカドミウム汚染米を販売していたことが判明,問題化.

昭和61年（1986）：環境庁の調べで,カドミウム汚染農地が59年度から130ha 拡大.

平成2年（1990）：香川県豊島にカドミウムや鉛などを含んだ50万 t もの産業廃棄物が不法に処分され,一部が海に流れ出して環境汚染が進んでいることが判明.兵庫県警が業者を廃棄物処理法違反容疑で摘発.

平成3年（1991）：国内の乾電池メーカーが国内で生産するマンガン乾電池からカドミウムの使用を全廃.平成4年からはアルカリ電池の水銀使用もゼロ.

2）ヒ　素

昭和元年（1926）：尾上哲之助が農作物へ砒酸鉛（ヒ素）を使用した場合の残留試験を行う．日本初の農薬残留の研究

昭和24年（1949）：青森県で砒酸鉛（ヒ素）が井戸水に混入，22人が中毒，3人死亡．

昭和30年（1955）：岡山県衛生部が森永の粉乳を飲んで死亡したと発表．厚生省の調べで，森永ヒ素ミルクの中毒患者は9,653人．死者62人．

昭和46年（1971）：山形県酒田港の海底の底から14,000ppmを超える鉛をはじめ，異常な高濃度のヒ素・水銀が検出される．

昭和48年（1973）：環境庁，宮崎県土呂久鉱山の慢性ヒ素中毒症を第4の公害病に指定．

昭和49年（1974）：島根県鹿足群旧笹ケ谷鉱山周辺がヒ素中毒地域に指定される．7月27日16人が公害病に認定される．

昭和49年（1974）：宮崎県土呂久の住民23人がヒ素中毒と認定される．認定患者は全部で48人．

昭和50年（1975）：東京北区で，化学工場跡地にできた団地の土壌から都の平均値の70倍余のヒ素が検出される．

昭和59年（1984）：宮崎県土呂久鉱山のヒ素汚染で公害病に認定された住民・遺族等が閉山後に鉱業権を継承した住友金属に損害賠償を求めた訴訟で，宮崎地裁は総額5億622万円の支払いを命じる．会社は控訴．

昭和63年（1988）：健康食品として売られている加工食品の中には天然食品の32倍ものヒ素や鉛，遊離シアンなど高濃度の重金属を含むものがある，と発表．

・・

－言葉の散策：身土不二－

わが国には「身土不二」という言葉がある．この言葉の語源は，古い中国の仏教書「盧山蓮宗寶鑑」（1305年）にある．本来の意味は，仏心と仏土は不二であることを示したものだそうである．この言葉は，食と風土と健康に強い関心を抱くかぎられた人たちの間で，いわば内輪の規範として用いられていたが，近年一般の人たちの間にも広がりつつある．詳しくは，山下惣一著「身土不二の探求」創森社（1998）がある．

土が人の命，命は土，人間は土そのものと解釈される．広く解釈すれば，「医食同源」や「四方四里に病なし」や「地産地消」なる言葉もこれらの範疇に属するであろう．韓国でも使われている．飲み屋の前に「身土不二」と書かれた旗がひらめいている風景に，心を強くした覚えがある．

明治・大正の小説家，徳冨健次郎（蘆花）の著書「みみずのたはこと」の中にも，同様な意味の文章がある．「土の上に生れ，土の生むものを食うて生き，而して死んで土になる．我等は畢竟（ひっきょう）土の化物である．土の化物に一番適当した仕事は，土に働くことであらねばならぬ．あらゆる生活の方法の中，尤もよきものを撰み得た者は農である」「農と女は共通性を有つて居る．彼美的百姓は曾て都の美しい娘達の学問する学校で，「女は土である」と演説して，娘達の大抗議的笑を博した事がある．然し乾（けん）を父と称し，坤（こん）を母と称す，Mother Earth なぞ云って，一切を包容し，忍受し，生育する土と女性の間には，深い意味の連絡がある．土と女の連絡は，土に働く土の精なる農と女の連絡である．農の弱味は女の弱味である．女の弱味は農の弱味である．蹂躙されるようで実は搭載し，常に負ける様で永久に勝つて行く大なる土の性を彼等は共に具へて居る」「大なる哉土の徳．如何なる不浄も容れざるなく，如何なる罪人も養はざるは無い．如何なる低能の人間も，爾の懐に生活を見出すことが出来る．如何なる数奇の将軍も，爾の懐に不平を葬ることが出来る．如何なる不遇の詩人も，爾の懐に憂を遣ることが出来る．あらゆる放蕩を為尽して行き処なき蕩児も，爾の懐に帰って安息を見出すことが出来る」．

これらの言葉は，かつて人智学を唱えたドイツの思想家，ルドルフ・シュタイナー（1861-1925）が「不健康な土壌からとれた食物を食べている限り，魂は自らを肉体の牢獄から解放するためのスタミナを欠いたままだろう」と言った文章の内容とも意を同じくするであろう．

また，ノーベル賞生理医学賞を受賞したフランスのアレキシス・カレル（1873-1944）は，地球がほとんど回復できないほど病んでいることを今から94年前の1912年に明確に認識していた．「人間－この未知なるもの」の中でカレルは，次のような警告をしている．土壌は人間生活全般の基礎だから，

近代的な農業経済学のやり方によってわれわれが崩壊させてきた土壌に再び調和をもたらす以外に，健康な世界がやってくる見込みはない．土壌の肥沃度（地力）に応じて生き物はすべて健康か不健康になる．すべての食物は，直接的であれ間接的であれ，土壌から生じてくるからである．

このように「身土不二」に代表される言葉に表現された現実はすでに存在する．一方で，これらの問題を克服しようとする試みが国際的な科学会議にも現れてきた．農医連携論の必要なゆえんである．

－コラム：いのちの食べ方－

幼稚園の子ども達が，食事の前に一斉に「いただきます」と元気な声を張り上げている姿は，わが国の未来が想われて微笑ましい．「いただく：戴・頂」は，食う・飲むの謙譲語で，つつしんで飲食することをいう．「食う・飲む」の丁寧語でもある．

「いただきます」という言葉の語源は，神仏に供えた食べ物を賜ったことにあるというのが定説であろう．しかし，一方ではこんな考え方もある．食べ物はすべて命を持っている，または持っていた．その命を私の命としていただきますという解釈である．要は命を頂いて自分の命の糧とすることへの真摯な気持ちである．この言葉の根底には，日本人の持つ「生命への畏敬の念」がある．未来永劫に残したい日本の心である．外国語でこのような言葉を知らない．

「いのちの食べかた：OUR DAILY BREAD（Unser Taglich Brot）」という映画を観た．オーストリア／ドイツのニコラウス・ゲイハルター監督（2005年），ウォルフガング・ヴィダーホーファー編集による「食」のドキュメンタリー（虚構によらず事実の記録に基づく作品．記録映画）である（http://www.espace-sarou.co.jp/）．

内容は次の通りである．われわれがつね日頃口にしている食品が，食卓に並ぶまでの道のりを何の感情も入れずたどる．大量の野菜・果樹，牛・豚・鶏といった家畜が，どのように加工され食料になるかを追う．経済が主軸の，

効率化と自動化を追及した大農場や屠殺場を取材し，現代社会の残酷なまでの美ともいえる姿を捉えている．完璧なドキュメンタリーである．

　観客の目に容赦なく，痛いほど映像が焼きつく．牛にショックガンを撃ち，耳を塞ぎながら素手で血抜きをする労働者．大きな掃除機のようなホースで集められるブロイラー．機械に吊され血液や内臓を除かれ並んでいる膨大な数の豚や牛．人工授精で改良・増殖された家畜が，オートメーション化された工場で，瞬く間に食肉にされる．絵画のように美しい広大なヒマワリ畑では，薬剤や肥料が飛行機で散布される．

　ピッチングマシンのような機械で運ばれるヒヨコの群れ．わずか数秒で解体される魚．木の実を揺さぶり落とす巨大なマジックハンド．自動車工場のように，規則正しく無駄なく解体される牛．まさに唖然とするような光景の連続．息つく暇がない．

　機械製造のような精密な生産性の高さを示す映像と，絵画の如く美しい撮影に驚愕しつつも，改めてわれわれの食料とは，さらにはわれわれが生きていることの意味とは何かということが想われる．

　人間の食欲は，いったいどこまで膨らみ続けるのであろうか．われわれ人間は，果てしなく食べ続ける怪獣になるのではないか．空恐ろしくなる．そのうえ，われわれは朝日も夕日も見たことのない鶏を食べている．食べ物とは，農業とは一体何であろうか．

　食べ物を生産する過程の映像は，われわれに残酷や悲愴さなどという感性を持ち込む余地もないほどに無機質で，そこでは命というものを感じさせない仕組みができあがっている．牛を解体した労働者は，すぐあとに黙々と無機質な顔でハンバーガーを食べている．この映像は強力で，人間までもが食べる機械のように思えてしまう．

　そこには，命を頂いているという思いは微塵も感じられない．そのような映像に愕然とする．命の貴重さを感じなければ，いくら食べても満足できないのは当然のことなのかも知れない．現代病といわれる肥満やメタボリックシンドロームなどは，その原因がここにもあるのではなかろうか．

　「いただきます」という言葉には，食べ物が持っていた命を私の命としてい

ただきますという意味があると先に書いた．豊かな食料の坩堝の中にいる現代人は，その豊かさゆえに生き物を食べることへの後ろめたさを感じる感性がなくなったのであろうか．となると，現代人が肥満やメタボリックシンドロームなどの現代病にかかるのは当たり前のことであろう．その結果，無機質な食料を頂いている人間も，有機質でなく無機質な体質になるのであろうか．体質が無機質になれば，心もやがて無機質な物に変わっていくのであろうか．この映画のタイトルを「いのちの食べかた」と訳した人に賞賛の拍手を送りたい．

・・

地球温暖化

はじめに

　1969年，ある概念が大きく変わった．われわれはこの年，川面に写された自分の姿を見るように，初めて宇宙船アポロが撮影した青い地球の写真の中にわれわれ自身を見た．そのときから，われわれは自分自身を地球全体から切り離すことができないという自覚を持った．どうやら全体としての地球は，生き物かもしれないという意識がよみがえったのではなかろうか．

　一方，この年の1969年は，英国の科学者のジェームス・ラブロックが，地球は太陽系の中で最大の生き物（地球生命圏ガイア）であると思考した創造的な年でもあった．つまり，地球生命圏は自己調節機能を持った存在で，化学的物理的環境を調節することによって，われわれの住む惑星の健康を維持する力を備えている，という仮説を発表した年でもあった．

　宇宙船アポロが地球を撮影し，われわれにそれを見せてくれた科学技術は，意識的かつ理性的に発展したものである．その結果，われわれは俯瞰的な視点で地球全体を観ることに専念した．気候変動に関する政府間パネル（Intergovernmental panel on Climate Change：IPCC）の立ち上げと，多くの科学者の気候変動に関わる研究への参加がその結果である．また，この

IPCC における科学技術ならびに評価技術は，後にノーベル賞の受賞にまで進展した．

　ジェームス・ラブロックが提案した地球生命圏ガイア理論は，意識的で理性的ではあるが，一部には無意識的かつ直感的な背景が認められる．この理論は，現在の地球問題を考えるうえで，あらゆる分野の多くの技術者や科学者に多大な影響を与えた．その結果，物理学者，科学者，医学者，農学者，気象学者などあまたの学者が共同して知の統合をめざした．

　さらに，この理論は「グローバルブレイン（ピーター・ラッセル著：工作舎）」や「アースマインド（ポール・デヴェロー著：教育社）」などの仮説に発展し，脳や精神の分野の研究にまで影響を与えている．これらの思考は学問や思想の分野を越えて駆けめぐり，いまでは科学と宗教の統合知の創出にまで至っている．

　このように，地球温暖化の問題にかかわる歴史的な背景には，意識的かつ理性的な場面と，無意識的かつ直感的な場面が共存している．そこで，理性に代表される「IPCC 報告書の流れ」と，直感に代表される「地球生命圏 GAIA の流れ」とを地球温暖化の視点から追い，「農業生態系と温暖化の関わり」を紹介し，「温暖化：花綵（かさい）列島のいま」を実例でページの許す限り紹介する．さらに，われわれが「すぐに，できること」をまとめ，今後わが国の「温暖化と文化」がどうなるかについても考えてみる．

1. IPCC 報告書の流れ

　IPCC 報告書の流れについて書く前に，まず「気候変動」と「地球温暖化」の言葉の解説，さらには国際的な取組の概略を認識しておく必要がある．

1）言葉の解説
　気候変動：気候変動という言葉は，地球の気候の変化について使われる言葉である．最も一般的な感覚では，気温のほかに降水量や雲なども含むすべての要素の，すべての時間スケールでの気候変化について使われる．

　気候が変動する原因には，自然の要素と人為的な原因がある．しかしながら近年の用法，とくに環境問題の文脈では，現在の地球表面の平均的な温度

上昇という地球温暖化についての研究に特定される．

気候変動についての研究や提言の国際的な努力は，国連のUNFCCC（気候変動枠組条約）で調整されている．UNFCCCでは「Climate Change」という用語を人為的な変動，非人為的な変化を「Climate Variability」と使い分けている．人為的な気候変動とは，人類の影響の可能性を示す言葉として用いられる．

IPCCでは，同じClimate Changeという用語が人為的・非人為的な両方の変化をまとめて表記するのに用いられる．日本語訳では，「気候変動」を内包する言葉として気候変化と表記されることがある．

地球温暖化：地球温暖化とは，地球表面の大気や海洋の平均温度が長期的に見て上昇する現象である．生物圏内の生態系の変化や海水面上昇による海岸線の浸食といった，気温上昇に伴う二次的な諸問題まで含めて言われることもある．その場合「気候変動」や「気候変動問題」という用語を用いることが多い．

とくに近年観測されている，また将来的に予想される20世紀後半からの温暖化について指すことが多い．単に「温暖化」と言うこともある．

現在，温暖化が将来の人類や環境へ与える悪影響を考慮して，さまざまな対策が立てられ，実行されはじめていることは読者に周知されているところである．

2）国際的な取組

さらに，次のことを整理しておくことが必要であろう．それは，気候変動と国際的な取組には表7.9に示したように自然現象，科学，評価，政策，現状と未来などさまざまな形態があり，内容も多岐にわたることである．

IPCCなどの地球環境の評価が行われるためには，それなりの科学的根拠が必要である．そのために，これまでさまざまな国際的な地球環境共同研究計画が行われてきた．国際的で表的なものとして，たとえば次のような計画がある．

表7.9　気候変化とさまざまな国際的な取組

自然現象	全球温度は100年で0.6℃上昇したなどの現象
科　　学	IGBP，WCRP，IHDP，全球観測など多岐な分野にわたる研究
評　　価	IPCCの1～4次報告書・特別報告書，地球生命圏ガイア・ガイアの復讐など
政　　策	地球サミット，京都議定書，美しい星50など
現状・未来	排出量制御，意思決定など

(1) 地球圏－生物圏国際共同研究計画（International Geosphere-BiosphereProgramme：IGBP）

1986年に設立された国際科学会議（ICSU）が主催する学際的な国際研究計画である．気候変動に関する生物学的プロセスおよび化学的プロセスの相互作用に関する基礎的な知見を得ることに焦点をあてている．

目的は，地球全体のシステム，生命を育む環境，地球全体のシステムで生じている変化および人間活動による影響の現れ方を支配する物理学的，化学的および生物学的プロセスの相互作用を記述し，理解することにある．

IGBPは，地球変動に関する科学の遂行のために国際的かつ学際的な枠組みを提供する．この枠組みは，世界各国の研究計画に広く利用されている．IGBPには政策的・政治的要素はなく，政策活動に対して可能な限り最良の科学的情報を提供することを目指すものである．

(2) 地球環境変化の人間的側面研究計画（International Human Dimensions Programme on Global Environmental Change：IHDP）

1990年に，国際社会科学協議会（ISCC）が発足させた組織である．発足した「地球環境変化の人間的側面研究計画：IHDP」は，人間・社会的側面からみた地球環境問題研究の科学的課題を選定するなど，世界的に地球環境問題に対する社会科学的手法を研究しようとするものである．

重要な研究プロジェクトの一つに，土地利用・土地被覆変化研究がある．わが国ではアジア太平洋地域における土地利用とその誘導因子に関する経緯データの整備と，それに基づいた土地利用変化の長期予測を目的とした研究などが行われている．わが国におけるIHSDPの窓口は，日本学術会議であ

る.
(3) 世界気候研究計画 (World Climate Research Programme：WCRP)

世界気象機関 (WMO) が全体の調整を行っている研究計画で,1980年に設立された.目的は,気候の予測可能性および人間活動の気候影響の程度を評価するために必要な基礎的気候システムおよび気候プロセスの科学的理解を展開させることにある.また,1992年のUNCED (国連環境開発会議) において策定されたアジェンダ21の実行を支援する役目も担っている.

WCRPの調査プロジェクトには,全球エネルギー・水循環観測計画 (GEWEX),気候変動性・予測可能性研究計画 (CLIVAR),熱帯海洋・地球大気計画 (TOGA),成層圏プロセスとその気候における役割研究計画 (SPARC),気候と雪氷圏計画 (CliC),海洋表層－低大気圏研究 (SOLAS) がある.

今ではわが国にも,環境省に地球環境研究計画があり,全球システム変動,越境汚染:大気・陸域・海域・国際河川,広域的な生態系保全,持続的な社会・政策研究などの研究計画が推進されている.

3) IPCCの誕生から第4次評価報告書

IPCCの誕生は,大洪水・干魃・暖冬といった世界的な異常気象を契機にWMO (世気象機関) とUNEP (国連環境計画) が,気候と気候変動に係わる研究を開始したことに始まる.その後,気候変動に関する国際的な課題が増大するにつれ,変動に関する効果な政策を講じるための包括的な科学情報が必要になってきた.そのため,1987年のWMO総会ならびにUNEP理事会でIPCCの設立構想が提案され,1988年に承認・設立されたIPCCはもともと国際連合気候変動枠組条約 (UNFCCC) とは関係なく設立されたが,第1次評価報告書が気候変動に関する知見を集大成・評価したものとして高く評価されことから,基本的な参考文献として広く利用されるようになった.

第1次評価報告書1990では,気候変化の科学的評価 WG I (温室効果ガスの増加と寄与率が重要),気候変化の影響評価 WG II, IPCC 対応戦略 WG III,気候変化 IPCC1990 & 1992評価第一次評価大要と SPM,が出版されている.筆者は WG I の「第1章:温室効果ガスとエアロゾル」の作成に日本から参加したが,当時は政府間パネルといえども手弁当での参加であったことが思

い出される．

　IPCC 特別報告書1994では，気候変動の放射強制と IPCCIS92排出シナリオの評価，気候変動の影響と適応策の評価のための技術ガイドライン，温室効果ガス目録のための IPCC ガイドライン，特別報告書1994SPM とその他の要約，が出版されている．

　第2次評価報告書：気候変化1995では，気候変化の科学 WG Ⅰ，気候変化の影響・適応・緩和：科学的及び技術的分析 WG Ⅱ（温室効果ガスの削減技術が重要），気候変化経済的・社会的側面 WG Ⅲ，UNFCC 第2条の解釈における科学的・技術的情報に関する統合報告書（3作業部会の SPM），が出版されている．

　第3次評価報告書：気候変化2001では，科学的根拠 WG Ⅰ，影響・適応・脆弱性WⅡ，緩和 WG Ⅲ，統合報告書，が出版されている．

　第4次評価報告書：気候変化2007では，気候変動緩和の技術・政策及び対策，IPCC 2次評価報告書で使われた単純気候モデルの紹介，大気中温室効果ガス：物理的・生物・社会経済的影響，二酸化炭素排出制限案の影響，気候変動と生物多様性，が出版されている．

　第5次評価報告書は：いま作成中である．

　ほかにも IPCC 特別報告書，気候変動の地域影響：脆弱性の評価1997，航空機と地球大気1999，技術移転の手法上及び技術上の課題2000，排出シナリオ：2000，土地利用・土地利用の変化及び林業2000，第3次評価報告書における横断的事項に関するガイダンス・ペーパー，水に関するルールを変える気候：水と気候に関する対話統合報告書，などがある．

2．地球生命圏 GAIA 仮説の流れ

　地球生命圏 GAIA という概念は，英国の科学者，ジェームス・ラブロックによって広く世間に流布された．彼は化学者として大学を卒業し，生物物理学・衛生学・熱帯医学の各博士号を取得し，医学部の教授を経て，NASA の宇宙計画のコンサルタントとして，火星の生命探査計画にも参加した．また，ガスクロマトグラフィーの専門家で，彼の発明した電子捕獲検出器（FPD）

は，環境分析に多大な貢献をしている．

　また，「沈黙の春」の著者レイチェル・カーソンの問題提起のしかたは，科学者としてではなく唱道者としてのそれであったと説き，彼は生きている地球というガイアの概念を，天文学から動物学にいたる広範な科学の諸領域にわたって実証しようとする．

　さらにラブロックは，これまでガイアに関する数多くの本を世に問うている．「地球生命圏－ガイアの科学」「ガイアの時代」「GAIA ガイア：生命惑星・地球」「ガイア：地球は生きている」「ガイアの思想：地球・人間・社会の未来を拓く」などが，そうである．87歳になって出版した本は，「The REVENGE of GAIA」である．文字通り「ガイアの復讐」と訳して日本で出版された．Oxford University Press から1979年に「Gaia : A new look at life on earth」と題した本が出版された．この本が「地球生命圏－ガイアの科学」としてわが国で出版されたのは，1984年である．翻訳・出版されるのに5年の歳月が経っている．

　続いて，W.W. Norton から1988年に「The ages of Gaia」が出版された．この本は「ガイアの時代」と題してわが国で1989年に翻訳・出版された．われわれは，原著出版の翌年にはこの本を翻訳文として読むことができた．

　最近の原著「The REVENGE of GAIA」と訳書「ガイアの復讐」は，いずれも2006年である．われわれが翻訳文を手にしたのは，原著と同年ということになる．この3冊の本の原著と翻訳の時間的な流れをみるだけでも，人びとの地球生命圏ガイアへの関心の強さがうかがえる．さらに，地球が温暖化しつつある現実も，人びとの地球生命圏への関心を高めている．

　「地球生命圏－ガイアの科学」が世に出て，「ガイアの復讐」をわれわれが手にするまで，27年の歳月が経過している．優に四分の一世紀の長きにわたる．

　「地球生命圏－ガイアの科学」の内容を一言で言えば，地球の生物と大気と海洋と土壌は，単一の有機体とみなせる複雑な系を構成しており，われわれの地球を生命にふさわしい場として保つ能力を備えているという仮説の実証である．

「ガイアの時代」は，上に紹介した「地球生命圏－ガイアの科学」が執筆された後，その後の科学的知見を基に全面書き直しされたものである．その間，9年の歳月が経過している．

　彼は「はじめに」で，自分はガイアの声を代弁したいだけであることを強調する．なぜなら，人間の声を代弁する人の数に比べ，ガイアを代弁する者があまりにも少ないからである．また「ヒポクラテスの誓い」と題して，本書の目的の一つに，惑星医学という専門分野が必要で，その基礎としての地球生理学を確立する必要があると説く．

3．農業活動がガイアに及ぼす影響

　「ガイアの時代」で特筆されるのは，IPCCの結論をすでに速くから予言している次の一節である．「地球の健康は，自然生態系の大規模な改変によって最も大きく脅かされる．この種のダメージの源として一番重大なのは農業，林業そして程度はこの二つほどではないが漁業であり，二酸化炭素，メタン，その他いくつかの温室効果ガスの容赦ない増加を招く」．

　「われわれはけっして農業なしには生きていけないが，良い農業と悪い農業の間には大きな開きがある．粗悪な農業は，おそらくガイアの健康にとって最大の脅威である」．

　「ガイアの復讐」では，ガイアは人間を排除しようとしていることを解説する．ガイアが人間を受け入れるためには，人間の数が多すぎるとも語る．その多すぎる人間を支える基本となっている電気は，核融合や水素エネルギー技術が確立するまで，環境に最も負荷の少ない核分裂エネルギーに頼るしかないと記す．

　また，彼は地球温暖化の臨界点を二酸化炭素濃度で500ppmとしている．北極の氷の溶ける量が増加すれば，氷の中の二酸化炭素が放出されて温暖化に拍車がかかるという．ここでは，人びとがあまり語らない閾値（いきち）の問題が見え隠れしている．大気中の二酸化炭素濃度や気温によって決まる閾値が存在することに，気づかなければならない．ひとたびこの値を超えると，どんな対策をとろうとも，結末を変えることができない．地球はかつて

ないほどの高温状態になり，後戻りは不可能だ．

南太平洋のエリス諸島を領土とするツバル国は，いまや水没の危機にさらされている．気温の上昇による海水の膨張により，日本の海岸に面した平野は水没を逃れるために，防波堤を構築しなければならないだろうか？ 地球が新たな酷暑の状態に向けて急速に動き出したら，気候変動は間違いなく政界や経済界を混乱させるであろう．

4. 農業生態系が温暖化に及ぼす影響

ここでいう農業生態系とは，われわれの行う農業活動で，むしろわれわれが「生きている」こと，すなわちわれわれが生活する日々の衣と食と住とに関わるすべてを意味する．なぜなら農業は，生態系におけるエネルギーと物質の収支を最大限に利用する，人類必須の営みであるから．したがって，温暖化の問題のひとつとして，農業生態系からの温室効果ガス発生現在の地球温暖化の一因ともなる．ここでは，温暖化と農業生態系との関わりを紙数の許す範囲で整理する．

IPCC WGIII 第 4 次評価報告書によれば，全球における農業生態系からの温室効果ガ発生量は年間 5.1-6.1 Gt CO_2-eq/yr（二酸化炭素換算量）で，人為起源の 13.5% を占めている．ほかの分野の割合は，産業（19.4%），林業（17.4%），エネルギー（25.9%），運輸（13.1%），生活（7.9%），廃棄物（2.8%）である．

このうち，最大の温室効果ガスは CO_2 であるが，発生と吸収は全体でほぼバランスされていると考えられている．一方，農業生態系が関与する温室効果ガス，メタン（CH_4）と一酸化二窒素（亜酸化窒素：N_2O）に関しては，農業生態系がどちらのガスも人為起発生量の半分以上を占めている．CH_4 は 3.3 Gt CO_2-eq/yr で，人為起源の約 50% 以上を N_2O は 2.8 Gt CO_2-eq/yr で，人為起源の約 60% 以上に相当する．

5. 農業生態系からの温室効果ガス発生量の削減

農業生態系では，さまざまな発生源から CO_2, CH_4, N_2O の三つの重要な温

室効果ガスが発生している．とくに農業における耕地の施肥，水田，畜産業における廃棄物，ルーメン家畜などは，CH_4とN_2Oの主要な発生源として重要である．

　農耕地と畜産からの発生制御技術は，すでに数多く提案されている．農耕地における管理（水田），有機物管理，畜産における飼養管理，糞尿処理技術など数多くの技術の地試験をもって削減効果が実証されている．さらに，これらの技術はIPCCガイドブックにも紹介されている．

　しかし，これらの技術は広く実用化の段階には達していない．理由の一つに発生削減に伴う経済性の評価が不足していることが挙げられる．家族経営に依存している現状農業では，価格と労力を考慮に入れた収益と労働性が改善される技術でなければ普及しない．そのためには経済性の評価を行い，農家が受け入れられる手法を提示し，加えてのそのような技術を推進するための政策的な支援が必要である．

　一方，わが国の温室効果ガス排出インベントリーに占める農業分野の割合が2％にすぎないことに比べ，同じ水田耕作を基盤とする農業体系を持つ熱帯アジアでは，インドで28％，タイで35％など，農業分野の占める割合がきわめて大きいことも注目すべきである．このことは，広大な農耕地を有し家畜頭数の多い国においては，上述した削減技術を適用することにより排出量を大量に削減できることを示唆している．

　農業分野における温室効果ガスの排出削減策は，IPCCのAR4にまとめられている．これらの技術は長期間の効果が期待できると同時に，われわれが求めている環境保全型農業の方向とも一致する．永続的に環境と調和する農業を思考する人類にとって，温暖化現象は千載一遇の好機と捉えるべきかも知れない．

　なお，このことについては北里大学農医連携学術叢書第5号に詳しく紹介している．

6．温暖化：花綵（かさい）列島のいま

　日本列島は，花を編んでつくった首飾りのように北から千島孤，本州孤，

琉球弧が円い弧を描きながら連なっている．総じて花綵列島と呼ばれる．

アルプス造山運動は，この日本列島の土台を築いた．新第三期という時代になると，アジア大陸の東縁に激しい断層運動などの地殻変動が起こり，この列島の地形と地質を複雑なものに作り上げた．そのうえ，洪積世には火山活動が盛んであった．

沖積世に入って寒冷な気候が続くが，そのあと暖期と寒期を繰り返したのち，現在の気候に落ち着く．植物が茂りはじめるが，雨による土の侵食も激しくなる．山は侵食されて土は川に運ばれて河床を埋めていく．そして，沖積平野が形づくられる時代に入る．

このような日本列島の成り立ちは，せまくて細長い国土に山ばかりをつくった．平野は十数パーセントしかない．芭蕉の句に「五月雨を　あつめてはやし　最上川」とあるように，川の数は多いものの，きわめて短く急で，水を山から海へ一気に運ぶ．

きわめて特徴的なこの日本列島に，さまざまな温暖化の影響が現れている．内容は多岐に渡る．たとえば，富士山などの永久凍土の後退，三陸沖のマイワシ不漁，九州の稲作生育被害，西日本の海面上昇，沖縄のサンゴ被害，栃木・群馬・北海道などのシカ冬越，ブナやヒダカソウなど高山植物の消失，青森のリンゴの減収，東京などへのクマゼミ北上，熱帯夜・真夏日・猛暑日の増大，エチゼンクラゲの巨大化，尾瀬のミズバショウの巨大化，釧路湿原の消失，摩周湖の透明度の低下，静岡・千葉の砂丘喪失・海岸侵食，都市植物の暖冬異変，九十九里浜・美保の松原・湘南海岸などの砂丘消失，霞ヶ浦のアオコ大量発生，中部山岳地帯のライチョウ耐性菌汚染など．この中で，「猛暑日と熱中症」と「永久凍土の後退」について紹介する．なお，日本列島に現れている温暖化の影響を図7.1から図7.5に示した．

1）猛暑日と熱中症

気象庁は暑さをさらに分析的な表現にすべく，2007年の4月から「猛暑日」なる言葉を新しく使いはじめた．2006年までは，最高気温が25℃以上の「夏日」，最高気温が30℃以上の「真夏日」という分け方しかなかった．新しい「猛暑日」とは，最高気温が35℃以上の日のことである．ちなみに，寒さを表現

図7.1　　　　　　　　図7.2　　　　　　　　図7.3

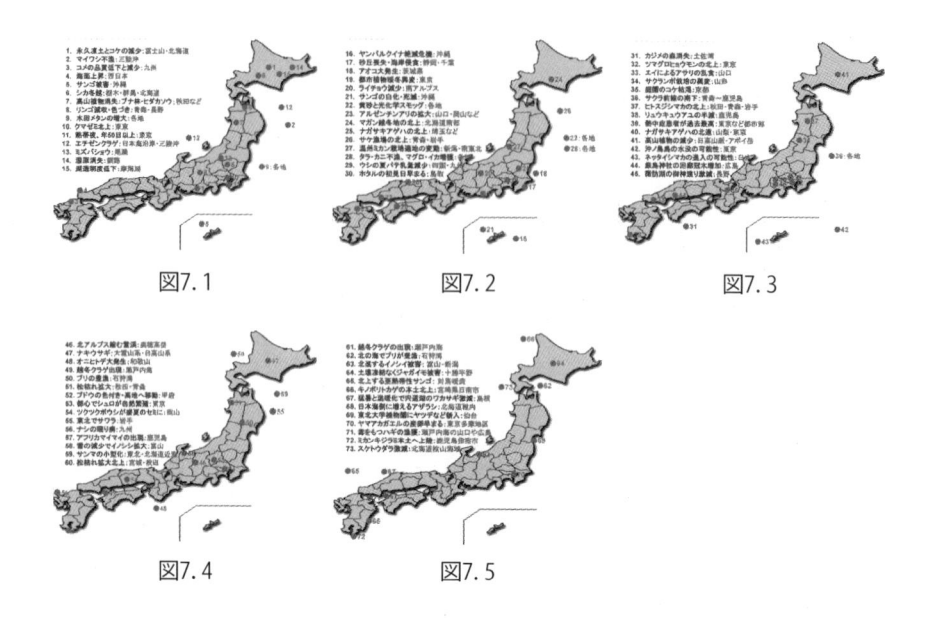

図7.4　　　　　　　　図7.5

する「冬日」は，最低気温が0℃未満になった日，「真冬日」は最高気温が0℃未満の日である．

　「猛暑日」が設定されたのは，地球温暖化やヒートアイランド現象などによって，夏の都市部で最高気温が35℃以上になる日が多くなったためである．実際にいくつかの都市の2006年の気温を見てみると，「猛暑日」日数は，東京都心3日，名古屋市14日，大阪市17日，福岡市6日となっている．

　2007年に初の「猛暑日」が出現したのは大分県豊後大野市で，5月27日午後1時10分に気温が36.1℃となった．その後，8月に入り各地で猛暑日が立て続けに出現した．

　「猛暑日」が続く日本列島は，8月15日も太平洋高気圧に覆われ，各地で厳しい暑さになった．群馬県館林では最高気温が40.2℃に達し，全国では今年初めての40℃以上の日を記録した．最近，国内で40℃以上に達したのは，2004（平成16）年7月21日に甲府で40.4℃を観測して以来である．この日，北日本を中心に43地点で観測史上最高温度を記録した．

　2006年の8月の猛暑日数の合計は，仙台市で1日，熊谷市で19日，東京都

心で7日，柏崎市で1日，多治見市で20日，大阪市で14日，京都市で15日，高松市で9日，福岡市で6日，沖縄市で0日であった．

2006年までの全国の歴代最高気温は，1）山形，40.8℃，1933（昭和8）年7月25日，2）葛城，40.6℃，1994（平成6）年8月8日，2）天龍，40.6℃，1994（平成6）年8月4日である．

2007年8月16日，日本列島は勢力を強めた太平洋高気圧に覆われ，さらに暑さが増した．酷暑である．岐阜県の多治見で午後2時20分，埼玉県の熊谷で2時42分にそれぞれ40.9℃を観測した．74年ぶりにわが国の最高気温の記録が塗り替えられた．これまでの記録は，上述したとおり山形の40.8℃であった．

この日，埼玉県の越谷で40.4℃，群馬県の館林で40.3℃，岐阜県の美濃40.0℃と，いずれも40℃を突破した．関東や東海を中心に25地点で観測史上1位の暑さになった．東京都の練馬と八王子はともに38.7℃で8月として最高気温の記録を更新した．

日本列島は2008年8月17日も太平洋高気圧に覆われ，東海および中部地方は酷暑に見舞われた．岐阜県の多治見では，16日に記録した国内史上最高気温の40.9℃に迫る40.8℃を記録した．15日には群馬県の館林で40.2℃が記録されているので，国内で初めて40℃を超えた日が，3日連続したことになる．

東京都心は37.5℃で2008年一番の暑さになり，最高気温が35℃以上の「猛暑日」が3日連続したことになる．最低気温25℃以上の熱帯夜が2日から16日間続いた東京では，17日未明の気温は30.5℃で，全国で一番暑い夜であった．また，8月に入ってからの都心の平均気温（16日現在）は29.9℃で，全国最高の沖縄県の石垣島の平均28.9℃を上回った．

気象庁によれば，南米ペルー沖で海面水温が低下する「ラニーニャ現象」の影響で太平洋高気圧の勢力が強まったことに加え，乾いた暖かい風が山を超えて吹き下ろす「フェーン現象」が起きたのが原因という．

2010年は154カ所の観測地のうち21カ所で猛暑日が出現した．東京13日，名古屋42日，大阪29日，福岡24日，熊谷38日，京都38日，岐阜31日，奈良28日であった．2006年に比較すると，東京で4倍，名古屋で3倍も増加したこと

になる．

　暑さの猛威は日本だけに限らない．記録破りの異常な高温が，世界の各地で計測されている．国連世界気象機関（WMO）によれば，2007年の1月と4月の世界の平均気温は，記録が残る1880年以降で最も高かった．

　2007年の5月中旬には，45〜50℃の熱波がインドを襲った．6月と7月には欧州東南部が熱波に見舞われ，ブルガリアで史上最高の45℃を記録した．

　気象災害もいろいろな国で多発している．2007年の6月中旬には中国南部で豪雨が続き，1,350万人が被害を受けた．6月末にはアフリカのスーダンで季節はずれの大雨が降り，ナイル川が氾濫．1万6,000戸が被災した．6月6日，アラビア海で発生したサイクロンは，かってない勢力でオマーン東部を襲い，50人以上の死者を出した．

　一方，南半球は寒い冬となり，チリやアルゼンチンで氷点下20℃前後を記録，南アフリカでは26年ぶりに本格的な降雪をもたらした．アメリカ海洋局の調査によれば，北半球の冬にあたる2006年12月から2007年の2月までの地球全体の平均気温は，1880年からの観測史上最も高いことが明らかになった．

　2006年の12月から2007年の2月の世界の平均気温は，20世紀の平均気温より0.72℃高く，史上最高だった2003〜04年の平均気温を0.07℃上回った．2月は史上6番目だが，1月が記録的な暖冬であったため平均気温が押し上げられた．地表の平均気温は観測史上1位であった．

　海面全体の平均気温は，1997〜98年に続いて2位であった．北半球の高緯度地域ほど温度上昇が著しいという．温暖化によって，北極やグリーンランドの海氷が溶解したことが裏付けられた．地球生命圏ガイアがあたかも発熱しているかのように，天空から，大地から，海原から地球の悲鳴が聞こえる．

　国立環境研究所は2030年の予測をしている．地球温暖化の影響で2030年の日本では，最低気温27℃以上の「暑い夜」が現在の3倍に増えると発表した．地球温暖化の影響は，遠い将来のことではなく20〜30年という短い期間でも目に見えて現れることを指摘している．

　世界有数のスーパーコンピュータ「地球シミュレータ」を使って試算した結果，日本では1981〜2000年にひと夏に4〜5回だった「暑い夜」（東京：最

低気温27℃以上）が，2011〜30年は約3倍に増える．10通りのシナリオのいずれも増加する結果を得た．自然の変動より温暖化の影響の方が大きい．夏の「暑い昼」（最高気温35℃以上）の頻度も約1.5倍になる．一方，冬の寒い夜（最低気温0℃以下）・昼（最高気温6℃以下）は3分の1程度に減った．世界のほとんどの地域で，同様の傾向が見られた．

地球温暖化については，2100年ごろまでを念頭に各国で将来予測が行われてきた．しかし最近，米国のハリケーン「カトリーナ」など温暖化の影響と考えられる異常気象が頻発しており，今後20〜30年の近未来での温暖化の影響に関心が集まっている．

気象庁が2007年の4月から「猛暑日」なる言葉を新しく使いはじめたことは，すでに述べた．「猛暑日」のほかに，「熱中症」「藤田スケール」などの言葉も追加された．「藤田スケール」とは，竜巻などの強さを表す指標である．世界的に使われている数値で，F0からF5までの6段階に分けられている．

「熱中症」の発生は十数年前から顕著になっている．2007年8月16日の記録的な「猛暑日」の影響により，東京都や埼玉県など5都府県で合計11人が熱中症で死亡した．死亡したのは埼玉県4人，群馬県，東京都各2人，秋田県，愛知県，京都府各1人である．なお，前日の15日には3人が死亡している．

40℃を超える日が3日連続した翌8月17日，茨城，埼玉，千葉，東京，大阪，兵庫など10都府県で17人が新たに熱中症で死亡した．8月1日から17日までの死亡者は，これで56人に達した．

2010年の夏は，記録的な猛暑の影響で熱中症で救急搬送された人が5万4千人，熱中症で死亡した者が1,731人（年間）に達した．わが国における2000〜2010（平成11〜22）年の熱中症による死亡者数の推移は，それぞれ207，404，310，201，432，328，393，904，569，236，1,731人である．詳しい情報は，厚生労働省のホームページを参照されたい．

2）永久凍土の後退

永久凍土とは，高緯度地域や高山帯で，年間を通じて0℃以下の地温が少なくとも2年以上維持されている土壌や岩盤のことをいう．カナダ，アメリ

カのアラスカ州およびシベリアなどに広く分布する．日本では，1970年に富士山（標高3,776m）で発見された．富山県の立山と北海道の大雪山系白雲岳の周辺にも分布している．

初の地中温度連続観測値が，2002年10月の日本雪氷学会で発表された．国立極地研究所，静岡大学および筑波大学の研究グループによる1976年の富士山南斜面（静岡県側）の地温調査では，永久凍土の下限は標高3,200m付近と推定されていた．しかし2000年の調査では，3,500m付近になり，凍土分布が約300m縮小していた．

富士山頂の年平均気温は，この25年間に0.8℃上昇している．8月の平均気温にあまり変化はないが，1月は約3℃，2月に1℃も上昇している．永久凍土の分布域は，冬季の凍結と夏季の融解のバランスで決まるといわれ，この分布域の縮小には，冬の気温の上昇が関係しているとみられる．永久凍土は気温の変化を非常に受けやすいと推定され，凍土が融解すると温室効果ガスの一つであるメタンガスが放出され，温暖化がさらに加速することになる．

参考までに．世界中の山岳氷河は，1980年代に10年間で約2m薄くなったが，1990年代にはその2倍の4mに達した．地球の平均気温は過去100年間で0.6℃上がり，1990年代は，過去1,000年間で最も熱い10年になった．

2010年の世界の年平均気温（陸域における地表付近の気温と海面水温の平均）の1981～2010年平均基準における偏差は，＋0.19℃（20世紀平均基準における偏差は＋0.56℃）で，1891年の統計開始以降2番目に高い値となった．世界の年平均気温は，長期的には100年あたり約0.68℃の割合で上昇している．とくに1990年代半ば以降は，高温となる年が多くなっている．

7．地球温暖化と感染症

「温暖化と感染症」に関する情報は，北里大学のホームページにある「情報：農と環境と医療14号」の「気候変動と健康影響」で詳しく提供してきた．最近，気候変化と健康に関わる研究が進み，地球温暖化が感染症などに影響を及ぼすことが明らかになってきた．これを踏まえて，環境省に「地球温暖化

の感染症に係る影響に関する懇談会」が平成17年12月に設置された.

この懇談会は,その検討結果を平成19年3月に小冊子で発表した.詳細は環境省のホームページ(http://www.env.go.jp/earth/ondanka/pamph_infection/full.pdf)で見ることができる.ここにその概要を紹介する.

1）地球温暖化とは

地球に降り注ぐ太陽からの熱は,地球の表面を暖める.暖められた地表からは,その熱の一部が地球を覆う大気に放射される.この大気には,二酸化炭素(CO_2),メタン(CH_4),亜酸化窒素(N_2O)などの気体(ガス)が含まれており,これらのガスには地表からの放射熱を吸収し,再び地表に戻す(再放射)働きがある.このようなガスを,「温室効果ガス」と呼ぶ.この再放射のお陰で,地球表面の平均気温は約15℃に保たれ,地球は人間をはじめ,さまざまな生物が生きる場として存在している.温室効果ガスによる再放射がなければ,地表からの放射熱はすべて宇宙に逃げ出してしまう.つまり,温室効果はわれわれが地球上で生きていくために不可欠な現象なのである.

問題は温室効果ガスの量である.1750年頃から始まった産業革命により,われわれは石油や石炭などの化石燃料をエネルギーとして活用することで,大量の二酸化炭素を大気に排出しはじめた.人間圏が成立する前は,自然の物質循環に即して,CO_2は植物に利用されたり海洋や河川に吸収され,地球全体でバランスがとれていた.しかし,近年の急激な化石燃料の使用により過剰になったCO_2を植物や海洋が吸収しきれなくなり,大気中のCO_2濃度が上昇し続けてきた(図7.6).

その結果,温室効果がますます増強され地球上の表面温度が上昇してきたのである.20世紀の100年間で,地球の平均気温は0.6℃上昇した.数字だけみれば,ごくわずかな変化に思えるかもしれないが,この値は地球全体の平均値であって,赤道に比べ南極や北極域はもっと高い値を示しているのである.

1990年代の10年間は,過去1,000年で最も温暖な10年となった.1998年には観測史上最高気温を,また2005年には史上2番目,2002年には3番目,2003年には4番目の高温を記録した.この気温の変化によって,地球上では

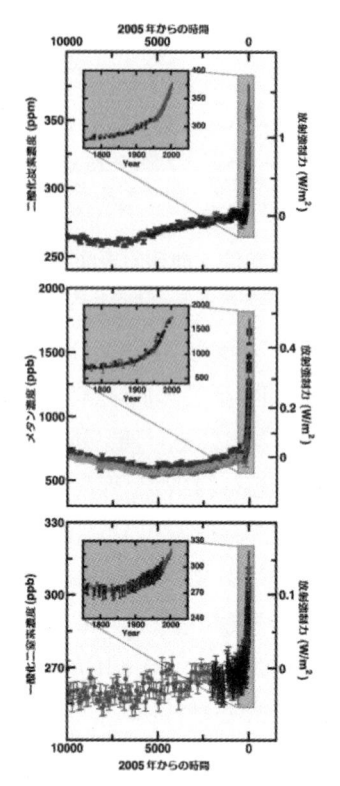

図7.6 大気中の温室効果ガスの濃度変化（二酸化炭素、メタン、一酸化二窒素＝亜酸化窒素）（気象庁ホームページ：http://www.data.kishou.go.jp/obs-env/ghghp/-20gases.html）

さまざまな影響が生じている．

2010年の世界の年平均気温（陸域における地表付近の気温と海面水温の平均）の1981〜2010年平均基準における偏差は，＋0.19℃（20世紀平均基準における偏差は＋0.56℃）で，1891年の統計開始以降，2番目に高い値となった．世界の年平均気温は，長期的には100年あたり約0.68℃の割合で上昇しており，とくに1990年代半ば以降，高温となる年が多くなっている（図7.7）．

2）感染症とは？

微生物が体内に侵入し感染することによって起こる病気の総称と定義される．ウイルスや細菌などの病原体が，野生動物や家畜などの自然宿主から，

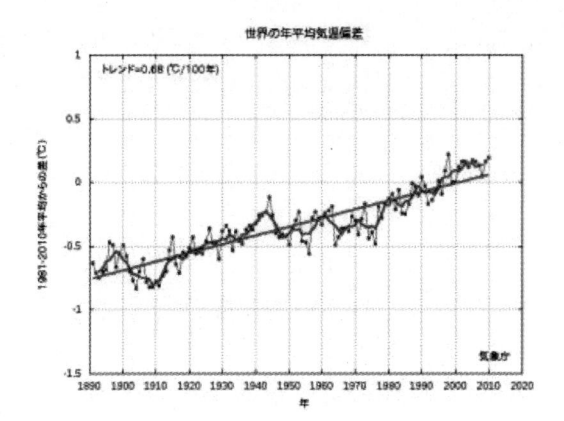

図7.7　世界の年平均気温偏差
（気象庁ホームページ http://www.data.kishou.go.jp/climate/cpdinfo/temp/an_wld.html）

蚊やダニなどの媒介動物を介して，飲料水や食物を介して，あるいは人から人に直接侵入するために起こる病気である．

どんなときに感染症にかかるのか？

感染症を引き起こす病原体には，ウイルス，細菌，原虫，寄生虫，真菌（カビ）など，さまざまなものがある．一般的には次のような条件があると，感染症にかかりやすくなる．

・人の体に侵入する病原体の数や侵入の機会が多い．
・病原体の自然宿主や媒介する生物が多い．
・病原体が侵入しやすい居住空間や生活様式である．
・公衆衛生の状態がよくない．

地球温暖化（とくに気温や降雨量の変化）との関連が示唆されている感染症として，リフトバレー熱，マラリア，デング熱，コレラ，セントルイス脳炎，ハンタウイルス肺症候群がある．これらは，WHO が1998年のエルニーニョ現象による地域気象の変動によって発生が増加したとする感染症である．このうち，マラリアなどでは降雨の変化の影響が大きい．また，とくにバングラデシュで発生したコレラは，海面温度や海面上昇により影響を受けるプランクトンの分布変動が影響していると考えられている．

これらのうち，蚊に媒介される感染症のマラリア，デング熱，ウエストナイル熱，日本脳炎などが，温暖化とともに増加すると予測している報告がある．しかし媒介動物の分布は，気温とともに降雨や地表水の状態にも大きく依存しているので，気温上昇のみでは説明しきれない．このことから，温暖化と感染症の将来予測は不確実な面があることも事実である．

世界保健機関（WHO）のリスク評価結果では，国際的には栄養不良，下痢，マラリア，洪水の順に死亡リスクが小さくなる傾向が示されている．これらについて，具体的な適応策を考えるためには，気温以外の他の気象条件や，媒介動物の生態の変化，脆弱性の高い集団の変化，衛生環境の整備，治療や予防のための技術や必要な資源の変化などによる間接的な影響も同時に考慮することが重要となる．

3）近年話題になっている感染症の例：ウエストナイル熱・脳炎

ウエストナイルウイルスは，北米，アフリカ，欧州から中央アジアに広く分布している．自然界では鳥と蚊の間でウイルスが維持されているが，人に感染することもある．人が感染すると，高熱や脳炎などを引き起こす．流行地域の拡大には，感染した鳥が広域に飛行することが関係していると考えられている．過去数年で，ニューヨークを起点として全米に急速に拡大しており，毎年数千人の患者と約100人の死亡者が発生している．また，シベリアなどの寒冷地域でも発生している．

温帯地域では，ウエストナイルウイルスによる患者が発生するのは，夏か

表7.10 アメリカのウエストナイル熱・脳炎患者数と死亡者数

年	患者数	死亡者数
2004	2539	100
2005	3000	119
2006	4269	177
2007	3598	121
2008	1356	44
2009	720	32
2010	981	45

ら秋にかけてである．温暖化によって，ウイルスを媒介する蚊の発生時期や地域が変化すると，この感染症にかかるおそれのある地域や時期も，広がったり増えたりすることがあるかもしれない．このように，動物が媒介する感染症では，媒介動物や自然宿主の生態と，気温上昇によるその変動が，流行拡大に大きく関連する可能性がある．

たとえば，アメリカのウエストナイル熱・脳炎患者数と死亡者数は表7.10の通りである．

4）温暖化は，感染症にどのような影響を及ぼすのか？

地球温暖化とは，単に気温が上昇して暑くなるという現象だけではない．温暖化すると，世界の各地で気候条件が変化し，それがさまざまな分野に影響を及ぼすことになる．温暖化が進むと，まず気温が上昇し，それと共に雨の量が変化する．温められた海水が膨張し，海面の上昇が生じる地域もある．また，台風，熱波，干ばつ，洪水などの異常気象も，頻度や強度が増すと予測されている．その結果，自然や社会にもさまざまな被害が生じることになる．

ここでは，人への健康影響に焦点を当てる．健康影響には，気温が上昇して熱中症などが増加する「直接的な影響」と，感染症が増えるなどの「間接的な影響」とがある．

5）世界で議論されている温暖化の健康影響

IPCC（気候変動に関する政府間パネル）によると，直接的な影響として，

表7.11 温暖化の健康影響

		温暖化による環境変化	人の健康への影響
直接影響		暑熱，熱波の増加	熱中症，死亡率の変化（循環器系，呼吸器系疾患）
		異常気象の頻度，強度の変化	障害，死亡の増加
間接影響		媒介動物等の生息域，活動の拡大	動物媒介性感染症：マラリア，デング熱増加
		水，食物を介する伝染性媒体の拡大	下痢や他の感染症の増加
		海面上昇による人口移動	障害や各種感染症リスクの増大
		社会インフラ被害	喘息，アレルギー疾患の増加
		大気汚染との複合影響	

熱波や洪水などによる被害，間接的な影響として，マラリアやデング熱などの動物が媒介する感染症の拡大などが懸念されている．

　温暖化のもたらす影響は，地域によって差がある。健康影響のうち，動物・食物・水が媒介する多くの感染症は，気象や気候の変化に敏感であること，地域により影響が大きく異なることが特徴としてあげられる。IPCC では各地域の影響を下表のようにまとめている．

表7.12　温暖化のもたらす地域ごとの健康影響の特徴

地域	特徴
アフリカ	○気温が上昇すると，感染症の媒介動物の生息域が拡大する． ○衛生インフラが不十分な場所では，干ばつ・洪水により水媒介性感染症の頻度が増加する． ○降雨が増加するとリフトバレー熱がより頻繁に発生する． ○都市の不衛生，沿岸域の水温上昇はコレラの流行を促進する可能性がある．
アジア	○気温と降水量の変化は，動物媒介性感染症を温帯アジア，乾燥アジアに広める可能性がある． ○コレラ，ジアルジア，サルモネラなどの下痢を伴う水媒介性感染症は南アジアの国々でより一般的になる．
オーストラリア／ニュージーランド	○一部の感染症媒介動物生息域の拡大．現在の動物に対する安全対策や健康サービスにもかかわらず，蚊媒介性のロスリバー熱やマレーバレー脳炎のような感染症が発生する可能性が増加する．
ヨーロッパ	○熱への曝露の増加，一部の動物媒介性感染症の拡大，沿岸・河岸の洪水が増加することにより，健康リスクが高まる．
中米	○動物媒介性感染症の地理的分布は極方向，高地に拡大し，マラリア，デング熱，コレラのような感染症のリスクが増大する． ○エルニーニョはブラジル，ペルーなどで感染症媒介動物数や水媒介性感染症の発生に影響を及ぼす．
北米	○マラリア，デング熱などの動物媒介性感染症は，米国内では発生地域が拡大し，カナダに広がる可能性がある． ○ダニが媒介するライム病もカナダに広がる可能性がある．
小島嶼国	○多くの熱帯の島々ではエルニーニョ，干ばつ，洪水に関連する気温や降水量変化に起因する動物および水媒介性感染症の頻繁な発生を経験している．

WHOは2001年に発表した報告で，"2000年には温暖化の影響による死者がすでに15万人に達した"と報告した．温暖化が進行し，2020年には下痢などに悩む人々が2.5％増加すると予測されている．今後，途上国の農村部や大都市のスラム街の調査などが進めば，影響を受ける人数はさらに増える可能性が高い．

6）気温上昇と影響リスクの上昇

IPCCは，21世紀末には1980～1999年に比べて，1.1～6.4℃気温が上昇し，海水面が18～59cm上昇すると予測している．化石燃料と新エネルギーをバランスよく使う社会になるとすると，2100年の大気中の二酸化炭素は720ppmとなり，気温は約3℃上昇する．欧州連合（EU）では，温暖化を防止するためには温室効果ガスを550ppmを大きく下回るようにし，気温上昇を2℃に抑えるようにすべきだと指摘している．

サンゴ礁の白化現象は，1℃の水温上昇で起こる．各国の社会経済は，2.3℃の気温上昇で影響が深刻になると予測されている．とくに熱帯や亜熱帯の途上国では，2℃までに気温上昇を抑えないと，食料の生産や水資源の確保ができなくなるおそれがあると予測されている．20世紀の100年間で，すでに平均気温は0.6℃上昇しているので，あと1.4℃上昇するだけで，この限界に達してしまう．

7）水媒介性感染症への影響

汚染された水が原因で生じる下痢などの"水媒介性感染症"には，温度，湿度，降水，水源の汚染状況など，複数の要因が関連している．下痢は，上下水道などの給水・衛生設備の普及により減少する．

多くの途上国では，現在でも上下水の設備が不十分で，安全な水が手に入りにくく，また衛生面での問題があるため，汚染された水が原因の感染症が大きな問題となっている．そのうえに今後温暖化が進むと，水温が上がり，大腸菌など水を汚染する要因が増える．今よりも一層安全な飲み水が減り，下水の汚染状態が悪くなるため，水媒介性感染症が増加すると考えられている．

8）温暖化による感染症のリスク

　感染症のリスクは，温暖化によって全般的に上昇することが示唆されているが，その程度や内容は感染症の種類によって異なる．また気温上昇だけでなく，降雨や日射量の変動による地域の水分布や砂漠化などの変動を介する二次的な影響など，なお不明な点が多く残されている．温暖化によって影響を受ける感染症の例としては，以下のようなものが想定される．

　温暖化による気温上昇で，直接的に死亡率や熱中症が増えることは，温暖化以外の要因が一定ならば因果関係は明白である．WHOは，温暖化の原因と人間の健康に関するさまざまなリスクについてまとめている．主要な健康影響の項目としては，次の七つが挙げられている．

- 温度関連の疾病と死亡（主に日最高気温）
- 異常気象に関連した健康影響（熱波，洪水など）
- 大気汚染に関連した健康影響（乾燥化による砂粒子ダストなどの遠距離

表7.13　さまざまな感染症と感染経路の例

直接感染	媒介するもの	感染経路	感染症の種類
		咬まれる	狂犬病
		なめられる	パスツレラ病
		ひっかき傷	猫ひっかき病
		排泄物	トキソプラズマ症，回虫症
間接感染	媒介動物によるもの	蚊	日本脳炎，マラリア，デング熱
			ウエストナイル熱，リフトバレー熱
		ダニ	ダニ媒介性脳炎
		げっ歯類	ハンタウイルス肺症候群
		ノミ	ペスト
		巻き貝	日本住血吸虫
	環境が媒介	水系汚染	下痢症（コレラ等）
		土壌汚染	炭疽
	動物性食品が媒介	肉	腸管出血性大腸菌感染症（O157血清型）
			サルモネラ症
		魚肉	アニサキス症

輸送の変動，都市化の進行
- 自動車利用の増加による排気ガスの増加による光化学スモッグの上昇．ヒートアイランドと呼ばれる都市中心部の気温上昇の影響なども含む）
- 水および植物由来の疾病（各種細菌等による水系汚染，植生の変化による各種アレルゲン分布の変動など）
- 媒介動物由来の疾病
- 食料や飲料水不足の影響（とくに乾燥や降水の変化の進行・増加による影響）
- 精神的，栄養学的，感染症及びその他の健康影響（気温上昇による暑熱ストレス，低栄養，水系―および食物系由来の感染症などの影響）

温暖化と感染症による健康影響は，これらの多様な影響のうち，どの程度，どのように影響するのかについて，まだ明確にはわからない部分も多くある．

最近の研究では，中国の三つの地域において，飲料水や食物が原因の感染症や食中毒などに罹患することが，気温の上昇で生じる暑熱ストレスによる死亡のリスクを，一層高めているのではないかとみられる例がある．

熱波などの局所的かつ急激な気温上昇の結果として感染症が急増するおそれは，飲料水や食物由来の感染症を除き，比較的小さいと考えられる．しかし，媒介動物の生息，分布，活動力が温暖化による気象変動によって徐々に拡大し，暑熱による過剰死亡リスクをさらに上昇させる新たな要因となることは憂慮される．また，感染症のリスクには，貧困，低栄養，低い衛生状態，水や食物由来の感染などが大きく関係しているため，それらのリスクが高い途上国などでは，とくに大きく影響を受けるおそれがある．早急な対応が必要である．

9）自然生態系への影響：分布拡大中の衛生害虫

冬季の気温は，昆虫などの分布地域を決める重要な要因である．地球温暖化やヒートアイランド現象による冬季の気温上昇により，さまざまな害虫が北方に拡大する可能性がある．近年，人を刺し，噛み，感染症を媒介するなどのさまざまな"衛生害虫"が，生息地域を広げていることが確認されている．

以下に示した害虫は，そのごく一部である．ほかにもその可能性を持つ種類は数多くある．害虫の分布の拡大現象が確認されているが，気温上昇との因果関係が必ずしもきちんと把握されているわけではない．しかし，その可能性は十分に考えられる．また，建築や生活様式の変化により冬季の建物内の温度が上昇しているので，新たに屋内害虫が発生している可能性もある．

○ヒロヘリアオイラガ：この幼虫の毒棘に触れると激しい痛みを覚える．東南アジアや中国南部原産といわれ，1900年代前半は鹿児島県などごく一部の地域で発生していたが，次第に分布域が北上し，1970～1980年代には近畿以南の各地，2000年代にかけては関東地方でも局地的に大発生するようになった．

○ヤンバルトサカヤスデ：1980年代に台湾から沖縄県に侵入し，分布域が北に拡大している．直接的な害はないが，大量発生して不快感を与える．植木などの移動によって広まったと言われている．南西諸島を北上し，2000年代には薩摩半島や，静岡県，神奈川県，埼玉県などでも発生している．産卵に適する温度は10～20℃との報告があり，温暖化による気温の上昇で分布が北上したり，繁殖期間が延長する可能性が考えられる．

○オオミツバチ：1995年に川崎市で営巣しているのが発見され，駆除された．東南アジアに広く分布するミツバチで，日本のミツバチと違い獰猛である．現在の日本では，越冬できないと言われているが，冬期の温度が上昇することで，定着する恐れもある．

○イエシロアリ：分布の北限は神奈川県や千葉県の南岸であったが，現在はこの分布域が内陸部に広がっている．その他，屋内害虫としてはカドコブホソヒラタムシ，ヒメマキムシ類，チャタテムシ類の発生事例が増加傾向にある．温暖化に限らず，住宅の高気密化や高温化によるカビの発生に起因すると考えられている．

○チャバネゴキブリ：人が作り出した害虫の典型例である．昔から害虫として知られていた．九州・四国南部以北では，冬は温度が低いので木造家屋では定着していない．しかし，ビルや飲食店では冬季の温度が確保されているので，北海道にも分布している．冬季の温度上昇により，もっ

と北の地域の木造家屋にも定着できるようになる可能性がある．その他の家住性ゴキブリについても同じことが言えるであろう．
○ヨコヅナサシガメ：害虫とはいえないが，ほかの昆虫の体液を吸って餌にしており，たまに人を刺す．中国原産といわれ，1960年代は九州のみに分布していたが，1970年代には近畿地方，1990年代以降は神奈川県，東京都，栃木県，茨城県などでも採集されている．
○セアカゴケグモ：オーストラリア原産と考えられているクモで，コブラ毒に匹敵する毒を持つ．1995年に高石市や四日市市で発見されたが，現在は大阪府や三重県以外に兵庫県，愛知県，京都府などでも発見されている．物資の移動に伴って分布が拡大した可能性が指摘されている．2005年には群馬県でも数匹が発見され，駆除されたが，これは大阪府からの引越し荷物に紛れて運ばれたものと考えられている．低温に弱いといわれるが，温暖化で冬期の気温が上昇すると，より北方でも定着する可能性がある．

10) 世界における感染症と温暖化

　日本には侵入していないが，世界各地には現在数多くの感染症が存在する．これらの感染症のいくつかは，温暖化により流行する可能性がある．とくに以下に示すリフトバレー熱とハンタウイルス肺症候群は，温暖化・気候変動との関連性がきわめて高い．
○リフトバレー熱：リフトバレー熱は，主にアフリカにみられるウイルス感染症である．通常は羊，ヤギ，牛などにみられる感染症で，これらの動物がリフトバレーウイルスに感染した蚊に吸血されることで感染，発症する．さらに，感染した動物を吸血することで，ウイルスを持っていない蚊が感染する．通常は，このようなサイクルでウイルスが自然界に維持されている．
　感染された蚊に吸血されたり，感染された動物の血液や体液と接触することによって，人はリフトバレーウイルスに感染するが，通常は感染動物や感染蚊の数が多くないため，人への感染は起こらない．しかし，エルニーニョによって雨量が増加すると蚊の数が増加し，それに伴って感染蚊と感染動物

が増加することで，人の感染も増加すると考えられている．温暖化によって雨量が増加すると，同じ影響が生じる可能性が考えられる．

○ハンタウイルス肺症候群：ハンタウイルス肺症候群は，アメリカ大陸にみられる感染症である．この感染症のウイルスは，ネズミなどのげっ歯類の間で維持されている．病因となるウイルスに感染したげっ歯類のフンや，尿中に排泄されたウイルスを吸い込むことによって感染する．したがって，人家の周りに生息するげっ歯類が感染源となる．

　通常は，感染しているげっ歯類の数が少ないため，人の感染は起こらない．しかし，エルニーニョ現象によって雨量が増加し，げっ歯類のエサになる植物が増加すると，それに伴いげっ歯類の数が増加する．その結果，感染したげっ歯類の数も増加するため，人が感染する確率も高まると考えられる．

11) コレラの発生状況と海水温の関係

　細菌による感染症のうち，最も多いのは水媒介性感染症である．コレラは代表的な水媒介性感染症で，世界に広く分布している．現在のコレラは"エルトールコレラ"と呼ばれるもので，コレラ菌に汚染された水や氷を飲んだり，その水で洗ったサラダや，汚染された氷で冷やした生ものなどを口にすることで感染する．

　感染力は強いが，死亡率は2％程度とそれほど高くない．栄養状態の良い日本人は，感染しても死亡することはほとんどない．しかし，多くの途上国では死亡率・死亡者数とも高く，今でも非常に大きな問題になっている．また，日本人も胃腸の弱い人や老人・乳幼児は注意が必要である．海外旅行先で感染したり，感染者が帰国してから国内で発症することもあり，油断できない．

　コレラ菌は，海水中のプランクトンと共生して生息している．海水温が上昇するとプランクトンが増殖し，コレラ菌も増えることが予想される．バングラデシュでは，海水温が上がり海面も上昇した年に，コレラの患者発生数が増加している．海水温の上昇で増加したコレラ菌が，海面上昇によって河川を遡上したため，河川水を利用する住民に被害が広まったものと考えられる．

南米では，1990年までコレラの集団発生はみられなかったが，エルニーニョ現象によって海水温が上昇した年には，多数のコレラ患者が発生した．

　海水と関係のある感染症は，コレラだけではない．アラスカでは海水温が上昇した2004年に，腸炎ビブリオの集団発生があった．日本の近海でも，下痢・腹痛や皮膚疾患，壊死などを起こすおそれのあるビブリオ・バルフィニカスという菌がいる．この菌は，海水表面温度が20℃以上になると検出率が増加するが，この20℃の北限線が，近年北上している．

12) 国内における動物媒介性感染症
(1) 日本脳炎

　日本脳炎は，国内に存在する日本脳炎ウイルスによって起こる重篤なウイルス脳炎である．名称は日本脳炎というが，極東から東南アジア・南アジアにかけて広く分布している．世界的には，年間3.4万人の日本脳炎患者が報告されている．日本，韓国，台湾での流行は，ワクチン接種により阻止されている．根絶されたわけではない．国内の患者数は年間10人以下である．2005年には7名の患者が発生した．患者の発生は西日本に多く見られるが，この感染症を人に媒介する日本脳炎ウイルス感染蚊は，北海道を除く全国にいる．厚生労働省では毎年夏期に日本脳炎ウイルスの蔓延状況を調べている．それによると，日本脳炎ウイルスを持った蚊は毎年発生しており，国内でも感染の機会はなくなっていないことがわかる．

　日本脳炎ウイルスは，日本などの温帯では水田で発生するコガタアカイエカが媒介する．熱帯では，数種類の蚊が媒介することが知られている．人から人への感染はない．ブタなどの体内でいったん増えて血液中に出てきたウイルスを，蚊が吸血時に取り込み，1，2週間後にその蚊に人が刺されると感染する．

　日本脳炎ウイルスの活動（実際には感染蚊の活動）は，気候との関連がある．とくに，夏季の気温が高い年には日本脳炎ウイルスの活動が活発となる．もちろん，日本脳炎の発生は気温のみによって決定されるわけではない．しかし温暖化によって日本脳炎媒介蚊の生息域が拡大し，蚊の活動も盛んになれば，日本脳炎の発生域が拡大し，ワクチン接種などの対策を十分にとらな

いと，患者数も増加していくであろう．

(2) マラリアは昔から日本に存在していた

日本では，明治時代からマラリア患者発生の報告がある．北海道の深川市に駐屯していた屯田兵とその家族にマラリアが流行しており，1900年には人口約8,200名の内1,500名近くが感染していた．宮古島，八重山諸島（石垣，西表）では，昭和の初めに1,500名を超す患者が発生していた．本州では琵琶湖を中心として福井，滋賀，石川，愛知，富山で患者数が多かった．福井県では，大正時代に毎年9,000〜22,000人以上の患者が発生しており，1930年代でも5,000から9,000人の患者が報告されている．

第二次世界大戦後の500万人を超す復員者によって，マラリアの再流行が危惧されたが，1946年の28,200人をピークに1951年には500名以下に減少した．現在は，外国で感染して日本に帰国してから発症する例が，年間100〜150名程度ある．

わが国に生息する9種のハマダラカの中で，マラリアの媒介に係わるのは4種類である．水田地帯に多く発生し，いずれも夜間に活動して血を吸う性質（夜間吸血性）を持っている．1960年代に比べると発生数が減少したと言われている．その原因として水田地帯の環境変化，稲作法の変化などが考えられる．石垣島では熱帯熱マラリアの媒介蚊として知られているコガタハマダラカの生息が確認されている．

マラリアの流行には，1）マラリア原虫を血液中に持った患者が存在すること，2）媒介するハマダラカが分布し，3）その媒介蚊の媒介能力が高く，4）ヒト吸血嗜好性が高いこと，が影響する．また媒介蚊の発生に適した気象条件も重要で，高緯度地方や海抜が高い地域ではハマダラカの発生数が少なく，活動する期間が限定される．

夜間にハマダラカに刺される頻度は，人びとの夕方から夜間にかけての行動や住宅構造に関係する．わが国の現在の住宅構造を考えると，毎晩多数の蚊に吸血される可能性はほとんどなく，現在の生活が自然災害などで破壊されない限り，マラリアの流行が起こる可能性は相当低いと考えられる．

(3) 都市部で懸念されるのはデング熱

　第二次世界大戦の1943年に，長崎，呉，神戸，大阪などでデング熱が流行した．戦域が一番拡大している時期で，外地から頻繁に商船や軍艦が入港していた．また，防空法で各家に防火水槽の設置が義務づけられていた．それらの水槽にヒトスジシマカを含む多数の蚊が発生していたとの報告がある．

　当時，デング熱の媒介蚊として最も知られているネッタイシマカが生息していたという推測も否定できない．しかし，大部分はヒトスジシマカによる流行であったと考えられている．2002年にはハワイで小規模なデング熱が流行したが，この流行もヒトスジシマカによるものであった．

　東南アジアの多くの地域では，ネッタイシマカとヒトスジシマカは異なる分布をしている．ネッタイシマカは主に都市部に，ヒトスジシマカは都市部近郊から郊外に分布している．この分布状態から，都市部の人口が密集している地域で流行するデング熱は，ネッタイシマカによることが多い．しかし温帯地域であるわが国では，都市部でのヒトスジシマカの発生密度が高いため，デング熱の流行に関わる可能性が高いと考えられる．

(4) 温暖化により想定される，わが国の動物媒介性感染症への影響のまとめ

①蚊類の世代数が増加することで，居住環境における蚊の個体数も増加し，蚊の生息密度が高まる可能性がある．

②卵，幼虫，成虫などで越冬する蚊の冬季死亡率の低下が翌年の個体数増加に関わる可能性が考えられる．

③都市部の雨水マスは冬期に結氷することがなくなり，蚊が幼虫で越冬する．

④夏期の大都市部およびその周辺地域における平均気温の上昇が，蚊体内でのウイルスの増殖をより活発化させる可能性がある．

⑤人々が屋内外でより軽装（半ズボン，半袖など）になり，蚊に吸血される可能性が高まり，その結果として感染リスクが増大する．

8．すぐに，できること

　われわれはなぜ，人類や文明がいま直面している数々の驚異的な危機に想

いが及ばないのだろうか．地球温暖化による加熱が，さまざまな生態系にきわめて有害な現象を引き起こし，地球生命圏が，すでに温暖化を制御する限度を超えてしまっているのに，人びとがそれを理解できずにいるのはなぜだろうか．今すぐにできることは．

　炭素を可能な限り土壌に返す．全身全霊を傾けてエコ商品を買う．物理的欲望を下げる．資源エネルギーの消費量を減少させる．生産・流通・消費の全体にわたるクリーン化を実行する．CO_2のほかにCH_4とN_2Oにも関心を寄せる．政治家，マスコミ，国家の構造やシステムを批判することはともかく，自分が地球を温暖化させているということを自覚すること．右肩下がりの経済を主張する．環境の大きな輪の中に小さな経済の輪があるという思考をする．大きな経済の輪の中に小さな環境という輪があるという思考は即座に捨てる．

9．温暖化と文化

　温暖化は美しい日本の文化にも影響を与えないだろうか．美しい景観の喪失，居住地域の共同体の喪失，風習の変質，生物多様性の喪失，音楽・詩歌の変貌，科学の示す数字でない精神世界の危機，などはないだろうか．恐らくまちがいなく訪れるであろうブータンの悲劇を，われわれも味わうことになるのだろうか？

参考資料

カーソン.R，青樹築一訳：沈黙の春，新潮文庫（1974）

地球環境変化の人間的側面研究計画ホームページ：http://www.ihdp.org/

IPCC: http://www.ipcc-nggip.iges.or.jp/public/2006gl/index.html,IPCC Guidelines for National Greenhouse Gas Inventories（2006）

IPCC: http://www.ipcc.ch/，IPCC Fourth Assessment Report（AR4）: Climate Change 2007, Cambridge University Press（2007）

IPCC ホームページ：http://www.ipcc.ch/

International Geosphere-Biosphere Programme（IGBP）ホームページ：http://www.

igbp.net/

環境省ホームページ：http://www.env.go.jp/earth/ondanka/pamph_infection/full.pdf，地球温暖化と感染症―いま，何がわかっているのか？―

厚生労働省：動物由来感染症ハンドブック2006（2006）

厚生労働省：平成17年版厚生労働白書（2005）

厚生労働省：平成18年版厚生労働白書（2006）

北里大学ホームページ：http://www.kitasato-u.ac.jp/daigaku/noui/newsletter/noui_no17.html

北里大学学長室通信「情報：農と環境と医療17号」，1-2（2006）

北里大学ホームページ：http://www.kitasato-u.ac.jp/daigaku/noui/newsletter/noui_no31.html

北里大学学長室通信「情報：農と環境と医療31号」，1-6（2007）

環境省：http://www.env.go.jp/earth/ondanka/stop2005/，Stop the 温暖化2005（PDF版あり，上記URL）（2005）

気象庁ホームページ：http://www.data.kishou.go.jp/climate/cpdinfo/temp/an_wld.html，世界の年平均気温など

厚生労働省ホームページ：http://www.mhlw.go.jp/bunya/kenkou/kekkaku-kansenshou04/index.html，新型インフルエンザ（A/H1N1）対策関連情報

古城八寿子他：Vibrio vulnifi cus 感染症．診断と治療のフローチャートの試み．日本皮膚科学会誌 Vol. 109, No.6, 875-884（1999）

国立感染症研究所ホームページ：http://www.nih.go.jp/niid/index.html

Lovelock, J.E.：Gaia; A new look at life on Earth, Oxford University Press（1979）

ラブロック，J.E.，スワミ・プレム・プラブッダ訳：ガイアの科学　地球生命圏，工作舎（1984）

ラブロック，J.E.，スワミ・プレム・プラブッダ訳：ガイアの時代，工作舎（1989）

ラブロック，J.E.，糸川英夫訳：ガイア―生命惑星・地球―，NTT出版（1993）

ラブロック，J.E.，田坂広志ら訳：ガイアの思想―地球・人間・社会の未来を拓く，生産性出版（1998）

ラブロック，J.E.，松井孝典訳：ガイア　地球は生きている，産調出版（2003）

ラブロック, J.E, 竹村健一ら訳：ガイアの復讐, 中央公論新書（2006）
Lovelock, J.E.：The ages of GAIA,Harold Ober Association Inc.（1988）
Lovelock, J.E.：The REVENGE of GAIA,Basic Book（2006）
Office of Jin-Hwa Community Development Association：Community Environmental Improvement for Dengue Fever Prevention & Control, Result Presentation（2003）
世界気候研究計画ホームページ：http://www.wmo.ch/web/wcrp/wcrp-home.html, World Meteorogical Organization
Vector-Borne Disease Section,California Department of Health Services：Vector-Borne Diseases in California - 2004 Annual Report,20-32（2005）
WHO：Cholera 2000, Weekly epidemiological record, No.31,233-240（2001）
WHO/WMO/UNEP：気候変動と人間の健康：リスクと対策 研修用マニュアル（和訳版）（2006）
全国地球温暖化防止活動推進センター（JCCCA）ホームページ：http://www.jccca.org/index.html

オゾン層破壊

はじめに

　気象庁は「オゾン層観測報告：2010」を2011年6月27日に公表した．同庁は，オゾン層の保護およびオゾン層破壊による影響を把握するため，上空のオゾン量と地上の紫外線量の観測を長期にわたって続けており，世界および日本のオゾン層・紫外線の状況とその長期変化傾向に関する解析結果を，毎年「オゾン層観測報告」として公表している．今回の報告では，1）成層圏のオゾンを破壊する大気中のクロロフルオロカーボン類（CFC類）は，世界で減少傾向にある，2）世界のオゾン全量はオゾン層破壊が進む前に比べて少ない状態が続いており，2010年のオゾン量は，オゾン層破壊が進む前の1979年と比べて平均で2.1％少ない，3）2010年の南極オゾンホールは，1990

年以降で3番目に小さい面積だったが,その規模は1979年以前に比べて依然として大きい状態が続いている,等が示された.

気象庁が紫外線予報を始めたのは2005年5月17日からで,内容はホームページ(http://www.jma.go.jp/jp/uv/)で見ることができる.太陽から地球に照射される紫外線については,真に農業と環境と健康の連携素材にふさわしい課題のひとつである.予報画面の日本地図は,紫外線強度に応じ14段階に色分けした20km四方のマス目で覆われている.どの地域の紫外線が強いか,毎時間チェックできる.

紫外線の害作用には,日焼け,雪目,免疫機能低下といった急性のもの,皮膚の皺やしみ,白内障,皮膚ガンなど慢性のものがある.この紫外線の増加が農業生産に関係していることを,以下に解説する.

紫外線量の増大は,常にオゾン層の破壊と関連している.オゾン層の破壊がクロロフルオロカーボン(フロン)によるものであることが明らかにされて久しい.しかしフロン以外に,亜酸化窒素(N_2O)と臭化メチル(CH_3Br)があることはあまり知られていない.ここでは,そのうち農業生産の過程で発生するN_2Oについて紹介する.

IPCC(Intergovernmental Panel for Climate Change:気候変動に関わる政府間パネル)の報告書は,産業革命以降,大気中の亜酸化窒素(N_2O)濃度が上昇し続けていることを指摘している.このN_2Oの濃度上昇の主な原因は,食糧増産に必要な窒素肥料の施用による.施肥された窒素は,土壌圏や水圏において硝酸化成作用と脱窒作用の過程でN_2Oを発生する.

このN_2Oは,安定した分子であるため150年もの寿命があり,対流圏から成層圏に移行する.成層圏に移行したN_2Oは,紫外線によりNOに分解される.このNOはオゾン(O_3)と反応し,オゾンを破壊する.

オゾンが減少すると,太陽からの紫外線の照射量が増大し,皮膚ガンの発生の増加や細胞の死滅など地球上の生命に悪影響が及ぶ.農業活動により地球環境が変動し,その結果,地球上の生物に影響を及ぼすきわめて典型的な事例である.

以下,南極上空のオゾンホール,オゾン層の誕生,オゾンの役割,オゾン

破壊のメカニズム，オゾン破壊と農業の関わり，その対策技術などについて述べる．

1．南極および北極上空のオゾンホール

オゾンホールは南極上空のオゾン量が極端に少なくなる現象で，オゾン層に穴が空いたような状態になることから，その名がつけられた．南半球の冬季から春季にあたる8～9月ごろ発生する．急速に発達したあと，11～12月ごろに消滅する季節的な変化を示す．このような現象は，1980年代初めから観測されるようになった．

気象庁は，毎年南極上空のオゾンホールの平均面積を公表している．2000年9月5日，南極上空のオゾンホールが例年にない早いペースで拡大し，面積が過去最大に発達したと報告している．有害な紫外線を吸収するオゾンの破壊量も過去最大規模になると予測した．予測通りこの年は，南極上空のオゾンホールの平均面積は最大であった．その後，2002年は平均面積は低下したが，2003年には2000年には同じレベルを維持した．

2004年12月，気象庁は「2004年のオゾンホールは，最大時の面積が過去10年の中では3番目に小さいなど，比較的小規模に推移し，12月に消滅した」と報じている．

衛星観測によれば，2011年の南極域上空のオゾンホールは例年と同様に8月に現れたのち拡大し，9月12日にこの年の最大面積である2,550万km2（南極大陸の約1.8倍）まで広がった．その後，オゾンホールの面積は10月上旬までほぼ同じ大きさで推移し，10月中旬頃から縮小している．例年と比べて面積の縮小しはじめる時期が遅い．また10月後半から11月上旬にかけて面積がほとんど縮小しなかった．2011年のオゾンホールの年最大面積は，過去10年間（2001～2010年）の平均とほぼ同じであった（図7.8）．

北極でもオゾンホールの存在が確認されている．南極ほど大きくない．南半球は陸地が少なく，起伏の大きな地形も少ないが，北半球の場合，チベット高原やロッキー山脈のような大規模山塊があり，陸地と海洋のコントラストが大きい．このため,北極域のオゾン破壊は気象条件に大きく左右される．

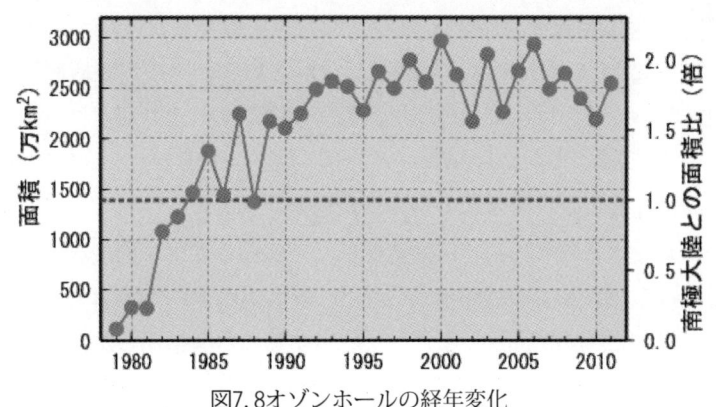

図7.8オゾンホールの経年変化
(気象庁ホームページ：www.data.kishou.go.jp/obs-env/ozonehp/3-0ozone.html)

1990年代のような成層圏の温度が低いと，大規模な破壊が生じる．北極域の場合，年によって春季のオゾン全量に大きな違いがあるので，長期的傾向が読み取れない状況である．

しかし2011年4月5日，世界気象機関（WMO）は北極上空のオゾンホールの規模がこの春，最大になったと発表した．3月までのオゾン層破壊は，これまでの最大規模だった北極のオゾン層全体の約30％を上回る40％に達した．

2．深刻さを増すオゾンの破壊

今から42年前の1970年のことである．アリゾナ大学のJ.マクドナルドは，超高速旅客機から排出される窒素によって成層圏のオゾン層が破壊されることを初めて指摘した．1995年になって，ローランドとモリーナとともにノーベル化学賞を手にするオランダ生まれの科学者P.クルツェンは，同じ1970年に成層圏でNOxとオゾンが触媒的連鎖反応を起こすこと，それに伴ってオゾンが破壊されることを明らかにした．

今から38年前の1973年，ミシガン大学の若手研究者R.シセロンとR.シトラルスキーは，シャトルの排気塩素がオゾン層に影響を与えることを解明した．この事実は，京都で開催された大気科学会議で発表された．同じ年，これも

後にノーベル化学賞をクルツェンと共に受賞するカリフォルニア大学のS.ローランドとM.モリーナは，対流圏で分解されないフロンが成層圏に移行した後，紫外線との反応によって塩素原子が解離し，これがオゾン層を破壊するという結論に到達しつつあった．彼らは翌年の1974年，このことをネイチャー誌に発表し，世間はその事実に驚愕した．

　クルツェンは，同じ1974年に窒素肥料が成層圏のオゾン濃度を変動させることを指摘した．翌年の1975年，ハーバード大学のM.マッケルロイは，臭化メチル（CH_3Br）が成層圏のオゾンと反応することを指摘した．さらにクルツェンは，成層圏のオゾン破壊によって地球の気候が変動することをも新たに指摘した．

　アイオワ州立大学のJ.ブレムナーとA.ブラックマーは，窒素肥料が土壌中で硝化作用を受ける過程で亜酸化窒素（N_2O）を生成することに気づいた．これは偉大な発見であった．この事実をサイエンス誌で明らかにしたのは，1978年のことである．このガスは，自然界できわめて安定しているので，対流圏から成層圏に移行し，オゾン層を破壊し続けるのである．この項を書いている筆者は，1977～78年にこの研究室で両教授とともに研究に従事する光栄に恵まれた．

　ここに，食料生産のために窒素肥料を活用することが，オゾン層の破壊と深く結びつくことが明らかにされたのである．食料を増産するため施肥する窒素肥料の量が増えれば増えるほど，亜酸化窒素の発生量は増大する．それに伴って，オゾン層の破壊は続く．

　その後，多くの科学者の献身的な努力と闘いによって，政界および社会がこのオゾン層破壊の脅威に気づき，その認識の遅さに驚き，対策を練ることに努力を傾けはじめたが，この間も，成層圏のオゾンは着実に減少し続けていた．

　残念なことに，多くの科学者の懸念は現実のものとなり，1982年，イギリスの研究チームによって南極のハリー湾でオゾンホールが初めて発見された．南極上空のオゾンが20％も減少したのである．1987年には，50％以上も減少する事実が認められた．IPCC（気候変動に関する政府間パネル）の前議

長を努めた B.ワトソンは当時 NASA に勤務していたが，1987年急きょ南極に飛行機を飛ばし，オゾン調査を開始した．これは画期的な行動であった．この年，オゾンホールはそれまでで最も深くなっていたのである．

1989年，科学者が想像もしていなかった現象が起こった．北極にもオゾンホールが出現したのである．その後，南極ではオゾンホールが毎年出現し続けている．この流れは，前述の「南極および北極上空のオゾンホール」につながるのである．

3．オゾン層とは

地球を取り巻いている大気圏の対流圏の構成は，次のようである．地球の表面は1気圧の空気で覆われている．空気は，体積比で窒素（N_2：78.1%），酸素（O_2：20.9%），アルゴン（Ar：0.9%），二酸化炭素（CO_2：0.04%），ネオン（Ne：0.002%），ヘリウム（He：0.0005%）などのガスから構成されている．大ざっぱにいえば，空気は窒素が全体の4分の3，酸素が4分の1の割合で混合された気体であると考えてよい．

空気の密度は，地表から上空に上がるにつれて低下する．当然，気圧も低下する．われわれの住んでいる地表面から10-15km までは対流圏と呼ばれ，全酸素の95%がこの圏に存在している．この対流圏では，太陽から地表に降り注ぐ光によって地面が熱せられ，地面からの輻射熱により空気が暖められる．暖められた空気は上昇し，空気の対流が起こる．その結果，対流圏の上層域の温度は上昇することになる．

対流圏の界面から40km 上空までを成層圏と呼ぶ．成層圏の高度20-30km 付近には，オゾンを比較的多く含む大気の層がある．ここをオゾン層と呼び，最高のオゾン濃度が観察されるのは，地上から25km 付近である．オゾンは，成層圏の中層ないし上層部で，太陽光線に含まれる強い紫外線の作用によって酸素から作られる．

すなわち，オゾンは酸素原子三つからなる分子（O_3）で，酸素分子（O_2）の光分解によってつくられた酸素原子（O）が，別の酸素分子と結合してできる．オゾンが作られるのは，主に赤道近くの上空である．生成したオゾンは

ここからゆっくりと両極地方に移動していく．

　地表から成層圏の最上部まで広く薄く分布しているオゾンの全量を，1気圧，摂氏0度に圧縮し地上に降下させると，ちょうどふんわりと地上に雪が降ったような厚さの3 mmにしかならない．このわずか3 mmの厚さのオゾンが，太陽から地球に降りそそぐ有害な紫外線を吸収して，地球上の生命を守るバリアーの役割を果たしているのである．また，オゾンの吸収した紫外線のエネルギーは熱に変換され，成層圏を暖める熱源として役立っている．

　オゾンは波長230−350nm（ナノメートル：1ナノメートルは100億分の1 m）の紫外線を強く吸収するので，太陽の紫外線のうち，その波長の光が地表に到達しない働きをしている．仮に成層圏にオゾン層がなかったら，紫外線の害作用によって，ごく下等な生物ですら地表には生存できない．

4．成層圏オゾン層破壊による健康への影響

　成層圏のオゾンが破壊されたり，オゾンホールができると何が起こるのか．仮にオゾンがないと，太陽からの紫外線が吸収されないので，紫外線が地上に直接照射されることになる．したがって，太陽からの紫外線がもたらすさまざまな影響を考えればよい．

　紫外線は波長によって，長波長（UV-A，320−400nm），中波長（UV-B，280−320nm）および短波長（UV-C，280nm以下）に分けられる．このうち，UV-Aの紫外線は健康的な日焼けを起こすような有益な機能があり，あまり生物への悪影響はない．しかし，最近ではこれも日常の生活で長い間浴び続けると，皮膚の老化の原因になることが明らかになっている．オゾンはUV-A領域の紫外線をほとんど吸収しないので，地上に到達するUV-Aの量は，成層圏オゾンの減少による影響は受けない．

　UV-Cは，オゾンによる吸収が非常に強いため，オゾン層の40％程度が破壊されたとしても到達しないと考えられている．結局，現在予想されている10％程度のオゾン量の減少に伴って，地上への到達量が大きく変動するのはUV-Bである．とくに，290−300nmの波長が増加することになる．中緯度地帯の成層圏オゾン層のオゾン量が1％減少すると，生物に有害なUV-Bの地

上への放射量は,ほぼ2％増加すると推定されている.

　UV-B領域の紫外線が地上に到達すると,生物の遺伝子の構成物質であるDNAや,生体の構成成分であるタンパク質が破壊される.人体への傷害は主として皮膚と目に現れる.人間の表皮細胞は,メラニン色素によって紫外線から核を守っている.紫外線は核にある遺伝子に損傷を与え,色素細胞の機能をだめにし,しみ,そばかすを作る.さらには,皮膚ガンを発生するにいたる.オゾン量が1％減ると,人間の細胞ガンが4－6％増加するといわれている.

　UV-B領域の紫外線が増加すると,角膜が炎症を起こし白内障を引き起こし,失明にいたる.また,人間の免疫力を弱める作用があるため,細菌や微生物による感染症に対する防御力が弱まり,伝染病にかかりやすくなるといわれている.

　海洋の植物プランクトンは,UV-B領域の紫外線に対して感受性が非常に高いので,植物連鎖を通して魚介類の生態に大きな影響がある.そのほか,農作物の収量や品質への影響,地球規模の生態系への影響などが憂慮されている.

　さらに懸念されるのは,大気中の熱のバランスが変化して,地球の気候が変動すること,さらには,生命はオゾン層によって生命自身を存続させる環境を創発しているが,そのシステムそのものが崩れることなど,地球環境の根元的な問題でもある.

5. オゾン層はどのようにして誕生したのか

　オゾン層の誕生を語る前に,どうしても地球の誕生とその生い立ちについて思いを馳せる必要がある.宇宙のすべての物質と放射エネルギーは,火の玉のような高エネルギーのスープに圧縮されていた.物質は現在あるような形では存在できず,素粒子のそのまた素粒子からのみ成立していた.いわば「宇宙の卵」であった.この「宇宙の卵」が何らかの原因で大爆発を起こした.それが150億年前のビッグバンである.現在の地球は,ビッグバン以来の歴史的産物なのである.

それから100億年余りの長い進化の時を経て，46億年前に地球は誕生したのである．そこには，宇宙と時間と物質しか存在しない，まさに混沌（カオス）の世界であった．その後，広大無量の時が流れた．その間，地球は太陽から莫大なエネルギーを恒常的に受け続けてきた．この太陽からのエネルギーと地球自身の造山活動や火山活動などの相互作用によって，地球上に，水圏や大気圏が形成され，生命の誕生と進化が可能となった．

　最初に生命が地球上に誕生したのは，今から35億年前のことで，それは現存する多くの細菌と同様な単細胞生物であったと推定されている．その後，光合成生物が出現し，多細胞生物の発生をみた．

　さらに地球は，5億年前に生命のバリアーであり，生命体にとってきわめて貴重な成層圏のオゾン層を創りはじめた．そして，地球上の酸素濃度は4億年前にはほぼ21％になり，不思議なことに今なおこの酸素濃度を維持し続けている．今から3億5000万年前のシルル紀に植物が陸上に繁茂しはじめた．これが生物を扶養する土壌生成の起源であったと考えられている．

　光合成植物が出現し，大気中に酸素が蓄積され，オゾン層が形成される過程で，多様な生物が活動をはじめた．これによって，生命の進化と物質循環系の進化は，ともに相互作用を呈しつつ地球規模のスケールに発展した．この間にエネルギー代謝効率が上昇し，生物の進化が加速された．

　生物の進化によって，窒素サイクル，硫黄サイクル，炭素サイクルの一部が生物地球化学サイクルとして組み込まれ，酸素サイクルの全体像が成立した．このような土壌圏，大気圏，海洋圏，地殻圏，生物圏をとおした物質循環の進化と，生命の進化が架橋システムを完成し，地球上の生命体はその生存を維持し続けてきた．

　このようにして生命が何億年も生存し続けたのは，成層圏のオゾン層の存在と，地球が大気圏に生命の存在に快適な大気組成を与えられ，温室効果が持続されたためなのである．さらに，人類が生存を勝ちえたのは，成層圏のオゾン層が5億年も300ドブソンを保ち，対流圏の酸素濃度が4億年も21％に維持され，地球表面に3億5,000万年も営々として土壌圏が生成され続けてきたからである．

6. オゾンを破壊する物質とそのメカニズム

　オゾン層を破壊する物質とはなんであろうか．これまでにわかっている物質に，1）クロロフルオロカーボン（CFCs），2）亜酸化窒素（N_2O），3）臭化メチル（CH_3Br）などがある．

　CFCs によるオゾン層の破壊がローランドとモリーナによって指摘されたのは，1974年のことである．CFCs は対流圏から成層圏まで上昇すると，短波長の紫外線の作用で徐々に分解され，原子状の塩素を放出する．この塩素は反応性に富んでいるため，オゾンと反応し，オゾンが分解されることになる．

　ところが，CFCs 以外にも地表から発生する N_2O によって，このオゾン層が破壊されていることは研究者を除いてはあまり知られていなかった．N_2O は対流圏では安定した物質であるが，成層圏に移動すると，一部が酸素原子のOとの反応により NO に変わり，この NO がオゾンを分解するのである．

　N_2O の主な発生源の一つに，食料生産のために大量に使用される窒素肥料がある．増加しつつある人口を養うため，窒素肥料の施用量は年々増加し，それに伴って農用地の土壌からの放出量の増加が懸念されている．すでに過去20年以上にわたり，対流圏の N_2O 濃度は年間約0.3％の割合で徐々に増加しつつある（図7.9）．

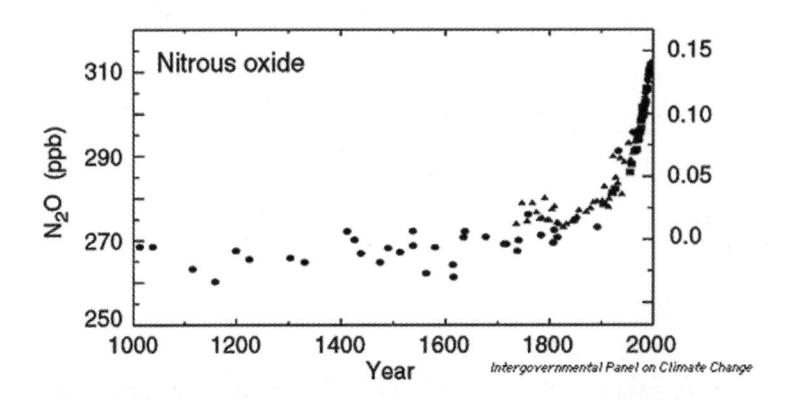

出典：IPCC
図7.9　対流国における亜酸化窒素（N_2O）の濃度変化

また，土壌や作物のくん蒸剤として使われる臭化メチルも，オゾン層の破壊に一役かっている．しかし，すでに EU の環境大臣会合では，CH_3Br の廃止に向けて，2005年までにその製造を全廃することを同意している．いまやオゾン破壊の問題は，農業問題と切り離して考えることはできない農業と環境の問題である．これが，人の健康にも関わることはすでに述べてきた．

増加しつつある人口に食料を供給することは，今世紀の人類の命題である．そのために使用される窒素肥料とくん蒸剤．これらは，両刃の剣であろう．ここに，食料増産と地球環境保全と医療の間に深い関係が横たわっている．叡知を傾けてこの問題を解決するのが，21世紀のわれわれ人類につきつけられた課題であるといえば，はたして言い過ぎであろうか．

7．複合汚染

上述したオゾン層の破壊と紫外線の害作用は，紫外線単独の現象であった．さらに深刻なことは，さまざまな環境悪化が組み合わさって相互作用を起こすことの心配である．地球規模での環境悪化の問題の中で，環境を蝕むこれらの要因が紫外線と相互に影響し合ういくつかの組合せが考えられるが，ここでは，そのうち農業生産に関わる相互作用を考えてみる．

今後，このような複合的な作用を物質の循環という観点から研究する必要がある．

1) 温暖化＋紫外線＋窒素・炭素

温暖化によって低層の大気が暖まり，その結果，とくに南極上空で成層圏の温度が下がる．冷えた成層圏は，オゾン層の減少をさらに強める．温度が下がれば下がるほど，フロンの塩素がオゾンを破壊する力が強くなるからである．北極上空のオゾン層は，温暖化が進むにつれて徐々に薄くなっていくであろう．

2) 温暖化＋酸性雨＋紫外線＋対流圏オゾン＋窒素・炭素

カナダ東部では，20年に及ぶ軽度の干ばつとわずかな温暖化傾向によって，各地域の湖に流れ込む河川の流量が減少している．流れが弱まると押し流してくる有機堆積物の量も減るため，湖の透明度が増す．オゾン層の破壊で，よ

り大量の紫外線が水面に到達するわけだが，さらに湖水の透明度が増すほど，紫外線がより深く差し込むようになる．酸性雨はカナダとユーラシア大陸の北方の湖の生態系に影響を及ぼす．また，オゾン層の破壊はより大量の有機物の溶融物を沈降させ，湖に紫外線が深く入り込む状態を作り出す．なかには，紫外線の照射の深さが20－30cmであったものが，3m以上にのびた湖もある．

参考資料

Bremner, JM and AM. Blackmer：Science, 199, 295-296（1978）
独立行政法人農業環境技術研究所：「情報：農業と環境」, http://www.niaes.affrc.go.jp/mzindx/mzozone.html#ozone，オゾン層
気象庁ホームページ：www.data.kishou.go.jp/obs-env/ozonehp/3-0ozone.html，オゾンホールの経年変化
陽　捷行編著：土壌圏と大気圏，朝倉書店（1994）
陽　捷行：地球規模での窒素循環，小川利紘・及川武久・陽　捷行編著，地球環境変動研究の最前線を訪ねる，アサヒ・エコ・ブックス26，アサヒビール発行・清水弘文堂書房編集，212-226（2010）
陽　捷行：農業と健康に関わる環境問題，化学肥料，32, 1-86（2010）
農業環境技術研究所編：農業環境技術研究所叢書第15号：農業生態系における炭素と窒素の循環（2004）
産経新聞：sankei.jp.msn.com/world/news/110405/erp11040522050012-n1.htm
シャロン・ローン，加藤　圭・深瀬正子・鈴木圭子訳：オゾン・クライシス，地人書館（1991）

動物と人が共存する健康な社会

はじめに

科学は，み（見・視・観・診）えぬものをみせる歴史でもあった．たとえ

ば，アルキメデスは円周率，コペルニクスは地動説，ガリレオは詳細な月面，パスカルは圧力，ニュートンは万有引力，ダーウィンは生物進化，パスツールは嫌気性菌，ハーバーは窒素分子からアンモニア合成，エジソンは電気，マルコーニは無線電信，ガモフは放射性原子核のアルファ崩壊，ウェゲナーは大陸移動，ワトソンは DNA 二重螺旋，アインシュタインは光速度を見せてくれた．われわれはこれらの発見または発明を，それまで目でみたことはなかったが，事象が存在することを知った．

　哲学もまた，みえぬものをみせる歴史であった．たとえば，プラトンは普遍的真理，デカルトは二元論，カントは真・善・美，ヘーゲルは観念論，キルケゴールは美的・倫理的・宗教的実存，ニーチェは実存主義とニヒリズム，ハイデッガーは現象学と存在論，サルトルは無神論的実存主義，ウィトゲンシュタインは分析哲学をみせてくれた．われわれは脳の中でこれらの事象を概念として認知している．

　今から二千年以上前（紀元前460年〜紀元前377年），古代ギリシャのエーゲ海のコス島に世襲制の医者の子として生まれたヒポクラテスは，ひとつの警句を残した．

科学と意見という，二つのものがある．前者は知識を生み，後者は無知を生む．

　新しい治療法が提案され，それが有効であるかどうかを判断するためには，意見ではなく科学で実証するべきだと，ヒポクラテスは説いたのである．科学は仮説を立て，実験や観察を行い，得られた真実についての客観的な合意を得ようとする．そのために真実を現場で試し，多くの識者と討議し，一定の結論に達する．結論に達してからも，間違いがないか再び検証する．そして，その真実が座標軸のどの範囲まで有効であるかを繰り返し検証する．

　一方これとは対照的に，意見は主観的で対立し，正否を問わず雰囲気や宣伝形態や権威などによって普及されがちである．

　今日，急速に世間の関心が深まっている「動物と人が共存する健康な社会」

に農医連携の視点から焦点をあて，養賢堂から本を出版した．内容は「人と動物とスピリチュアリティ」「人と動物の望ましい関係」「動物介在教育－ヒューマン・エデュケーションから動物介在教育へ－」「子供の学習における動物の役割を考える」「動物福祉と動物介在教育・療法のこれから」「ヒポセラピー（馬介在療法）の効果」「馬介在療法の科学的効果－内科医の視点から－」の章を設け，ヒポクラテスの警句を指針としてその内用に迫りたいと考えた．

とはいえ，人と動物の望ましい関係は人の健康に影響する．人の健康は物理的な身体の健康と，簡単に身体には現れない内面的な健康とが介在する．そこには，精神的または心の縁（よすが）に関わる事象がある．スピリチュアリティである．ここでは「人と動物とスピリチュアリティ」と題した章を紹介する．動物が人に与えるみえないスピリチュアリティを探求しなければならないことを強調する．したがって，内容は上述した科学と哲学の発明・発見に類似した事象，みえないものを含むことになる．そのためには，健康とスピリチュアリティの関係，さらにはスピリチュアルが何であるかの理解が必要となる．

ところで，世界保健機関（WHO）では，健康についての定義が検討されてきた．この健康については，後に詳しく述べるが，WHOで検討された「健康」の定義は，「完全な肉体的，精神的，spiritual および社会的福祉の dynamic な状態であり，単に疾病又は病弱の存在しないことではない」とあり，目にみえないものを明確にしようとした．

以下のことも後述するが，WHO は緩和医療でこのスピリチュアリティを次のように定義している．緩和医療とは「治療を目的とした治療に反応しなくなった疾患を持つ患者に対して行われる積極的で全体的な医療ケアであり，痛みのコントロール，痛み以外の諸症状のコントロール，心理的な苦痛，社会面の問題，spiritual problem の解決が最も重要な問題となる」とあり，スピリチュアルな問題に取り組むことが重要であると明記している．これもみえないものの定義である．

このみえないスピリチュアリティは，いつの日か上述した科学や哲学が，

われわれにみえるようにしてくれるであろう．これまで，スピリチュアリティという概念は科学的でないと主張してきた人びとにもわかるような形で．

　詩人は過剰な言葉や数式などを使わずに，いとも率直に見えないものでも在ることを教えてくれる．金子みすゞの詩は，その代表であろう．

星とたんぽぽ

青いお空のそこふかく，海の小石のそのように，
　　夜がくるまでしずんでる，
昼のお星はめにみえぬ．見えぬけれどもあるんだよ，
　　見えぬものでもあるんだよ．
ちってすがれたたんぽぽの，かわらのすきに，
　　だァまって，春のくるまでかくれてる，
つよいその根はめにみえぬ．見えぬけれどもあるんだよ，
　　見えぬものでもあるんだよ．

土

こッつん　こッつん　ぶたれる土は　よいはたけになって　よい麦生むよ．
朝からばんまで　ふまれる土は　よいみちになって　車を通すよ．
ぶたれぬ土は　ふまれぬ土は　いらない土か．
いえいえそれは　名のない草の　おやどをするよ．

1．スピリチュアリティとは

　世界保健機関（WHO）は，憲章前文の中で「健康」を「完全な肉体的，精神的及び社会的福祉の状態であり，単に疾病又は病弱の存在しないことではない（昭和26年官報掲載）：Health is a state of complete physical, mental and social well-being and not merely the absence of disease or infirmity」と定義してきた．

その後，1998年のWHO執行理事会において「健康」の定義を「完全な肉体的，精神的，spiritual及び社会的福祉のdynamicな状態であり，単に疾病又は病弱の存在しないことではない：Health is a dynamic state of complete physical, mental, spiritual and social well-being and not merely the absence of disease or infirmity」に改訂する議論が行われた．しかし結局，この提案は採決に至らなかった．

　WHOは上述した健康の定義改訂の議論の前に，すでにスピリチュアリティに関する問題を緩和医療の中で取り上げていた．緩和医療とは「治療を目的とした治療に反応しなくなった疾患を持つ患者に対して行われる積極的で全体的な医療ケアであり，痛みのコントロール，痛み以外の諸症状のコントロール，心理的な苦痛，社会面の問題，spiritual problemの解決が最も重要な問題となる」とあり，スピリチュアルな問題に取り組むことが重要であると明記されている．

　スピリチュアルとは，次のように記述されている．「霊的(スピリチュアル)とは，人間として生きるということに関連した経験的一側面であり，身体感覚的な現象を超越して得た体験を表す言葉である．多くの人にとって『生きていること』が持つ霊的な側面には宗教的な因子が含まれているが，『霊的』は『宗教的』と同じ意味ではない．霊的な因子は身体的，心理的，社会的因子を包含した人間の『生』の全体像を構成する一因子とみることができ，生きている意味や目的についての関心や懸念と関わっていることが多い．時に人生の終末に近づいた人にとっては，自ら許すこと，他の人びととの和解，価値の確認などと関連していることが多い」．日本医師会の「2008年版　ガン緩和ケアガイドブック」では，このスピリチュアルな問題に関して「生きている意味や価値についての疑問」と説明されている．「スピリチュアル」という表現は，すでに21年前の1989年にWHO緩和医療とWHOの健康の定義で議論されていた．

　スピリチュアルという言葉は，マスコミニュケーションの影響で神秘性や超常性といったイメージばかり強調され，本来の意味が理解されにくい状況にある．これには，人生の意味・目的などの自己超越，大自然への畏怖や命

の永続性などの自己超越,このほかにも個人や民族の文化・宗教など多用な要素や重み付けがあるだろう.動物と人が共存すること,神社や墓に参ること,花や空を美しいと思うこと,先祖の供養,「いただきます」という言葉などにもスピリチュアルは適応されると思う.

人と動物の望ましい関係,子供の学習における動物の役割,動物を介在する教育や療法,ヒポセラピー(馬介在療法)など,スピリチュアリティを抜きにしては考えられない.

2.はたして共通の定義は?

健康に及ぼす影響をきわめて科学的な立場から研究した Harold G. Koenig(コーニック)は,「スピリチュアリティが健康をもたらすかー科学的研究に基づく医療と宗教の関係ー:Medicine, Religion, and Health ─ Where Science and Spirituality Meet ─」と題する冊子を2008年に出版した.時をまたず翌年の2009年,この本は旭川医科大学の杉岡良彦氏によって翻訳された.ここでは,スピリチュアリティと健康に関わる科学的研究に基づく多くの論文の成果が整理され,専門以外の素人にもわかりやすく解説されている.

そこでは,スピリチュアリティという用語に対して二つの定義が提案されている.ひとつはスピリチュアリティと健康の関係を調査し研究するための定義,ほかは研究した所見を患者のケアに応用するための定義である.この分野で著名な数人の研究者とコーニックの定義が紹介されるが,その様態は多岐にわたる.

これらのスピリチュアリティの定義には,多くの意味・目的,心の平安・救い,他者とのつながり,信念・価値,驚き・畏敬・愛・許し・感謝などの感情,支援,そのほか健康的で肯定的な用語など数多くの概念が含まれていることである.定義しようとする人によって,どのようにでも定義される.こうした広範な定義は臨床ではうまく機能するが,研究をするには大きな混乱をもたらすであろう.これらの現状をみると,近い将来われわれがスピリチュアリティに関する共通の定義を見出すことはできそうもない.

なぜなら,スピリチュアリティの定義は,本来人生の究極的な意味や目的

を探求するというところに誰もが基本をおいている．また，スピリチュアリティの概念は，すべての社会や文化・文明で見いだされる．さらに，スピリチュアリティは複雑で多次元的な人間経験の一部でもある．そこには，認知的・経験的・行動的側面がある．

しかし，スピリチュアリティという言葉を漠然と使用することは，研究の方法論の視点から問題がある．スピリチュアリティを含む健康に関する研究において，さらなる知識を獲得するには，新たな明瞭性と特異性が必要である．そのとき，たとえば本書のように「動物とヒトが共存する健康な社会」と題する事象を語るときは，人道的とか教育的とか教育心理的とか，すでに確立されている心理学的な用語を使用するべきであろう．そのことは，各章の筆者の内容にも表現されている．

わが国でも，人の健康にとってスピリチュアリティがきわめて重要であることは十分認知されていたが，その重要性に鑑み「日本スピリチュアルケア学会」が2007年に発足した．設立趣意書には次のようなことが書かれている．「本会は，すべての人々がスピリチュアリティを有しているという認識に基づき，医療，宗教，福祉，教育，産業等のあらゆる領域において，それぞれの分野が持つ壁を超越するかたちでスピリチュアルケアを実践することこそが，スピリチュアリティの深層の意味を問う作業であるという理念をかかげ，スピリチュアリティの理論的かつ実践的課題を解明することによって，現代に渦巻くさまざまな問題の解決に努めていこうとするものである」．

日本スピリチュアルケア学会の日野原重明理事長は，スピリチュアルの代わりに平仮名の「いのち」という言葉を使っているという．日本人にとってはこの方がしっくりするのであろう．本書もスピリチュアルケアの概念の傘下にあるといえる．

3．人と動物の関わり

人と動物との関係学は，これまで主として文化人類学の一領域に属していたが，生態人類学，民族生物学，動物学，畜産学，獣医学など他の専門領域の学徒もこの分野の研究を推進してきた．そのため，それぞれの専門領域で

は研究の関心や手法が異なり，研究成果の総合的な実態がつかみにくい現状にあった．1995年に東京大学の林良博教授の呼びかけで，理系と文系に散在するこの分野の研究者だけでなく，動物愛護や動物園の関係者らも加わり「ヒトと動物の関係学会」が設立された．

　この学会は，研究課題の方向性を二つ設定している．動物と人の間の現実的課題をいかに解釈し，その対策を講じるかという目的指向的な方向と，動物そのものの特性や人間自身を知り，知識を豊かにしたいという知的指向的な方向である．そのためには学際的な学術研究を必要とするが，自然科学系の研究者のみならず，社会科学系，人文科学系の研究者も参加している．また，人と動物の新しい文化を創造することも目的の一つで，作家，写真家など動物との関わりを持つ芸術分野に携わる人も参加している．

　この学会の成果の一部が，最近「ヒトと動物の関係学（岩波書店）」にまとめられた．そのうち「ペットと社会」では，ペットと現代社会との関わりを明らかにし，その問題と可能性を探っている．医療と動物の視点から「アニマル・セラピー」の位置づけがなされる．補完代替医療の分類からすれば，これは精神・身体インターベンションや生物学に基づく療法に属する．

　人と生物の関係は人間が属する民族や文化が深く関わっているとの認識から，2004年には「生き物文化誌学会」が設立された．この学会は「生き物」という言葉に表れているように，動物のみでなく植物や微生物のほか，ヒトのスピリチュアリティに関わる問題，たとえば人間の物語として存在してきた「化け物」まで対象を広げている．

　この学会の趣意書の一部を紹介する．この学会の目的も，人と動物を含む生き物の関わりにある．

　『「生き物文化誌学会」は，「生き物」についてのさまざまな知見を得て，さらにそれらの「生き物」が人間文化とどのように関わっているのか，その物語を調べていくことを目的としています．

　本学会には，大きく三つの特徴があります．第1は，ここで扱う「生き物」は，一般の生物だけでなく，伝承の河童（かっぱ）や鬼のような「生き物」までを含みます．

第2には,「生き物」と,私たち「人」が日々の生活の中でどのように接し,どのように関わっているかを考究します．そして三つ目として,学者や研究者だけの学会ではなく,「生き物」とその文化に興味を持つ人が参加出来る集まりなのです』
　一方,わが国でも健康に関わるスピリチュアルな課題が動物介在教育・活動・療法などを活用して研究されはじめて久しい．その結果,これらの手法が人間の健康増進,医学における補完医療,高齢者や障害者の正常化,さらには子供の心身の健康的な発達に大きな役割を担っていることが認知され,わが国でも2008年に「日本動物介在教育・療法学会」が設立された．
　この学会の設立趣意書の一部を紹介する．
　『近年わが国においても,動物介在教育,動物介在活動,あるいは動物介在療法が人間の健康増進,医療の一部における補完医療,高齢者や障害者のノーマライゼーション及び子供の心身の健康的な発達に大きな役割を担っているということが認知されはじめてきた．
　しかし,わが国における動物介在教育・動物介在療法は,新しい分野であり,根底をなす活用動物の習性や行動に基づく介在方法,活用動物の行動および公衆衛生上の評価,倫理規定すら確立されてない．動物介在教育及び動物介在療法の効果や有用性を科学的に立証するためには,活用動物の適切な導入法や活用方法を確立し,有効性および有用性に関する科学的論証の蓄積が不可欠である．
　加えて,動物介在教育および動物介在療法は新しい分野であることから,これらに携わる専門家の人材教育も行っていかなければならない．この分野の教育基準の確立や教育機関の設立,介在動物とボランティアの育成またその資質を評価する基準と評価できる人材の教育,動物介在教育や動物介在療法を実施する専門家や施設と介在動物とボランティアをコーディネートする人材や,ボランティア教育とその派遣を担う組織も必要である．
　このように,この分野の発展には多くの課題が存在する．これらの現実的課題に取り組むためには,幅広い領域の研究者,動物介在教育および動物介在療法の実施者による総合的研究の推進が求められている』．

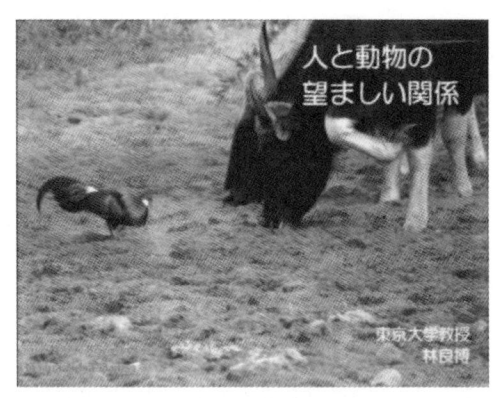

図7.10 動物と動物の望ましい関係（東京大学林良博氏提供）

　とはいえ，わが国における動物介在教育・活動・療法などを進展させるためには，活用動物の習性や行動に基づく介在方法，公衆衛生上の評価，さらには倫理規定など周辺環境の整備がまだ十分に整っているとはいえない．本書は，上述したスピリチュアリティの問題を「人と動物の関係学」「生き物文化誌学会」「日本動物介在教育・療法学会」の立場から考える場にもなるであろう．

4．農医連携を通した動物と人が共存する健康な社会をめざして

　農と環境と医療，すなわち環境を通した「農医連携」に関して，国内における地際，世界における国際，専門分野における学際，そして現在と未来の間の世代関係のあるべき姿を，誰が代表して考察するのか．となれば，その第一人者は知識人であろう．

　しかし，近現代において知識人は衰退する一方である．そのかわりに，特定分野に長けた専門家が増えている．その傾向は，いわゆる高度情報化の動きの中でさらに加速している．知識を総合的に解釈する者が少なくなって，知識を部分的に分析したり現実的に利用する者が，わがもの顔をしはじめている．そのうえ，多くの専門家はその分野の責任を避けるため，専門に没頭

しているかのようにもみえる．環境を通した「農医連携」問題は，知識人たることがきわめて難しい分野である．どう対応したらいいのか．

　北里大学では，「知と知」の「分離の病」を克服すべく「統合知」の立場から「農医連携の科学」を提唱して6年が経過した．その経過と内容については，北里大学ホームページの「農医連携」や，養賢堂から出版している「北里大学農医連携学術叢書第1～11号」および「Kitasato University Agromedicine Series 7: Agriculture-Environment-Medicine」に詳しく紹介した．

　これまでは，「農医連携」のあるべき姿を探求する材料を提供するため，以下のシンポジウムを開催してきた．第1回：農・環境・医療の連携を求めて，第2回：代替医療と代替農業の連携を求めて－現代社会における食・環境・健康－，第3回：鳥インフルエンザ－農と環境と医療の視点から－，第4回：農と環境と健康に及ぼすカドミウムとヒ素の影響，第5回：地球温暖化－農と環境と健康に及ぼす影響評価とその対策・適応技術－，第6回：食の安全と予防医学，第7回：動物と人が共存する健康な社会，第8回：農医連携の現場－アメリカ・タイ・日本の例－．

　「動物と人が共存する健康な社会」という課題をさらに深めるためには，次のような項目も加味する必要がある．今後，この種の内容が加味されることによってこの課題は，さらに深化するであろう．

　たとえば，人と動物の良き相互関係，動物が人間に与える影響，人間が動物に与える影響，動物と人間の関係の止揚，野生動物の保護管理，伴侶動物学，動物行動学，バイオセラピー，生物多様性科学，応用動物科学，産業動物医学，動物介在活動，動物介在療法，人獣共通感染学，人と動物の歴史，野生動物の分類保全管理，野生動物医学，野生動物と農業被害，野生動物との共生，野生生物保護学，自然保護計画，野生生物と環境，絶滅種，野生動物のリハビリテーション，人獣感染防御，伴侶動物と人の共生，人と動物の物流の増大（人獣感染・食品医薬品の安全性・環境と野生生物）など．

　さらに，「動物と人が共存する健康な社会」の内容を深化するためには，内容の背景の裏にあるスピリチュアリティの問題を避けて通ることはできないであろう．

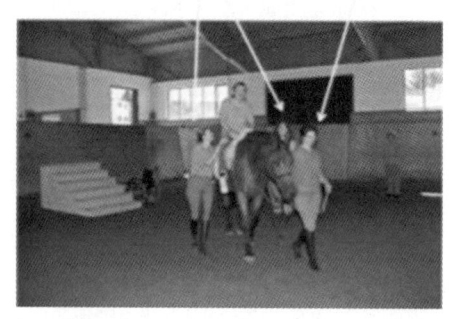

図7.11 人と動物の望ましい関係(東京大学 局 博一氏提供)

参考資料

秋篠宮文仁・林 良博編著:家畜の文化,ヒトと動物の関係学 第2巻,岩波文庫(2009)

動物介在教育・療法学会ホームページ:http://www.jsaet.org/

ヒトと動物の関係学会ホームページ:http://www.hars.gr.jp/

池谷和信・林 良博編著:野生と環境,ヒトと動物の関係学 第4巻,岩波文庫(2008)

生き物文化誌学会ホームページ:http://www.net-sbs.org/

厚生労働省ホームページ:http://www1.mhlw.go.jp/houdou/1103/h0319-1_6.html,厚生労働省HP報道発表資料:WHO憲章における健康の定義の改正案について

北里大学ホームページ:http://www.kitasato-u.ac.jp/daigaku/noui/newsletter/index.html,

北里大学学長通信:「情報:農と環境と医療」

ハロルドG. コーニック著,杉岡良彦訳:スピリチュアリティは健康をもたらすか,医学書院(2009)

Minami, K. ed.:Agriculture-Environment-Medicine, Kitasato University Agromedicine Series 7, Yokendo(2009)

陽 捷行編著:地球温暖化—農と環境と健康に及ぼす影響評価とその対策・適応技術—,北里大学農医連携叢書第5号,養賢堂(2009)

陽 捷行編著:代替医療と代替農業の連携を求めて,北里大学農医連携叢書第2号,

養賢堂（2007）

陽　捷行編著：現代社会における食・環境・健康，北里大学農医連携叢書第1号，養賢堂（2006）

陽　捷行編著：農と環境と健康に及ぼすカドミウムとヒ素の影響，北里大学農医連携叢書第4号，養賢堂（2008）

森　裕司・奥野卓司編著：ペットと社会：ヒトと動物の関係学　第3巻，岩波文庫（2008）

陽　捷行編著：鳥インフルエンザ－農と環境と医療の視点から－，北里大学農医連携叢書第3号，養賢堂（2007）

日本スピリチュアルケア学会ホームページ：http://www.spiritual-care.jp/

奥野卓治・秋篠宮文仁編著：動物観と表象：ヒトと動物の関係学　第1巻，岩波文庫（2009）

サイモン・シン，エツァート・エルンスト，青木薫訳：代替医療のトリック，新潮社（2010）

世界保健機関編，武田文和訳：がんの痛みからの解放とバリアティブ・ケア－がん患者の生命へのよき支援のために，金原出版（1993）

杉岡良彦：医学教育の中でスピリチュアリティに関する講義が必要か，旭川医科大学紀要，一般教育，25, 23-42（2009）

佐久間哲也：日本スピリチュアルケア学会発足の背景，田方医師会報，70, 1643-1646（2009）

そ の 他

　農医連携各論として，これまで「鳥インフルエンザ」「重金属」「地球温暖化」「オゾン層破壊」「動物と人が共存する社会」について解説してきた．これからも，環境を通した農医連携に関わる研究・教育・普及がますます必要になるであろう．たとえば以下に示す課題は，緊急に農医連携各論として研究・教育・普及が必要である．

　「各種ミネラルの循環：土壌－植物－動物－人間」「食の安全と予防医学」

「花粉症：植生と対策」「薬草：栽培・加工・活用・効用」「アレルギー対策：農業・森林・生態系・医療」「地球規模での窒素循環：農・環境・健康」「人の健康増進：機能性食品・サプリメント」「時空を超えた環境ホルモン」「農・水・林と癒し」「農とスピリチュアリティ」「食育の実践」「農医連携の現場」「放射能汚染と農と健康」など．

―言葉の散策：教・育・学・習―

「教養演習」で「農医連携」という教科を講義している．そこでは，教育や学習を旨とする講義を行っている．しかし，筆者は教・育・学・習という漢字の成立とその語義について知るところが少ない．そこでこれらの漢字の散策を試みる．

教：旧字は「敎」と記す．より古くは「爻（こう）」と「子」と「攴（ぼく）」を組み合わせた形．「爻」は，神廟の屋上に立てられた千木様式の交木を示す．「攴」は，鞭の形をしたものを手に持つ形．「敎」は，その神聖な学舎に，子弟を鞭撻して教戒することをいう．

「説文解字」の著者の許慎の教育理念は，教師は教えることに徹し，子弟は習うことに徹すべきと解いているようである．なるほど，教育には一定の強制が求められるのかも知れない．そこには，教育的規範が成立するであろう．

しかし学生に与えた宿題の回答をみていると，教えることは学ぶことだと痛切に感じる．すでに「書経」に「教ふるは学ぶことの半ばなり」といい，「礼記」に「教学相長ず」という．教育は，強制と模倣との対立的な関係に終始するものであってはならないのである．教師と学生との共生や共鳴のもとにのみ，教学の発展は可能となる．教育の理念は，昔から変わらないのである．

育：「𠫓（とつ）」と「月（肉）」を組み合わせた形．「𠫓」は生子の倒形．生まれるときのさま．月（肉）は限定符的に加えたものか，あるいは肉を供して養育の意を示したものであろう．「説文解字」に「子を養いて，善を作（な）さしむるなり」とある．養育の意．うむ，そだてる，そだつ，やしなう．育

育とは活発なさま．育英とは英才を教育する意．

　学：旧字「學」の「冖（べき）」は，屋根．「爻（こう）」は交木．その左右より伸びるのは両手．両手で屋上に交木を組み立てるさまを描く．その交木は，日本でいう千木に当たる．出雲大社，住吉大社などの屋上に見られる建築様式をいう．そこに神が降り憑（よ）るものとされた．「學」の上部は，その学舎を象る．それはまた，神を祀る場所でもあった．

　むしろ学舎は，学宮と呼ぶにふさわしい．学宮では，神のもとに厳粛をきわめる教育が展開されたことであろう．私語や爆睡をむさぼる現代の学生は，学舎で学んでいるとはいえない．それをほっておく人も，学舎で教育するにふさわしい教師とは言い難い．「學」は，いまや「学」に変じた．すでに千木の形を失った．それを支える両手すら失った．変わりに「ツ」と記す．ほとんど廃屋の姿を呈している．原型が失われるとき，その精神も失われることを歴史は教えている．そのような荒涼とした場で行われる教育は，すでに教育と呼ぶことができない．いまだ學の字を使用している大学がある．例えば國學院大學．希有な存在だ．

　この項を書いているとき，大分県の教育界で汚職の摘発があった．教育が展開されている場で，それも最も責任の重いはずの校長や教育委員会の輩が，現金授受で逮捕されたのである．学舎どころの話ではない．商売人が偽造を働くのと，政治家や官僚が汚職をするのは，古今東西よくみてきた．しかし，今では警察が盗みをはたらき，教育者が痴漢をし，医者が人を殺し，親や子が金と痴情で殺し合う．われらは何を信じて生きたらいいのか．如何せん．嗚呼．日本は溶けはじめたのか．

　習：上部が「羽」，下部が「白（はく）」と記す字だが，正しくは「羽」と「曰」を組み合わせた字．「羽」は旧字の「羽」に改めて，はじめてその美しく羽毛のそろう翅（はね）の形を表すものとなる．「羽」はすでに飛翔のかなわぬ羽であろう．

　「曰」は祈告の器が，わずかにひらかれるさまを示す．神の宣告，啓示をいう．「曰」を「いわく」とよむが，「のたまわく」とするのが，その原義を保つ用法としてよい．「習」は，その器上に「羽」を置く形であるが，そうするの

は，たんに陳列するためではない．

「羽」は，呪飾（霊力を高める呪的な方法）として用いる．祈告の器の上に，これを摺りつける．そのことによって，器中の霊力が高められる．その行為の反復は，いよいよその機能を発動するであろう．「摺」はその行為自体を示す字で，「習」はその行為の反復をいう．学習は，この意味において理解しうる．

孔子の論語に「学んで時に之を習う，亦説（よろこば）しからずや」がある．「説」は神につげ祈る，神意がとけるなどの意味があるから，「説しからずや」とは，狂ったように反復し，その不断の習いにもとづいて，一種のエクスタシーのような感懐になることなのかと邪推する．

筆者は復習するなどの勤勉さに欠けるので，「学んで時に之を習う，亦説（よろこば）しからずや」を，これまで学んだことが，あるとき活用できた．これはうれしいことである，などと解釈していたが，この解釈は少しく甘すぎたのかもしれない．反省しごく．

教・育・学・習という字を古きに遊んだ．そこで，次に現在の「教育」と「学習」の意味を「大辞林」を辿ってみる．

教育：他人に対して，意図的な働きかけを行うことによって，その人間を望ましい方向へ変化させること．広義には，人間形成に作用するすべての精神的影響をいう．その活動が行われる場により，家庭教育・学校教育・社会教育に大別される．

学習：1）学びおさめること．勉強すること．2）生後の反復した経験によって，個々の個体の行動に環境に対して適応した変化が現れる過程．ヒトでは社会的生活に関与するほとんどすべての行動がこれによって習得される．3）過去の経験によって行動の仕方がある程度永続的に変容すること．新しい習慣が形成されること．4）新しい知識の獲得，感情の深化，よき習慣の形成などの目標に向かって努力を伴って展開される意識的行動．

参考資料

白川　静：字通，平凡社（1996）／スーパー大辞林：CD-ROM（1999）／山本史也：漢

字の仕組み，ナツメ社（2008）

・・・

－コラム：盈科而進（えいかじしん）－

　北里大学獣医畜産学部獣医学科の卒業論文発表会に参加する機会を得た．この発表会は，学生を教育する教師の情熱や努力と，真摯に学問に向き合う学生の気概や態度が焦点を結ぶ貴重な場面である．

　学問の厳しさの一端を垣間見るこの場面は，学生にとって貴重な経験になるであろう．社会に出る学生には，ほろ苦い青春の思い出に，学問で生きていこうとする学生には，まさに学問を進めるための出発点ともいえる．このような場面が，それぞれの学部で存続していると想うと，体の底から歓びが湧きたつ．

　このとき，筆者の50年近い前の記憶が蘇った．当時は，発売されて間もないマジックボールペンで1m四方のざら紙に研究成果を書いた．研究成果が書かれたざら紙の両先には，小さな紙片を糊付けした．研究成果が書かれた数枚のざら紙は，紙片を束ねて黒板に押しピンで止めた．これらのざら紙を一枚一枚はがしながら，研究成果を発表した．未熟な学生の頃の淡い思い出である．

　いまはどうだ．誰も彼も発表手法の近代武器と思われるパワーポイントを活用して，研究成果を分かりやすく綺麗な図表にして，流暢に発表する．なかには，立派な学者の発表技術より長けたものもある．パワーポイントを使った表現技術だけは，両者の間で遜色がないような気もする．これは技術の勝利であって，必ずしも内容の勝利ではない．

　芭蕉は，「格に入り格を出でて，はじめて自在を得べし」と言った．芭蕉のこの言葉のように，学生は格に入っただけである．いまに格を出でて，このスタイルを肝に銘じて，はじめて自在を得るのであろう．

　話は変わる．熊本出身の医学関係の泰斗は，北里柴三郎である．このことは，医学関係者にとっては周知の事実である．これに呼応して，熊本出身の農学関係の泰斗は，横井時敬（よこいときよし）である．このことは，農学

を知る人にとって周知の事実である．

　近代農学の始祖といわれる横井時敬は，万延元年（1860）肥後国熊本城下の藩士横井久右衛門時教の四男として生まれた．北里柴三郎が生まれた年（1853）の7年後である．幼名を豊彦という．15歳で熊本洋学校を卒業し，ここでアメリカ人教師のジェーンズの助手になって，後進の指導に当たった．20歳の明治13年（1880），東京駒場農学校農学本科を卒業し，駒場農学校農芸化学へ入校した．

　その後，兵庫県植物園長兼農業通信員となった．明治18年（1885）から福岡県農学校教諭となり，この間に「種籾の塩水選種法」を考案した．明治27年（1894）に東京帝国大学農科大学教授，明治44年（1911）から昭和2年（1927）まで東京農業大学学長を務めた．大正11年（1922）には東京帝国大学を定年で退職した．

　この間，作物学および農業経済学の大家として活躍するのみならず，農業教育者，社会啓蒙家として，日本の社会のために大きく寄与した．とくに，氏の言う「実学思想」は，彼が残した多くの「言葉」の中によく表れている．曰く，「一国の元気は中産階級にあり」「農民たる者は国民の模範的階級たるべきものと心得，武士道の相続性を以って自ら任じ，自重の心掛け肝要のこと」「人物を畑に還す」「農学栄えて農業亡ぶ」「稲のことは稲に聞け，農業のことは農民に聞け」．とくに最後の二つの「言葉」は，多くの農業関係者の知るところである．

　このことからもわかるように，北里柴三郎と横井時敬には「実学思想」をはじめ多くの点で類似した姿がある．時代と熊本という風土が作り出した同時性であろう．司馬遼太郎の作品「明治という国家」が，いみじくもそのことを証明している．

　横井は書道の大家でもあった．政治家の後藤新平は，現在の能書家として誰を挙げるかと聞かれ，躊躇なく「それは，犬養木堂（毅）と横井虚遊（時敬）だろう．とくに虚遊の仮名文字は絶品」と答えたという．誰かが，同僚の農芸化学者古在由直（2代目農事試験場長，東京帝国大学総長）の方が時敬より字がうまい，と言ったのを聞いて悔しがり，横井は土肥樵石について

本格的に字を習ったと言われている．

　さて，話が長くなった．やっと本題に入る．農業研究の基である農事試験場（明治6，1893年設立）は，幾星霜の時を経て今では独立行政法人農業境技術研究所に変遷したが，この研究所の理事長室に古い掛字がある．「盈科而進　農学博士横井時敬」と書かれている．横井時敬の揮毫である．

　水の流れは，科（あな）に満ちて（盈）から先の方に流れていく．転じて，学問をするにも順を追って進むべきであると解釈される．学問も一足とびに高い所に至ろうとせず，順を追ってすすめるべきであるとも解釈される．卒業論文を発表した学生たちに与えたい言葉ではある．

・・

おわりに

　この書を刊行する途中で東日本大震災が起こった．前代未聞ともいえる大地震と大津波である．自然と人間を育んでいる環境が，一瞬にして吹っ飛んだ．そのうえ，環境を価値づけていた多くの人びとをも飲み込んでしまった．

　2011年3月11日午後2時46分，宮城県男鹿半島沖を震源として発生した東北地方太平洋沖地震と，それに伴う津波による環境破壊である．この地震は，日本の観測史上最大のマグニチュード（M）9.0を記録した．震源域は岩手県沖から茨城県沖までの南北約500km，東西約200kmの広大な範囲に及んだ．場所によって異なるが，この地震によって波高10m以上，最大遡上高40.5mにものぼる大津波が発生し，東北地方の太平洋沿岸に壊滅的な被害をもたらした．

　震災，液状化現象，地盤沈下などによる被害は，北海道，東北および関東にまたがる広大な範囲にわたり，各種のライフラインを寸断した．死者・行方不明者は約2万人弱，建築物の全壊・半壊は27万戸以上，ピーク時の避難者は40万人以上，停電世帯は800万戸以上，断水世帯は180万戸以上，災害廃棄物は2千500万トン以上，被害農地は2万4,000ha以上と推定されている．

　地震と津波による被害を受けた東京電力福島第一原子力発電所では，全電源を喪失して原子炉を冷却することができなくなった．その結果，原子力事故へと発展し，放射性物質が環境を汚染しはじめた．

　この大震災という環境の変動は，人びとを死に追いやり病気の原因を増幅させ，さらには生きる糧である農地の崩壊につながった．いまなお，人びとの生命と衣食住を脅かしている．この事象は，環境を通した農医連携の科学がいかに重要であるかを如実に示している．

　環境を通した農医連携の科学の原点は，この東日本大震災にあると考える．

おわりに

　本書は，農医連携の科学の出発点にすぎない．このような科学が今後ますます進展することを願い，稚拙ではあるがここに「農医連携論－環境を基とした農と医の連携－」を刊行した．諸兄の忌憚のないご批判を仰ぎたい．
　各章の切り絵は田中良平氏，表紙のイラストレーションは荘野忠久氏にお願いした．また，北里大学学長室の皆さんには校正などでお世話になった．記して謝意を表します．

附1：北里大学農医連携学術叢書シリーズ

1. 現代社会における食・環境・健康：北里大学農医連携学術叢書第1号, 養賢堂(2006)
    発刊にあたって：北里大学学長　柴　忠義
    農・環境・医療の連携の必要性：北里大学　陽　捷行
    千葉大学環境健康フィールド科学センターの設立理念と実践活動：
    　　千葉大学　古在豊樹
    医学から農医連携を考える：北里大学　相澤好治
    食農と環境を考える：東京農業大学　進士五十八
    東洋医学と園芸療法の融合：千葉大学環境健康フィールド科学センター　喜多敏明
    人間の健康と機能性食品：日本大学　春見隆文
    総合討論とアンケート：北里大学　田中悦子・古矢鉄矢・陽　捷行
    著者略歴

2. 代替医療と代替農業の連携を求めて：北里大学農医連携学術叢書第2号, 養賢堂(2007)
    発刊にあたって：北里大学学長　柴　忠義
    代替医療と代替農業の連携を考える：北里大学　陽　捷行
    代替医療と東洋医学－科学的解明によるevidenceを求めて－：北里大学生命科
    　　学研究所　山田陽城
    代替医療－その目標と標榜名の落差について－：金沢大学大学院　山口宣夫
    代替農業－その由来とねらい－：京都大学名誉教授　久馬一剛
    環境保全型農業を巡って：東京大学名誉教授　熊澤喜久雄
    環境保全型畜産物の生産から病棟まで：北里大学　萬田富治
    総合討論とアンケート：北里大学　田中悦子・古矢鉄矢・陽　捷行
    著者略歴

おわりに

3. 鳥インフルエンザ－農と環境と医療の視点から－：北里大学農医連携学術叢書第3号，養賢堂（2007）

　　発刊にあたって：北里大学学長　柴　忠義
　　農と環境と医療の視点から鳥インフルエンザを追う：北里大学　陽　捷行・高井伸二
　　動物由来ウイルス感染症の現状と問題点：東京大学　吉川泰弘
　　高病原性鳥インフルエンザの感染と対策：動物衛生研究所　山口成夫
　　野鳥の渡りや生態と感染拡大の関係：日本野鳥の会　金井　裕
　　野生鳥類の感染とその現状：自然環境研究センター　米田久美子
　　新型インフルエンザの脅威－鳥のインフルエンザとヒトへの影響－：国立感染症研究所　岡部信彦
　　高病原性鳥インフルエンザとワクチン対策：北里大学　中山哲夫
　　総合討論とアンケート：北里大学　田中悦子・古矢鉄矢・陽　捷行
　　著者略歴

4. 農と環境と健康に及ぼすカドミウムとヒ素の影響，北里大学農医連携学術叢書第4号，養賢堂（2008）

　　発刊にあたって：北里大学学長　柴　忠義
　　重金属の生物地球化学的循環：北里大学　陽　捷行
　　農耕地土壌の重金属汚染リスクとその対策：農業環境技術研究所　小野信一
　　植物によるカドミウムとヒ素の集積と人への摂取：東京大学　米山忠克
　　コーデックスの状況とわが国の取り組み：農林水産省消費・安全局農産安全管理課　瀬川雅裕
　　カドミウム摂取の生体影響評価－耐容摂取量推定の試み－：北里大学　太田久吉
　　コーデックス基準策定と食の安心・安全にまつわる戦い：自治医科大学　香山不二雄
　　臨床環境医学から見た重金属問題：北里大学　坂部　貢
　　総合討論とアンケート：北里大学　田中悦子・古矢鉄矢・陽　捷行
　　著者略歴

5．地球温暖化－農と環境と健康に及ぼす影響評価その対策・適応技術－：北里大学農医連携学術叢書第5号，養賢堂（2009）

　　発刊にあたって：北里大学学長　柴　忠義

　　IPCC報告書の流れとわが国の温暖化現象：北里大学　陽　捷行

　　地球温暖化の影響および適応策の課題：筑波大学大学院　林　陽生

　　農業生態系における温室効果ガス発生量の評価と制御技術の開発：（独）農業環境技術研究所　八木一行

　　気候変動による感染症を中心とした健康影響：東北大学大学院　押谷　仁

　　気候変動の影響・適応と緩和策－統合報告の知見－：（独）国立環境研究所　原沢英夫

　　総合討論とアンケート：北里大学　田中悦子・古矢鉄矢・陽　捷行

6．食の安全と予防医学，北里大学農医連携学術叢書第6号，養賢堂（2009）

　　発刊に当たって：北里大学学長　柴　忠義

　　食品安全委員会のこれまでの活動と今後の課題：食品安全委員会委員長　見上　彪

　　食生活の現状と課題－健康維持・おいしさ・安全性の連携－：北里大学　多賀昌樹・大村正史・旭久美子

　　水産物の機能と安全性：北里大学名誉教授　神谷久男

　　脂質・過酸化脂質と疾病：北里大学　中川靖一

　　サルモネラおよびカンピロバクター食中毒－農の領域から－：北里大学　中村政幸

　　ヒ素による健康障害－海草類多食者におけるヒ素による健康影響の問題点－：北里大学　山内　博

　　これからの動物実験施設－北里大学医学部遺伝子高次機能解析センターの試み－：北里大学　篠原信賢

　　農医連携の架け橋としてのプロバイオティクスの可能性を探る：北里大学　向井孝夫

　　機能性食品の可能性と限界：北里大学　有原圭三

北里大学の農医連携構想の現状：北里大学　陽　捷行
著者略歴

7. Agriculture-Environment-Medicine: Kitasato University Agromedicine, Series 7, Minami K. ed., Yokendo (2009)
　Preface
　Agriculture, Environment and Healthcare
　Alternative Medicine and Alternative Agriculture
　A Look at Avian Influenza from the Perspective of Agriculture, Environment, and Medicine
　Effect of Cadmium and Arsenic on Agriculture, the Environment, and Health
　Global Warming: Assesing the Impacts on Agriculture, the Environment, and HumanHealth, and Techniques for Responding and Adapting
　Contributors

8. 動物と人が共存する健康な社会：北里大学農医連携学術叢書第8号, 養賢堂(2010)
　発刊にあたって：北里大学学長　柴　忠義
　人と動物とスピリチュアリティ：北里大学　陽　捷行
　人と動物の望ましい関係：東京大学大学院　林　良博
　動物介在教育－ヒューメイン・エデュケーション（Human Education）から動物介在教育（Animal-assisted Education）－：特定非営利活動法人ひとと動物のかかわり研究会　的場美芳子
　子どもの学習における動物の役割を考える：日本獣医生命科学大学　柿沼美紀
　動物福祉と動物介在教育・療法のこれから：北里大学　樋口誠一
　ヒポセラピー（馬介在療法）の効果：東京大学大学院　局　博一
　第7回北里大学農医連携シンポジウムアンケート：北里大学　荒井文夫・金子清佳・佐々木愛美
　著者略歴

9．農と環境と医の連携を求めて：－本の紹介55選・言葉の散策30選－，北里大学農医連携学術叢書第9号，養賢堂（2011）

　　刊行にあたって：北里大学学長　柴　忠義
　　はじめに：北里大学　陽　捷行
　　食の安全と環境と健康にかかわる本55選
　　　　歴史と原論／食と農・健康と医療／環境／安全／
　　言葉の散策30選
　　　　健康／環境／農／その他／

10．東日本大震災の記録－破壊・絆・甦生－：北里大学農医連携学術叢書第10号，養賢堂（2012）

　　刊行にあたって：柴　忠義
　　この国の生いたち：陽　捷行
　　破壊・喪失・互助・再生
　　　　小さな体験から：陽　捷行
　　　　大学安全の視点から：古矢鉄矢
　　東日本大震災の記録
　　　　海洋生命科学部の東日本大震災対応：緒方武比古
　　　　学生の健康：岡田　純
　　　　東日本大震災における北里大学の医療支援：竹内一郎
　　地震による三陸津波の歴史：陽　捷行
　　座談会：未来に向けて－破壊・忍耐・和・絆・奉仕・甦生・胎動・復興－
　　　　柴・岡田・緒方・古矢・陽
　　付：関東大震災と北里柴三郎
　　おわりに

おわりに

附2：農・環境・医に関わる本の紹介

（以下に農医連携にかかわる本を紹介した．この本の内容については，北里大学ホームページの「情報：農と環境と医療No.1～No.67」を参照されたい．http://www.kitasato-u.ac.jp/daigaku/noui/newsletter/index.html）

1．歴史と原論

北里柴三郎：長木大三著，慶應義塾大学出版会（1986年初版，2001年5版）
ドンネルの男・北里柴三郎：上・下巻，山崎光夫著，東洋経済新報社（2003）
農業本論：新渡戸稲造著，東京裳華房（1898）
医学概論とは：澤瀉久敬著，誠信書房（1987）
農学原論：祖田　修著，岩波書店（2000）
医学の歴史：梶田　昭著，講談社学術文庫（2003）
環境学原論—人類の生き方を問う—：脇山廣三監修・平塚　彰著，電気書院（2004）
環境の歴史—ヨーロッパ，原初から現代まで—：ロベール・ドロール，フランソワ・ワルテール著，桃木暁子・門脇　仁訳，みすず書房（2007）
カルテ拝見—武将の死因：杉浦守邦著，東山書房（2000）
健康の社会史—養生，衛生から健康増進へ—：新村　拓著，法政大学出版局（2006）
社会的共通資本：宇沢弘文著，岩波新書696（2000）
大気を変える錬金術—ハーバー，ボッシュと化学の世紀—：トーマス・ヘイガー著，渡会圭子訳，白川英樹解説，みすず書房（2010）

2．食と農

葬られた「第二のマクガバン報告」：上巻「『動物タンパク神話』の崩壊とチャイナ・プロジェクト」・中巻「あらゆる生活習慣病を改善する『人間と食の原則』」・下巻「政界・医学界・食品医薬品業界が犯した『情報黙殺』の大罪」，T・コリン・キャンベル，トーマス・M・キャンベル著，松田麻美子訳，グスコー出版（2009，2010，2011）
雑食動物のジレンマ—ある4つの食事の自然史—：上巻・下巻，マイケル・ポー

ラン著，ラッセル秀子訳，東洋経済新報社（2009）

フード・セキュリティー　だれが世界を養うのか：レスター・ブラウン著，福岡克也監訳，ワールドウォッチジャパン（2005）

日本とEUの有機畜産―ファームアニマルウェルフェア―：松永洋一・永松美希編著，農文協（2004）

昭和農業技術史への証言　第四集：西尾敏彦編，昭和農業技術研究会，農文協，人間選書　262（2005）

昭和農業技術史への証言　第八集：西尾敏彦編，昭和農業技術研究会，農文協，人間選書　272（2010）

農業における環境教育：平成12年度環境保全型農業推進指導事業，全国農業協同組合連合会・全国農業協同組合中央会，家の光協会（2001）

A HANDBOOK OF MEDICINAL PLANTS OF NEPAL「ネパール産薬用植物ハンドブック」：渡邊高志ら，Kobfai Publishing Project, Foundation for Democracy and Development Studies, Bangkok, Thailand（2005）

3．健康と医療

こころの病は，誰が診る？：髙久史麿×宮岡　等，日本評論社（2011）

メディカルエッセイ集：バビンスキーと竹串，渡辺　良著，かまくら春秋社（2010）

人はなぜ病気になるのか―進化医学の視点―：井村裕夫著，岩波書店（2009）

ワイル博士の医食同源：アンドルー・ワイル著，上野圭一訳，角川書店（2000）

乳がんと牛乳―がん細胞はなぜ消えたのか―：ジェイン・プラント著，佐藤章夫訳，径（こみち）書房（2008）

代替医療のトリック：サイモン・シン，エツァート・エルンスト著，青木　薫訳，新潮社（2010）

自然治癒力を高める生き方：帯津良一監修，NPO法人日本ホリスティック医学協会編著，コスモトゥーワン（2006）

健康・老化・寿命―人といのちの文化誌―：黒木登志夫著，中公新書1898（2007）

長寿遺伝子を鍛える：坪田一男著，新潮社（2008）

人はなぜ太るのか―肥満を科学する：岡田正彦著，岩波新書1056（2006）

おわりに

医療崩壊「立ち去り型サボタージュ」とは何か―：小松秀樹，朝日新聞社（2006）
感染症は世界史を動かす：岡田春恵著，ちくま新書580（2006）
感染爆発―鳥インフルエンザの脅威―：マイク・デイヴィス著，柴田裕之・斉藤隆央訳，紀伊國屋書店（2006）
強毒性新型インフルエンザの脅威：岡田晴恵編著，藤原書店（2006）
感染症―広がりと防ぎ方―：井上　栄著，中公新書1877（2006）
生きる自信―健康の秘密―：石原慎太郎・石原結實著，海竜社（2008）
内臓感覚―脳と腸の不思議な関係―：福土　審著，NHKブックス1093，日本放送出版協会（2007）
体の取扱説明書：太田和夫著，産経新聞出版（2007）
腰痛はアタマで治す：伊藤和磨著，集英社新書（2010）
アニマルセラピー入門：太田光明監修，NPO法人　ひとと動物のかかわり研究会編，IBS出版（2007）
糖尿病，認知症，骨粗しょう症を防ぐミネラルの働きと人間の健康，渡辺和彦著，農村漁村文化協会（2011）

4．環境

生物学的文明論：本川達雄著，新潮新書（2011）
未曾有と想定外－東日本大震災に学ぶ－：畑村洋太郎著，講談社現代新書（2011）
地震の日本史―大地は何を語るのか―，増補版：寒川　旭著，中公新書（2011）
生きもの異変－温暖化の足音－「生きもの異変」取材班，産経新聞社（2010）
三陸海岸大津波，吉村　昭著，文春文庫（2004）
文明崩壊：上・下巻，ジャレド・ダイアモンド著，楡木浩一訳，草思社（2005）
成長の限界　人類の選択：ドネラ・H・メドウズ著ら，枝廣淳子訳，ダイヤモンド社（2005）
地球白書　2006―07：クリストファー・フレイヴァン編著，ワールドウォッチジャパン（2006）
ガイアの復讐：ジェームス・ラブロック著，秋元勇巳監修・竹村健一訳，中央公論新社（2006）

プラン　B3.0　人類文明を救うために―：レスター・ブラウン著，環境文化創造研究所，ワールドウォッチジャパン（2008）

カナダの元祖・森人たち：あん・まくどなるど＋磯貝　浩著,清水弘文堂書房(2004)

硝酸塩は本当に危険か―崩れた有害仮説と真実―：J.リロンデル／J‐L リロンデル著，越野正義訳，農文協（2006）

環境生殖学入門，毒か薬か環境ホルモン：堤　治著，朝日出版社（2005）

化学物質と生態毒性：若林明子著，産業環境管理協会，丸善（2000）

化学物質は警告する―「悪魔の水」から環境ホルモンまで―：常石敬一著，洋泉社（2005）

リスク学事典：日本リスク研究学会編，TBS ブリタニカ（2000）

リスク学事典，増補改訂版：日本リスク研究学会編，阪急コミュニケーションズ（2006）

「猛毒大国」中国を行く：鈴木譲仁著，新潮新書（2008）

ダーウィンのミミズ，フロイトの悪夢：アダム・フィリップス著，渡辺政隆訳，みすず書房（2006）

大気を変える錬金術―ハーバー，ボッシュと化学の世紀―：トーマス・ヘイガー著，渡会圭子訳，白川英樹解説，みすず書房（2010）

ドキュメント東日本大震災　救助の最前線で，Jレスキュー編，イカロス出版（2011）

5．**安全**

緊急改訂版「原子力事故」自衛マニュアル：桜井　淳監修，青春出版社（2011）

安全と安心の科学：村上陽一郎著，集英社新書（2005）

食品安全委員会のこれまでの活動と今後の課題：見上　彪，陽　捷行編著「食の安全と予防医学」，北里大学農医連携学術叢書第 6 号，養賢堂，1-22（2009）

環境リスク学―不安の海の羅針盤―：中西準子著，日本評論社（2004）

「食品報道」のウソを見破る食卓の安全学：松永和紀著，家の光協会（2005）

メディア・バイアス―あやしい健康情報とニセ科学―：松永和紀著，光文社（2007）

附3:環境問題を基とした農と医の50年史

(陽 捷行:農業と健康に関わる環境問題,肥料科学,第32号,1-86 (2010) に一部追加)

世界の動向

1960年代:緑の革命が達成され,世界の人口が30億人 (1960) ／この頃 (1962) レイチェル・カーソンの不朽の名作「沈黙の春」出版

1970年:OECD 環境委員会が設立.環境委員会として設立され1992年4月に気候変動などの環境問題への意識の高まりを背景に環境政策委員会と改称され組織強化.経済・天然資源・大気管理・化学品など九つの専門家グループ

1971年:ラムサール条約採択.湿地の保存に関する国際条約.水鳥を食物連鎖の頂点とする湿地の生態系を守る目的

1972年:ストックホルム人間環境宣言.国際連合人間環境会議において採択された共通見解7項の前文と共通の信念26原則から成る宣言／ローマ・クラブ「成長の限界」出版.現在のままで人口増加や環境破壊が続けば,資源の枯渇や環境の悪化により100年以内に人類の成長は限界.地球が無限であることを前提とした従来の経済のあり方を見直し,世界的な均衡を目指す必要があると論じる／国連環境計画 (UNEP) 設立.国際連合の機関として環境に関する諸活動の総合的な調整を行うとともに,新たな問題に対しての国際的協力を推進することが目的／地球観測衛生ランドサット1号打ち上げ

1973年:組換え DNA 実験法の確立／ワシントン条約採択.絶滅のおそれのある動植物種の国際取引に関する条約

1974年:世界人口会議・世界食料会議・国連砂漠化防止会議／ローランドらがフロンによるオゾン層破壊説発表／世界の人口40億人

1975年:ラムサール条約発効.湿地の保存に関する国際条約.水鳥を食物連鎖の頂点とする湿地の生態系を守る目的で制定／アシロマ会議で DNA 実験自主規制の合意

1976年:セベソダイオキシン汚染事件.イタリアでダイオキシンが大量飛散,22万人以上の人間の身体へ響.家畜の変死,草木の枯れ,遺伝毒性による次世代への被

害
1977年：砂漠化防止行動計画．砂漠化の影響を受けている国が砂漠化防止行動計画を作成し先進国がこれに対して支援
1979年：スリーマイル島原発事故．アメリカ合衆国ペンシルベニア州のスリーマイル島原子力発電所で発生した重大な原子力事故．原子炉冷却材喪失事故／ヨーロッパ諸国を中心に長距離越境大気汚染条約の締結
1980年：米国政府調査報告書「西暦2000年の地球」．地球温暖化と種の絶滅を警告
1981年：FAO（国際連合食糧農業機関）と UNEP（国連環境計画）が熱帯林資源調査を実施
1982年：UNEP 特別会議ナイロビ宣言．ナイロビ宣言は10項目から構成され，その前文で，世界の環境保全および改善のためには全世界，地域および国のレベルで努力を一層強化する緊急の必要性があると認識／遺伝子組換え作物の作製／IWC（国際捕鯨委員会）が1986年からの商業捕鯨の禁止決議
1984年：環境と開発に関する委員会（WCED）発足．地球環境保全の戦略を審議する国連機関
1985年：FAO 熱帯林行動計画．熱帯林の保全・造成と適正な利用のための行動計画／オゾン層の保護のためのウィーン条約／南極上空でオゾンホール発見／ヘルシンキ議定書採択．長距離越境大気汚染条約締結（1979）に基づく硫黄酸化物排出削減に関する議定書．1983年発効
1986年：チェルノブイリ原発事故．ウクライナ共和国のチェルノブイリ原子力発電所の4号炉での大爆発事故／ILO（国際労働機関）総会でアスベスト規制条約採択
1987年：「地球の未来を守るために」発刊．環境と開発に関する世界委員会（WCED）がまとめた報告書／モントリオール議定書．オゾン層を破壊する物質に関する議定書／世界人口50億人
1988年：IPCC（気候変動に関する政府間パネル）設立／IGBP（地球圏－生物圏国際協同研究計画）発足．国際科学会議（ICSU）が主催する学際的な国際研究計画で，1986年設立／ソフィア議定書．窒素酸化物排出規制とその越境移動に関する議定書／アメリカ LISA（低投入持続型農業）研究プロジェクト開始
1989年：CGIAR（国際農業研究協議グループ）報告書「持続可能な農業生産」／バーゼ

ル条約．有害廃棄物の国境を越える移動及びその処分の規制に関する条約．一定の廃棄物の国境を越える移動等の規制について国際的な枠組み及び手続などを規定／北極にオゾンホール発生／特定フロン全廃に向けたヘルシンキ宣言

1990年：IPCC（気候変動に関する政府間パネル）第1次報告書／シャロン・ローン著「オゾン・クライシス」出版／代替医療への関心が1990年代から高まる／代替農業への関心が1990年代から高まる／第1期IGBP（地球圏・生物圏国際共同研究計画）開始

1992年：リオデジャネイロ地球環境サミット（国連環境開発会議）開催／アジェンダ21採択．地球サミットで採択された21世紀に向け持続可能な開発を実現するために実行すべき行動計画／森林保全の原則声明．世界の全ての森林の持続可能な経営のための原則を示した森林に関する初めての世界的な合意／生物多様性条約．生物の多様性の保全，その構成要素の持続可能な利用および遺伝資源の利用から生ずる利益の公正かつ衡平な配分を実現することが目的／気候変動枠組条約．正式名称は「気候変動に関する国際連合枠組条約」で，地球温暖化問題に対する国際的な枠組みを設定した条約／アメリカ国立衛生研究所（NIH）に，アメリカ国立補完代替医療センター（NCCAM）設置

1993年：OECD「農業と環境」合同作業部会設置，農業環境指標検討開始／ウルグアイ・ランド農業合意．最大の争点であった農業問題に関する合意

1994年：気候変動枠組条約発効／砂漠化対処条約．正式には「深刻な干ばつまたは砂漠化に直面する国（とくにアフリカの国）において砂漠化に対処するための国際連合条約

1995年：COP1（気候変動枠組み条約第1回締結国会議）ベルリンで開催／IPCC第2次評価報告書／WTO（世界貿易機関）発足．ガット（GATT）の機能を増強したもので，無差別で自由な貿易を促進するための国際機関／先進国のフロンと臭化メチル全廃に向けて先進国における臭化メチルの規制強化と発展途上国における臭化メチルの全廃時期の決定／環境分野に初のノーベル賞．クルッツェン，モリーナおよびローランドが大気化学，とくにオゾンホールに関する研究で受賞

1996年：コルボーンら「奪われし未来」出版．身体に影響を及ぼす内分泌かく乱化学物質（環境ホルモン）の指摘／世界食料サミット．世界的な食料危機と穀物収穫

に対する気候変動の影響に取り組むための共通戦略策定の国連主催のサミット／遺伝子組換え作物の商業生産開始／COP 2 ジュネーブ／APN（アジア太平洋地球変動ネットワーク）発足．アジア太平洋地域における地球変動研究を推進し科学研究と政策決定の連携を促進することを目的とする政府間ネットワーク

1997年：COP3温暖化防止京都会議で京都議定書採択．先進国および市場経済移行国の温室効果ガス排出の削減目的を定めた／OECD 農業環境指標の枠組．政策立案者が農業環境問題に取り組むための13指標群提案．自然農法の研究，教育，普及および実践

1998年：WHO（世界保健機関）ダイオキシンのTDI（1日摂取量）見直し／COP 4 ブエノスアイレス行動計画．気候変動枠組条約および京都議定書上の今後解決すべき残された課題について，具体的取組を規定する行動計画

1999年：CODEX（コーデックス）オーガニック農業基準合意／ダイオキシン汚染事件．ベルギー産の鶏肉と鶏卵のダイオキシン汚染問題は世界中に影響を及ぼし世界各国がベルギー産の鶏肉や鶏卵の輸入禁止，販売禁止あるいは自粛勧告／Bt トウモロコシのオオカバマダラへの影響論文．組換え作物の栽培による非標的生物や生態系への影響を懸念したネイチャー誌論文／世界人口60億人／OECD が農業の持つ多面的機能の検討作業開始

2000年：WTO 農業交渉で農業の持つ多面的機能の議論／バイオセイフティに関するカルタヘナ議定書採択．カルタヘナ議定書は生物の多様性を確保する目的で遺伝子組み換え生物などの利用に関わる措置／CODEX バイテク応用食品特別委員会設置／ホワイトハウスに補完代替医療政策委員会設置

2001年：IPCC 第3次報告書／COP6，COP7開催，議定書実施ルール合意／POPs に関するストックホルム条約．難分解性，高蓄積性，長距離移動性，有害性（人の健康・生態系）を持つ物質．POPs による地球規模の汚染が懸念されている

2002年：WSSD2002（持続可能な開発ヨハネスブルグ世界サミット）．持続可能な開発のための世界首脳会議

2003年：第3回世界水フォーラム．政府・国際機関・学識者・企業・NGO により包括的な水のシンクタンクとして設立／高病原性鳥インフルエンザ発生／バイオセイフティに関するカルタヘナ議定書発効

2004年：POPsに関するストックホルム条約発効／国連国際コメ年／高病原性鳥インフルエンザ／スマトラ沖巨大地震による津波
2005年：COP11モントリオール／国連ミレニアム生態系アセスメント総合報告／京都議定書発効
2006年：南極オゾンホール過去10年で最大／精米のカドミウム国際基準値0.4ppmに決定／遺伝子組換え作物の面積1億ha越える
2007年：IPCC第4次評価告書・統合報告書／世界の陸上平均気温観測史上最高値／COP13インドネシア・バリ／アル・ゴアとIPCCが地球温暖化でノーベル平和賞
2008年：地球温暖化問題で洞爺湖サミット開催／COP14ポーランド・ポズナン／ラムサール条約第10回締結国会議（水田決議）／中国餃子汚染事件／世界人口68億人
2009年：豚インフルエンザ発生／鳩山総理大臣国連で温暖化制御のため25％削減表明
2010年：生物多様性条約第10回締約国会議（COP10）
2011年：東日本大震災（M9.0），東京電力福島第一原子力発電所爆発事故

わが国の動向

1960年代：農業基本法（1961）四日市喘息（1961）胎児性水俣病（1963）OECD正式加入（1964）新潟水俣病（1965）公害対策基本法（1967）イタイイタイ病原因究明（1967）カネミ油症事件（1968）大気汚染防止法（1968）稲作転換対策開始（1969）公害被害者全国大会（1969）PCBによる牛乳汚染
1970年：水質汚濁防止法／海洋汚染防止法／農用地土壌汚染防止法／光化学スモッグ被害問題化／カドミウム米安全基準決定
1971年：環境庁発足／水質汚濁環境基準／BHC・DDT販売禁止／PCB環境汚染問題化
1972年：自然環境保全法／PCB生産中止
1973年：宮崎県土呂久鉱山慢性ヒ素中毒を公害病／足尾・生野・別子鉱山閉鎖
1974年：環境庁に国立公害研究所設置／生産緑地法
1975年：母乳から残留農薬検出／有吉佐和子「複合汚染」／PCB・水銀など汚染問題深刻化／アスベストによる肺ガン死
1977年：気象衛星ひまわり1号打ち上げ

1978年：農水省から農林水産省に改称
1979年：科学技術庁が組換え DNA 実験指針提示
1980年：過疎地域振興特別措置法／ワシントン条約・ラムサール条約加盟
1982年：緑資源の維持・培養と環境保全の論議／川崎公害訴訟
1983年：農林水産基本目標／農業技術研究所を廃止し農業環境技術研究所設立
1984年：湖沼水質保全特別措置法／世界湖沼環境会議／農水省バイテク室設置／地力増進法
1986年：ソ連チェルノブイリ原子発電所事故
1987年：絶滅野生動植物譲渡規制法／特別栽培米制度／農水省組換え体安全性評価プロジェクト開始
1988年：オゾン層保護法
1989年：農水省有機農業対策室／農林水産分の組換え体利用指針策定
1990年：地球科学技術基本計画／地球温暖化防止行動計画／環境庁国立公害研究所を国立環境研究所に改組／農林水酸基本目標
1991年：通産省公害資源研究所を資源環境技術総合研究所に改組／レッドデータブック発刊／土壌汚染に係わる環境基準
1992年：農水省新政策公表（環境保全型農業）／農水省環境保全型農業対策室設置／出版：代替農業
1993年：生物多様性条約批准／窒素・リンの水質汚濁防止法排出基準／特定農山村法／有機農産物表示制度／大冷害・米輸入部分開放／環境基本法／アジェンダ21行動計画
1994年：環境保全型農業推進本部設置／環境基本計画決定
1995年：生物多様性国家戦略／科学技術基本法施行／食糧管理法廃止・新食糧法施行／環境保全型農業総合推進事業
1996年：科学技術基本計画／農水省研究基本目標／大気汚染防止法改正／水質汚染防止法改正／有機農産物・特別栽培農産物表示ガイドライン
1997年：地下水の水質汚濁に係わる環境基準／環境ホルモン中間報告／地力増進基本指針改正／環境影響評価法施行／環境保全型農業推進憲章
1998年：地球温暖化対策推進大綱／農政改革大綱／食料・農業・農村基本問題調査会

答申／地球温暖化対策推進法／日本代替医療学会設立自然農法の研究，教育，普及

1999年：所沢市の農作物ダイオキシン汚染報道／食料・農業・農村基本法／ダイオキシン類対策特別措置法／農業環境3法改正（持続農業法・家畜排泄物法・肥料取締法）／東海村JCO臨界事故／農林水産基本目標

2000年：農水省，遺伝子組換え農作物安全性検討専門委員会設置／有機JASマーク制定／食料・農業・農村基本法／循環型社会形成推進基本法／ダイオキシン類環境基準／加工食品への未認可GM混入／農水省がOECDの毒性ガイドラインに合わせ農薬毒性試験法改定／JAS法による有機農産物認証制度発足／感染制御ドクター設定

2001年：森林・林業基本法／内閣府に総合科学技術会議設置／新科学技術基本計画／食品リサイクル法／BSE感染牛初確認／出版：代替医療のすすめ

2002年：地球温暖化対策推進大綱改定／生物多様性国家戦略改定／農水省「食」と「農」の再生計画／土壌汚染対策法／地球温暖化対策推進法改正／京都議定書批准／米政策改革大綱／農業取締法改正／バイオテクノロジー戦略大綱／自然再生推進法

2003年：高病原性鳥インフルエンザ発生／自然再生推進法施行／特定防除資材（農薬）の指定／遺伝子組換え生物等の使用等の規制による生物の多様性の確保に関する法律／農林水産省に消費・安全局設置／内閣府に食品安全委員会設置

2004年：第1種使用規定承認組換え作物栽培実験指針／カルタヘナ法施行／外来生物法

2005年：新食料・農業・農村基本計画／新農林水産研究基本計画／京都議定書目標達成計画／外来生物被害防止法施行／湖沼水質保全特別措置法改正／食品の安全性に関するリスク管理の標準手順書／京都議定書発効

2006年：国産陸域観測技術衛星ALOS-1打ち上げ／第3期科学技術基本計画／第三次環境基本計画／有機農業推進法施行／カエルのツボカビ病発見／宍道湖産シジミでチオベンカルブ検出／特定外来生物セイヨウオオマルハナバチ規制開始／農産物の残留農薬に関するポジティブリスト制度施行

2007年：中国産冷凍食品から高濃度農薬検出／第三次生物多様性国家戦略閣議決定／日本最高気温記録／21世紀環境立国戦略閣議決定／農林水産省地球温暖化対策総

合戦略策定
2008年：農林漁業バイオ燃料法施行／環境省報告書「気候変動への賢い対応」／生物多様性基本法／京都議定書第一約束期間の開始／中国餃子汚染事件
2009年：温室効果ガス排出量削減目標発表（2005年比15％減）／バイオマス活用推進基本法成立／豚インフルエンザ発生／鳩山総理大臣国連で温暖化成業25％削減表明
2010年：生物多様性条約第10回締約国会議（COP10）／水俣病和解合意／口蹄疫被害拡大
2011年：東日本大震災（M9.0），東京電力福島第一原子力発電所爆発事故

JCOPY <（社）出版者著作権管理機構 委託出版物>		
2012	2012年4月30日 第1版発行	
北里大学農医連携学術叢書第11号		
農医連携論 環境を基とした 農と医の連携	著作者	陽　　捷行 (みなみ　かつゆき)
検印省略		
ⓒ著作権所有	発行者	株式会社　養賢堂 代表者　及川　清
定価（本体2800円＋税）	印刷者	株式会社　丸井工文社 責任者　今井晋太郎
発行所	〒113-0033 東京都文京区本郷5丁目30番15号 株式会社 養賢堂　TEL 東京(03)3814-0911 振替00120 FAX 東京(03)3812-2615 7-25700 URL http://www.yokendo.co.jp/ ISBN978-4-8425-0496-4　C3061	

PRINTED IN JAPAN　　　　製本所　株式会社丸井工文社
本書の無断複写は著作権法上での例外を除き禁じられています。
複写される場合は、そのつど事前に、（社）出版者著作権管理機構
（電話 03-3513-6969、FAX 03-3513-6979、e-mail:info@jcopy.or.jp）
の許諾を得てください。